国家中医药管理局
全国名老中医药专家传承工作室建设项目

针医百问

（第2版）

主审 王富春

主编 李 铁 董国娟

科学技术文献出版社
SCIENTIFIC AND TECHNICAL DOCUMENTATION PRESS
·北京·

图书在版编目（CIP）数据

针医百问 / 李铁，董国娟主编. –– 2版. –– 北京：
科学技术文献出版社，2025.2. –– ISBN 978-7-5235
-2239-4

Ⅰ. R245–44

中国国家版本馆 CIP 数据核字第 202561YY69 号

针医百问（第2版）

策划编辑：薛士兵　责任编辑：郭　蓉　责任校对：张吲哚　责任出版：张志平

出　版　者	科学技术文献出版社	
地　　　址	北京市复兴路15号　邮编　100038	
编　务　部	（010）58882938，58882087（传真）	
发　行　部	（010）58882868，58882870（传真）	
邮　购　部	（010）58882873	
官 方 网 址	www.stdp.com.cn	
发　行　者	科学技术文献出版社发行　全国各地新华书店经销	
印　刷　者	北京九州迅驰传媒文化有限公司	
版　　　次	2025 年 2 月第 2 版　2025 年 2 月第 1 次印刷	
开　　　本	850×1168　1/32	
字　　　数	268千	
印　　　张	11.25　彩插 4 面	
书　　　号	ISBN 978–7–5235–2239–4	
定　　　价	48.00元	

编 委 会

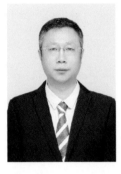

　　李铁，男，医学博士后，教授，博士研究生导师，现任长春中医药大学针灸推拿学院副院长，世界针灸学会联合会标准工作委员会副主任委员，中国针灸学会神志病专业委员会副主任委员，吉林省针灸学会副会长兼秘书长，世界中医药学会联合会中医适宜技术评价与推广委员会常务理事，中国针灸学会临床分会常务委员，*Acupuncture and herbs* 杂志编委，《针刺研究》杂志青年编委。

　　科研方面，主要研究方向为腧穴配伍理论与应用研究和古代针法研究。主持国家自然科学基金面上项目1项，国家重点研发项目课题1项，其他省部级课题6项。曾获得省部级科技进步一等奖2项、二等奖5项、三等奖6项。编著《古典针法发挥》等学术著作6部，作为副主编参编著作9部。以第一作者身份发表SCI收录论文、核心期刊论文共70余篇。先后两次参加中国科协青年科学家论坛，并进行了大会交流活动。作为项目主要成员，参与 4 项针灸 ISO 国际标准和世界针灸学会联合会针灸国际标准的制定。

教学方面，主讲的"刺法灸法学"和"针灸治疗学"均为省级精品课程；以副主编身份编写国家"十三五"、"十四五"规划教材 3 部，参编 6 部；曾指导学生获得吉林省"互联网＋"大赛金奖 1 项、国家级"互联网＋创新创业"大赛铜奖 1 项，承担教改课题 5 项，参与国家中医药管理局教改课题 1 项；担任吉林省中医（朝医）执业医师资格考试命审题专家。

临床方面，长期从事中医学、针灸学临床研究，临床擅长针药结合治疗颈肩腰腿痛、过敏性鼻炎等五官科疾病，以及阳痿和遗精等男科疾病。曾作为国家中医药管理局特聘专家赴俄罗斯进行国际援外医疗。

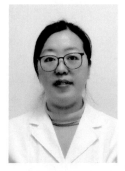

　　董国娟，女，副教授，硕士研究生导师，现任长春中医药大学针灸临床教研室主任，第六批全国老中医药专家学术经验继承人，吉林省第二批青年优秀中医临床人才，吉林省课程思政示范（建设）课程负责人，长春中医药大学教学新秀、优秀教师。中国整形美容协会中

医美容分会常务理事，中国针灸学会火针专业委员会委员，吉林省针灸学会常务理事，吉林省针灸学会痛症专业委员会秘书长，国家二级心理咨询师。

教学、科研方面，主持及参加科研课题 15 项，发表中英文学术论文 10 余篇，主讲吉林省精品课程"刺法灸法学""针灸治疗学"。参编国家"十三五"、"十四五"规划教材《针灸治疗学》，"十三五"创新教材《针灸学实训教程》《现代针灸学》，参编学术专著《特诊特治白内障》《灸法医鉴》《经络脏腑相关理论与临床》《临床灸法备要》《中国针灸技法》等。曾获吉林省针灸学会科学技术成果二等奖 1 项，吉林省科技厅科学技术奖三等奖 1 项。

临床方面，擅长针灸、中药、心理疗法结合治疗颈椎病、面瘫、失眠、头痛、颈肩腰腿痛、耳鸣、崩漏、更年期综合征、多囊卵巢综合征、不孕症、痛经、月经不调、儿童抽动、小儿遗尿、慢性疲劳综合征、焦虑症等病症。

序

中医针灸作为人类非物质文化遗产的代表作，有着数千年的历史，曾为中华民族的健康与繁衍做出了突出贡献，它的起源与发展主要基于大量的实践经验和历史传承，并逐步形成了一套完整的医学理论和技术体系。

当代针灸正呈现"百花齐放，百家争鸣"的繁荣景象，各种针灸流派和技法层出不穷，在传承中创新，在创新中发展，使得针灸领域出现前所未有的多元化的活跃态势。目前，我们主要将针灸学派归为两大类：一类是传统针灸学派，主要以古代针灸经典为理论基础，注重穴位和经络的精准定位，强调针刺的手法、角度和深度，如飞经走气、烧山火、透天凉等传统针法的传承和应用，一些医家在传统针法基础上还形成了眼针、腹针、手针、浮针等独具特色的针灸流派；另一类是现代针灸学派，主要以现代医学理论为基础，注重针灸的解剖、生理学机制作为科学依据，强调腧穴和经络的功能性，如耳针、头针、电针、穴位注射、穴位埋线等现代针灸技术的广泛应用，同时，现代针灸学派还注重与其他医学领域的交叉融合，如神经生理学、分子生物学等，以期为针灸提供更加科学和深入的理论支持。这种多元化的现状反映了针灸医学的博大精深，但同时也给广大初学者或从业人员带来了一定的困惑。

王富春教授作为长白山通经调脏手法流派主要传承人之一，从事针灸临床、科研、教学近40载，临床经验丰富，学术成果斐然，是国家首批中医药领军人才支持计划"岐黄学者"获得者，也是第六批、第七批全国名老中医药专家学术经验继承指导教师，至今培养青年骨干人才及博硕研究生200余人。2004年，王富春教授的门下弟子组成编写团队，对其学术思想和临床验案进行整理和总结，编撰了《针医百问》《针医百论》《针医百案》三部著作，并于2007年首次出版，这三部著作既有对针灸理论问题的解惑，又有对针灸技法和科研实验的论述指导，还有对针灸临床的治疗经验举隅，体现了王富春教授在针灸理、法、方、穴、术等方面的诸多思考和独特见解，可谓内容丰富，兼具实用性与科学性。

时隔近二十年，随着针灸医学知识体系的不断完善和发展，王富春教授对针灸的内涵也有了更深入的理解和认识，临证经验得到不断丰富，故其团队及弟子决定对三部著作进行再版修订，以期更好地满足读者需求。

本次修订的重点是对书中各部分内容进行增加和更新，以反映王富春教授近 40 年的学术思想和研究成果，同时也对原书中的不当之处进行了勘正。希望通过本次修订，本套图书能够更好地服务于广大读者，为他们的学习和工作提供更加准确、实用的信息，同时也为针灸事业的积极发展提供学术价值。

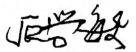

前　言

　　针灸医学是中华民族原创性的发明成果，有着独特的理论和卓著的疗效。作为世界医学的重要组成部分，越来越受到国际的关注和认可，并且已经在 196 个国家和地区广泛应用，成为中国在国际上一张亮丽的名片。

　　早在 2004 年，长春中医药大学王富春教授团队，结合多年来在针灸学教学、科研和临床工作中的相关成果，编撰了《针医百问》一书，并于 2007 年首次出版，对针灸学教学中很多看似浅显，但一经仔细斟酌，就会阐发出更深层次的理论问题进行了梳理和分析，吸纳百家之长，融汇古今中外，经过系统归纳、整理，将多年来在针灸学领域的独到见解和教学心得，进行了一次全面总结。该书出版后，作为针灸学研究生招生、教学、科研的重要参考用书，受到了广大学生的热烈欢迎，作为针灸学理论及临床研究的学术著作，也受到了读者的广泛好评。时至今日该书已出版近 20 年的时间，在此期间，王富春教授获得了"岐黄学者"的荣誉称号，成为第六、第七批全国老中医药专家学术经验继承工作指导教师，在他的带领下长春中医药大学针灸学科在国家973计划项目，以及国家重点研发计划项目的支持下，又取得了大量的科研成果，在原来《针医百问》的基础上，对于原有问题又有了深入研究和理解，同时又提出了更多对理论与实践有重要意义的新观点。为了进一步补充和发展原来的研究成果，我们在王富春教授的指导下，在国家中医药管理局全国名老中医药专家传承工作室建设项目的支持下，又系统梳理了"新百问"，以期对近年来取得的研究成果进行系统总结，继续为针灸学中的理论及临床问题提出我们的思考，这也符合我们最初编写《针医百问》的初衷——"百"者，多也，丰也；"问"者，求解也，启思也。

本书突出实用性和科学性，按照针灸学专业课程体系，分为经络腧穴篇、刺法灸法篇、针灸治疗篇和实验针灸篇四个部分。经络腧穴篇主要选取了经络、腧穴、腧穴配伍等研究的相关问题，刺法灸法篇主要选取了刺法、灸法、特殊针具刺法、特定部位刺法、腧穴特种疗法等方面的相关问题，针灸治疗篇主要选取了针灸辨证、同功穴应用、特色治疗方法等方面的相关问题，实验针灸篇选取的是针灸治疗机制方面的相关问题，共计107个问题。通过广泛收集资料，结合学科的研究成果，一一详细作答，为读者提供了全景式的学术发展概况，启发学习者对针灸学相关的核心问题进一步的深入思考，为学习和实践提供思路。

　　本书主要读者对象是针灸医疗、教学、科研工作者，以及医学院校的学生和针灸爱好者。本书可以作为针灸学专业学生学习、考研的参考书，也可以作为针灸专业教师研究生考试命题和开展科研工作的参考书。

目录

针医百问（第2版）

目录

经络腧穴篇

1. 什么是血气、经脉、经络，三者之间有什么样的关系？

血气、经脉、经络是传统中医学理论中的基本概念，也是构成经络理论的基本单元。三者之间联系密切。

血气是生命活动的基本物质，由水谷所化生，以通为度，运行于脉道之中，是生命特征的主要表现。"血气"一词在春秋战国时期诸多著作中都有提及。《灵枢·经脉》云："谷（饮食）入于胃，脉道以通，血气乃行。"这句话表明了脾胃为气血生化之源，饮食物是化生血气的物质基础，脉道通畅是血气运行的重要条件。《论语·季氏》依据"血气"将人的一生分为三个阶段：少年时是"血气未定"，壮年时是"血气方刚"，老年时是"血气既衰"，认为"血气"的变化是人生命的主要特征。《管子·水地》称："水者地之血气，如筋脉之通流者也"，意为地面上的水流如同人体内的"血气"一般需要流通。此处表明了"血气"与"经络"的关系，认为"筋脉"是通流"血气"的通道。

经络概念的产生，导源于"脉"，影响于"气血"。

脉，本义是指血管，《说文解字》解释作"血理分衺（斜）行体者"。脉，原写作"脈"，又作"衇"；"经""络"名词的出现较"脉"为晚，是对脉的进一步分析。

经，原意是"纵丝"，就是直行主线的意思，沟通内外，是经络系统中的主干；络，是网络的意思，是经脉别出的分支，较经脉细小，纵横交错，遍布全身。

《灵枢·脉度》说"经脉为里，支而横者为络，络之别者为孙"，就是将"脉"按大小、深浅的差异分别称作"经脉""络脉""孙脉"（孙络）。经脉、络脉是脉的不同类别，经络是二者的总称。经脉和络脉合为一体分布于全身，二者之间既有紧密的联系，不可分割；又有明显的区别，各有特点。

首先，经脉与络脉的分布部位不同。《灵枢·经脉》曰："经脉十二者，伏行分肉之间，深而不见；其常见者，足太阴过于内踝之上，无所隐故也。诸脉之浮而常见者，皆络脉也……黄帝曰：经脉者，常不可见也，其虚实也，以气口知之。脉之见者，皆络脉也……诸络脉皆不能经大节之间，必行绝道而出，入复合于皮中，其会皆见于外。"十二经脉都伏行于分肉之间，部位很深，在体表看不到。只有足太阴脾经在经过内踝时，无所隐蔽所以能看见。经脉的虚实情况，可从气口切脉诊察了解到。络脉则是浮现在外可以看到的，其虽不能经过大关节之间，但是可以行于经脉所不到之处，出入流注，再结合皮部的浮络，共同会合而显现于外。

其次，经脉与络脉的生理功能存在异同点。《灵枢·本脏》曰"经脉者，所以行血气而营阴阳，濡筋骨，利关节者也"，此处"经脉"指"经脉和络脉"，意为经络二脉都具有运行全身气血、联络脏腑肢节、沟通上下内外、协同完成脏腑功能、输布营养、维持机体生命活动的作用。此外杨丹丹等根据《素问·气穴论》"孙络三百六十五穴会，亦以应一岁……以通荣卫"的记载，把沟通经脉及体表腧穴的作用补充为络脉的生理功能。

经脉、络脉，进一步又按气血虚实和阴阳部位的不同，分别称为"虚经""盛经""阴经""阳经""阴络""阳络""大络""小络""浮络"等。

这些名词的出现，总的是为了分析各种各样的气血运行通道。对于机体来说，经络既是躯体各部的联络系统，运行气血的循环系统，主束骨而利关节的运动系统，又是疾病传变的反应系统，抗御外邪的防卫系统，调节阴阳平衡的调整系统。有规律性的循行和错综复杂的联络交会，把人体的五脏六腑、四肢百骸、五官九窍、皮肉筋脉等组织器官联结成一个有机的、统一的整体。

参 考 文 献

[1] 杨丹丹，王凤荣．络病学说概述及辨析［J］．辽宁中医药大报，2018，20（8）：188-190.

2. 如何理解十二经脉中的"阳经长阴经短"？

一切事物都可分为阴和阳两方面，两者之间又是相互联系的。《素问·宝命全形论》曰："人身有形，不离阴阳。"《类经·阴阳类》曰："阴阳者，一分为二也。"

阴阳学说认为，所有相互对立的事物尽管千差万别，但是矛盾的双方在属性上总表现出两类特定的相反趋向：一类趋向于明亮、活动、兴奋、向上、温热、向外、扩散、开放等；另一类趋向于晦暗、沉静、抑制、向下、寒凉、向内、凝聚、闭阖等。前一类属于阳，而后一类属于阴。因此，属于阳的事物或功能就具有相对运动的、外向的、上升的、温热的、无形的、明亮的、兴奋的性质；属于阴的事物或功能就具有相对静止的、内守的、下降的、寒冷的、有形的、晦暗的、抑制的性质。

经络亦有阴阳之分，根据人体上与下、左与右、内与外、前与后、气与血、脏与腑等来划分阴阳属性。经络系统大都以阴阳来命名。就十二经脉而言，其名称由手足、阴阳、脏腑三部分组成。手足，表示经脉在上下肢分布的不同，手经表示其外行路线分布于上肢，足经表示其外行路线分布于下肢。脏腑表示经脉的脏腑属性，如心经表示该经脉属心脏，胆经表示该经脉属胆腑。

阴阳表示经脉的阴阳属性及阴阳气的多少。一阴一阳衍化为三阴三阳，从阴阳之气的盛衰（多少）来分：阴气最盛为太阴，其次为少阴，再次为厥阴；阳气最盛为阳明，其次为太阳，再次为少阳。三阴三阳的名称广泛应用于经络的命名，包括经脉、经别、络脉、经筋都是如此。

从阴阳属性来看"阳经长阴经短"。十二经脉中的阳经具有趋于向上、向外、扩散、开放等性质，而其阴经则具有趋于向下、向内、凝聚、闭阖等性质。阳经的长度也具有"阳"的一般特性，同时阴经的长度也具有"阴"的一般特性。即阳经的长度应该具有趋于向上、向外、扩散、开放等性质，阴经的长度也应该具有趋于向下、向内、凝聚、闭阖等性质。从阴阳角度出发，在一定范围内，阳经的长度要表现"阳"的性质，向伸长的方向发展；而阴经的长度也要表现出"阴"的性质，向收缩的方向发展。这才符合阴阳的规律。因此，在正常人体十二经脉中，阳经的长度要大于阴经的长度。

从经脉循行来看"阳经长阴经短"。人体的十二经脉在体表左右对称地分布于头面、躯干和四肢，纵贯全身。《灵枢·经脉》对十二经脉的循行进行了详细的描述。十二经脉中的六条阴经分布于四肢的内侧和胸腹，其中手三阴经循行于上肢的内侧，足三阴经循行于下肢的内侧；六条阳经分布于四肢的外侧和头面、躯干，其中手三阳经循行于上肢的外侧，足三阳经循行于下肢的外侧。手足三阳经在四肢的排列是阳明在前，少阳在中，太阳在后。手三阴经在上肢的排列是太阴在前、厥阴在中、少阴在后。足三阴经在小腿下半部及足背，其排列是厥阴在前、太阴在中、少阴在后，至内踝上8寸处足厥阴经与足太阴经交叉后，足厥阴经循行在足太阴和足少阴之间，便成为太阴在前，厥阴在中，少阴在后。

《灵枢·逆顺肥瘦》曰："手之三阴，从藏走手；手之三阳，从手走头；足之三阳，从头走足，足之三阴，从足走腹。"指出了十二经脉循行走向总的规律是手三阴经从胸走手，手三阳经从手走头，足三阳经从头走足，足三阴经从足走腹胸。我们还可以看出手三阴经联系的是胸，足三阴经联系的是腹及胸；而手足三阳经都联系头部。

手三阳经与手三阴经都循行于上肢，但手三阳经的循行都从肩上行于头部，而手三阴经的循行则从腋下下行入胸，成为经脉的内行部分。因此，手三阳经的循行长度比手三阴经的循行长度多出了在头部的循行长度。故手三阳经脉要长于手三阴经脉。

足三阳经脉外行部分的循行是从头走足，足三阴经脉则是从足走腹胸。从经脉的循行来看，足三阳经脉是从头部开始向足部循行，经过了颈部、胸腹、下肢，到达了足部；而足三阴经脉则是从足部开始向腹胸循行，仅仅经过了下肢、腹胸。因此足三阳经脉外行部分的循行要长于足三阴经脉的外行部分。故从循行看"阳经长，阴经短"。

古籍中也有关于经脉长度的记载。《灵枢·脉度》曰："手之六阳，从手至头，长五尺，五六三丈。手之六阴，从手至胸中，三尺五寸，三六一丈八尺，五六三尺，合二丈一尺。足之六阳，从足上至头，八尺，六八四丈八尺。足之六阴，从足至胸中，六尺五寸，六六三丈六尺，五六三尺，合三丈九尺。"《灵枢》此篇明确指出手三阳经左右六条经脉长三丈，手三阴经左右六条经脉长二丈一尺，手三阳经显然比手三阴经长；足三阳经左右六条经脉长四丈八尺，足三阴经左右六条经脉长三丈九尺，足三阳经显然长于足三阴经。

清代医家李盛卿在其所著的《脉度运行考》中明确指出了十二经脉的具体长度为"手之三阴，各长三尺五寸；手之三阳，各长五尺；足之三阴，各长六尺五寸；足之三阳，各长八尺"。同时，李盛卿还详细地描述了营气在每一条经脉的运行时间：

"手太阴肺经，左右各长三尺五寸，合七尺。右经由中焦中府穴，上腋，循臂内廉，过寸口，出鱼际，抵大指内侧少商穴。自寅初初刻一分，至寅正初刻七分。行如数讫，交手阳明经。手阳明大肠经，左右各长五尺，合一丈。右经由示指内侧商阳穴，上腕，循外肘侧，上膊，贯颊入上齿，左之右，右之左，抵鼻旁迎香穴。自寅正初刻八分，至寅末刻，左右行五尺五寸二分；又自卯初初刻一分，至二刻十三分，左右行四尺四寸八分讫，交足阳明经。"从其给出的长度看，手足三阳经的长度显然大于手足三阴经的长度。

从腧穴角度来看"阳经长阴经短"。腧穴是人体脏腑经络气血输注于体表的特殊部位。《素问·气府论》解释腧穴是"脉气所发"。《千金翼方》说："凡孔穴者，是经络所行往来处，引气远入抽病也"，说明腧穴从属于经络。经络与腧穴本是一体，分之可二，合之为一，腧穴同样具有经络输注气血的功能。经脉的循行路线是由所属的腧穴连线表达出来的。

手足三阳经输注气血经历的腧穴比其相表里的阴经多，并且手足三阳经都具有单独的原穴，而手足三阴经则"以输代原"。这两点都说明阳经脉气比阴经长。故从所属的腧穴数目和原穴看也可以说明"阳经长，阴经短"。

参 考 文 献

[1] 何永，马君，何敬华. 黄帝内经素问 [M]. 北京：中国中医药出版社，2022.

[2] 张景岳. 类经 [M]. 太原：山西科学技术出版社，2013.

[3] 邢汝雯. 黄帝内经灵枢篇 [M]. 武汉：华中科技大学出版社，2017.

[4] 彭静山. 脉度运行考 [M]. 沈阳：辽宁科学技术出版社，1985.

[5] 林燕，李建. 千金翼方 [M]. 北京：中国医药科技出版社，2017.

3. 如何理解"穴性"？

穴性是指腧穴对人体某些病证具有相应治疗作用的特性和性能，主要研究的是腧穴与机体之间的相互作用和规律，以及腧穴对疾病的疗效和对机体的内在影响。早在《黄帝内经》中就有关于穴性的记载，当时虽然是以用穴之义，用方之义阐述腧穴治疗作用机制，但已经是现代针灸处方、穴性的渊源和萌芽。掌握腧穴穴性理论，了解腧穴的特性，对指导针灸临床有着重要的意义。

腧穴的本意是指人体气血输注的孔隙或通道，目前比较统一的认识是腧穴是脏腑经络气血输注于体表的特殊部位。回顾腧穴的发展过程主要经历了以下几个阶段：①无定位阶段。最初，古代劳动人民用砭石割刺痈疽肿疡，排脓放血，解除病痛。逐渐发现有显著痛感和压痛处的位置效果更好，即"以痛为腧"的规律。因为"以痛为腧"常随着患者疼痛部位不同，而在不同位置出现压痛点，所以这时的腧穴没有固定的位置。②定位定名阶段。经过反复实践，人们发现用针刺或艾灸刺激体表的某些部位，对相应的某些疾病和症状有治疗作用；有些部位，不仅对相应病证有效，而且对其他病证也有效，日积月累，逐渐发现了某些部位和某些病证具有相关性的规律。战国晚期，以《黄帝内经》等为代表的医学著作确定了这些部位的取法和治疗作用，并加以命名，成为腧穴。③系统分类阶段。又经过了较长时间的实践，人们发现各个腧穴并不是孤立存在的，而是相互联系的。它们之间在治疗作用上既有共性，又有相对的特异性。在魏晋唐宋时期，以《针灸甲乙经》《铜人腧穴针灸图经》为代表，将经络、部位、穴位逐渐结合起来研究，成为系统分类的基础。到了这个阶段虽然对腧穴的主治作用进行了具体的归纳，但是却没有像归纳药性那样重视整理腧穴的性能，所以也就没有形成系统的理论，而是一直按照腧穴的"主治病证"来指导针灸临床。随着长期临床实践，对腧穴特性认识的逐步提高，对穴性理论的论述也逐步深入。

现在对于腧穴的描述，仍然大多都是功效和主治，很少提及腧穴的性能。但实际上正是由于腧穴不同的性能，才产生了腧穴的主治和功效。也就是说，腧穴的主治就是穴性在发挥作用。早在《黄帝内经》中就已经可以从"热俞、水俞、寒热俞"等概念看出对腧穴的穴性进行了简单的分类，治疗热病可以用热俞穴，治疗水病可以用水俞穴等，当时已认识到一些腧穴的特性是与特定性质的疾病相关联的。但后世的一些歌赋特别强调腧穴的主治性质，《玉龙歌》就是其代表，导致了人们以主治代穴性的倾向。主治是腧穴的重要特点，但并不代表穴性，而现在往往是从主治来概括穴性，比如肾俞穴具有补益肝肾的性质，其实这只是在病证、手法、腧穴配伍等特定条件下的一个作用，并不是肾俞穴固定不变的性质，所以不能以主治代替穴性，故《针灸问对》云："治病无定穴也。"

腧穴的穴性也是多样的，不同的腧穴有不同的性能，一个腧穴也可以有两个或者几个不同的穴性。在《穴性赋》中，从气、血、虚、实、寒、热、风、湿8个方面来概括腧穴的穴性，即"经穴性质，气分为先……穴有血门，亦当牢记……虚者补之，穴要审真……实则泻之，症要辨清……寒则温之，须了于心……热则清之，阴阳有别……原夫百病，首中于风……大凡湿症，艾灸最良"。以鱼际穴为例，既可以"肺俞鱼际俱泻肺"，又可以"鱼际解外感风寒之邪"。同样是鱼际穴，既可以有泄热的穴性，又有祛风的穴性，充分说明了腧穴也是根据不同的病证，通过针刺来发挥其不同的性能。又如足三里穴，既可以调节胃气，又可以祛寒，即可以泄脾胃实热，又可以益气补脾健胃，腧穴的多样性不仅是不同的腧穴有不同的性能，一个腧穴也可以有两个或者几个不同的穴性。

"穴性喻药性，处方不识药性，何以调燮寒热虚实，针灸不明穴性，焉起诸病之机"。针灸必须要了解腧穴的穴性才能进行治疗，就像下处方时要清楚中药的药性一样。这说明了穴性和药性在性质上的共同点，都是在中医基础理论的指导下进行辨证取穴和用药。但是穴性和药性的本质上却有着明显的不同之处。首先从穴性和药性发挥作用的途径来看。腧穴穴性不同于中药药性，中药有四气和五味、升降浮沉、归经、有毒无毒，这是中药具有的一些特性的表现，因此，中药治病是以药物的特性纠正疾病的阴阳偏盛。腧穴虽然也有归经，也有主治作用，但是腧穴的性能是通过接收针刺或艾灸等刺激，激发经络来达到运行气血、调节阴阳、扶正祛邪的作用。其次，腧穴穴性与中药药性的差别决定了针灸与中药治病原理的不同。例如，中药治病，凡寒凉性质的病证，使用温热药物治疗；凡温热性质的病证，使用寒凉药物治疗。针灸治病，则针对疾病的位置和所属的脏腑，循经取穴，使用与所属脏腑经络相联系的腧穴治疗。一个脏腑的寒凉性质的病证，可以选用其属经的一个腧穴，通过针刺，使其发挥驱寒的性能；温热性质的病证，使其发挥泄热的性能。所以，同一腧穴的治疗作用可以表现为双向调节。可见，中药治疗疾病是通过药物本身的寒热药性来发挥作用，药物的功效是单向的。而腧穴的穴性是通过针刺的手法、病证等因素来发挥作用，腧穴具有双向性的特点。

要让腧穴充分发挥其穴性，针灸的操作手法起着至关重要的作用，针法的好坏直接影响到穴性发挥的程度。《灵枢·经脉》说："盛则泻之，虚则补之，热则疾之，寒则留之，陷下则灸之，不盛不虚，以经取之。"《灵枢·九针十二原》说："虚则实之，满则泄之，菀陈则除之，邪盛则虚之。"这些都是自古以来就沿袭的大法，针对寒、热、虚、实不同的证候，或采用不同的刺激方式，如针法或灸法等；或采用不同的操作方法，如各种补泻手法等。针灸治疗疾病时对腧穴施以什么样的手法直接关系到腧穴发挥什么样的特性。比如针刺中脘穴时施以补法，必将使其更好地发挥补脾健运的作用；三棱针点刺大椎穴，必将发挥其泄热的特性；艾灸关元穴发挥其培补元气的性能。而施术者手法的好坏又能直接影响到这些腧穴发挥穴性的作用程度。同时，同一个腧穴施以不同的针刺手法，也可以产生截然不同的作用。如足三里穴，补之能补中益气，泻之则可以疏导积滞。泻合谷，补复溜，可以止汗；补合谷，泻复溜则可以发汗。从古至今，针刺手法的应用在针灸治疗疾病过程中都占有十分重要的地位，腧穴的穴性是在针刺手法的刺激下，才发挥其作用。

　　腧穴是针灸疗法的基本要素之一，对穴性的掌握，将更加有利于准确的进行选穴、配穴，使用正确的针刺手法，达到最佳的治疗效果。穴性是基于中医基础理论、经络理论，通过长期大量的医疗实践而获得的，是以针刺、艾灸、刺络放血等针灸方法为条件，通过腧穴的主治作用表现出来的。但是目前关于穴性的现代研究还不够，现在对于穴性的研究大多都局限在理论上进行探讨，穴性至今还没有一个统一的概念，也没有完整的系统的理论体系，对于腧穴穴性的实验研究还很少。随着科技的发展和对腧穴认识的进一步提高，利用先进的科学技术手段和研究方法发现和发展原来尚未掌握的腧穴的潜在性能，才能使穴性的研究进一步的深入和完善。

参 考 文 献

[1] 吴其康. 论"穴性"[J]. 针灸临床杂志，1999，(2): 3 - 6.

[2] 邢汝雯. 黄帝内经灵枢篇 [M]. 武汉：华中科技大学出版社，2017.

[3] 皇甫谧. 针灸甲乙经 [M]. 北京：中国医药科技出版社，2019.

[4] 王惟一. 铜人腧穴针灸图经 [M]. 郑州：河南科学技术出版社，2015.

［5］ 杨继洲．针灸大成［M］．天津：天津科学技术出版社，2021.

［6］ 汪机．针灸问对［M］．太原：山西科学技术出版社，2012.

［7］ 徐斌．穴性论［J］．中国针灸，1999（1）：29－31.

［8］ 曾昭旺，郑望，蒋坤极．针灸疗法歌［M］．哈尔滨：黑龙江科学技术
出版社，1990.

［9］ 高立山．针灸心悟［M］．北京：学苑出版社，2006.

［10］ 凌宗元．腧穴穴性理论探讨［J］．中国针灸，2005（2）：63－64.

［11］ 王富春，周丹．关于穴性研究的思考与展望［J］．时珍国医国药，
2010，21（6）：1567－1568.

4. 什么是同功穴？同功穴的理论意义是什么？

王富春教授研究腧穴配伍理论多年，结合临床选穴经验，认为人体针对每一病证都存在着一类功能作用相同的腧穴，即同功穴。

同功穴在古代已有雏形。在古医籍中，对腧穴功用的记载虽不很明确，但在腧穴主治病证的记述中却可观其一二。如《素问·水热穴论》中关于"热病五十九俞"的记载："头上五行行五者，以越诸阳之热逆也；大杼、膺俞、缺盆、背俞，此八者，以泄胸中之热也；气街、三里、巨虚上下廉，此八者，以泄胃中之热也；云门、髃骨、委中、髓空，此八者，以泄四支之热也；五藏俞傍五，此十者，以泄五藏之热也。凡此五十九穴者，皆热之左右也。"此"五十九穴"称为"热病五十九俞"，是治疗热病的 59 个腧穴，古人将这 59 个腧穴的功用整理并归类："越诸阳之热逆"者 25 穴、"泄胸中之热"者 8 穴、"泄胃中之热"者 8 穴、"泄四支（肢）之热"者 8 穴和"泄五藏（脏）之热"者 10 穴。又如《素问·水热穴论》中关于"水俞五十七处"的记载："肾俞五十七穴，积阴之所聚也，水所从出入也。尻上五行行五者，此肾俞……伏兔上各二行行五者，此肾之街也。三阴之所交结于脚也。踝上各一行行六者，此肾脉之下行也，名曰太

冲。凡五十七穴者，皆藏之阴络，水之所客也。"据王冰考注，所谓"水俞五十七处"即脊中、悬枢、命门、腰俞、长强；大肠俞、小肠俞、膀胱俞、中膂俞、白环俞；胃仓、肓门、志室、胞肓、秩边；中注、四满、气穴、大赫、横骨；外陵、大巨、水道、归来、气街（气冲）；太冲、复溜、阴谷；照海、交信、筑宾等。其在正中者为单穴，两侧者为双穴，共 57 穴，皆为治疗水液代谢之疾病的腧穴。由此可见，古人对腧穴的功用及其归类已具有初步认识。现代诸多医家亦对某些病证的古代选穴规律进行了整理研究，任玉兰等搜集先秦至清代末年的针灸专著、中医经典医籍、中医综合性医书中针灸治疗"痞证""痞满""胃痞""胃脘痛"等病证的 393 首针灸处方，结果显示，古代针灸治疗功能性消化不良的针灸处方中共运用了 130 个腧穴，其中足三里、中脘、脾俞、胃俞、内关是治疗功能性消化不良最常用的腧穴，皆有调理脾胃之功能，且足三里与中脘相配是最主要穴位组配方式。苏志维等以"飧泄""泄泻""下利""大便不禁""泄利"等为检索词，搜集《中华大典·针灸推拿总部》所收录的先秦至清末中国医家所著的针灸专著、综合性医籍、医经、方书和临床各科文献共 235 条针灸处方，共使用腧穴 76 个，使用频次靠前的依次为天枢、关元、神阙、中脘、大肠俞、三阴交、肾俞、脾俞等，皆对胃肠疾病具有一定的调整作用，且其中腧穴配伍最多见为中脘与天枢，其次为关元与天枢、脾俞与肾俞、脾俞与中脘、脾俞与大肠俞等。可见，古人通过反复地探索与试验，慢慢发掘在治病选穴的时候，具有相同功能作用的腧穴配合使用能够达到治病的最佳疗效，这也是同功穴初现之时。

　　尽管古人对腧穴的主治及功能作用已具有初步认识，但由于各腧穴主治范围较广，尚缺乏明确的归类，且古今文献中所载之病证的选穴，有些出入较大，使得人们在治疗疾病时很难把握病证的取穴规律。为此，许多学者试图通过近现代临床文献的整理

针医百问（第2版）

和研究，寻求对症选穴的规律。通过对现代文献及教材的整理与分析，结合针灸教材的腧穴主治规律，总结各个病证的同功穴，即从研究腧穴的共性入手，使腧穴的研究思路从研究某个穴位可以治疗某种病证或某几种病证，转变为研究某一病证有哪些腧穴可以治疗，从而探寻其中具有协同增效作用的腧穴配伍规律，使腧穴配伍理论不断得以完善和发展。

关于人体中存在同功穴的现象，在现代试验研究中也已得到验证。有研究表明，脊髓、脑干、大脑皮质和小脑等各级中枢神经都存在着既接收来自患病部位或相关脏腑的传入信息，又接收来自体表信息的传入，或两方面传入的信息投射在同一部位的汇聚现象。也就是说，针对某一病证，针刺不同穴位产生的感觉传导在上述部位均有汇聚，汇聚之处即为腧穴配伍协同作用的整合部位，而这类"不同穴位"皆能促进疾病向愈，视为同功穴。童晨光等应用荧光双标法探究小肠与小肠俞募穴之间的神经联系通路，将标志物分别注射"小肠俞"和"关元"及小肠包膜下，之后观察到"关元"–小肠与"小肠俞"–小肠两组出现标记细胞的脊神经节段范围基本一致。张娜等通过颈外静脉给药，模拟自主神经效应，使大鼠空肠处于不同运动状态，每组分别电针"天枢""曲池""上巨虚""大肠俞"，并记录空肠内压变化，结果显示"天枢""曲池""上巨虚"均表现为单向优势效应，且效应量随着机体状态的不同而变化，"大肠俞"具有双向效应。王光义等采用急性实验性高血压大鼠为模型，证实电针"曲池"或"丰隆"均有显著的降压作用，如若同时电针两穴，其协同的降压作用明显优于单穴。冀来喜等选择临床治胃病常用的3个腧穴，将其进行不同配伍并比较作用，试图找到其中的最优组合，将48只大鼠随机分为8组：模型组、足三里组、中脘组、内关组、足三里+中脘组、足三里+内关组、中脘+内关组、足三里+中脘+内关组，结果显示，各电针组胃黏膜细胞损伤程度均减轻，但足三里＋中脘＋内关组明显，以此证实了同时电针"足三里""内关"和"中脘"减轻胃黏膜损伤的作用优于其单穴或双穴使用。从上述试验研究中可以看出，针对某一病证所选之腧穴，皆具有相同的主治功能或作用：小肠俞与关元皆主治泄泻、尿频、遗尿、遗精等病证；天枢、曲池、上巨虚、大肠俞皆主治腹胀、腹痛、泄泻等病证，具有调理胃肠之功能；曲池、丰隆皆主治头痛、眩晕、癫狂等病证，从而有效地缓解高血压相关症状；足三里、中脘、内关皆主治胃痛、呕吐等胃腑病证。从试验的配伍研究中可以得知，治疗某一病证的最优组合，其参与配伍的腧穴皆具有相同的主治功能或作用。

在现代临床研究中，亦不难观测到腧穴的"同功现象"。如治疗功能性消化不良之上腹不适、餐后饱胀、恶心、呕吐等症状时，临床常选择中脘、天枢、足三里及内关穴等配伍使用，原因在于：位于胃脘部的中脘穴，是胃腑的募穴，腑之所会，能够健运中州、通调三焦气机；天枢为大肠之募穴，可清胃宽肠、消食导滞；足三里为胃腑的下合穴，"合治内腑"，是治疗胃腑疾病的要穴；内关为八脉交会穴之一，通过阴维合于胃经，联络上、中、下三焦，可开胸舒膈、和胃降逆，四者皆为治疗胃腑病证之要穴，共奏消食和胃理气之功效。杨佐琴等通过临床对照观察，得出针刺中脘、天枢、内关、足三里等穴能有效改善功能性消化不良患者的症状，并提高患者生活质量。王盛春等对比观察电针神门、四神聪对原发性失眠患者多导睡眠图的影响，将60例轻中度原发性失眠患者随机分为3组：电针神门组、电针四神聪组、电针神门＋四神聪组，另择20例健康志愿者作为对照组，结果显示，配伍组无论是睡眠进程还是睡眠结构，各项指标均明显改善，两单穴治疗组与正常组比较仍有差异，但配伍组与正常组比较则不存在差异，表明配穴的协同作用要明显优于单穴。

无论文献研究还是实验研究，其最终的目的主要是为了更好

针医百问（第2版）

地服务于临床，但疾病临床表现往往错综复杂，因此抓住疾病的最主要症状是进行临床选穴配伍的关键点。针对病证，主症选主穴，辨证选配穴，随证加减穴，选择这类腧穴的宗旨还是在于治疗疾病、缓解症状，这是这类腧穴的共性特征，也是同功穴存在的意义。

参 考 文 献

[1] 王富春．试论"同功穴"（英文）[J]. World Journal of Acupuncture-Moxibustion，2015，25（1）：24 – 27.

[2] 何永，马君，何敬华．黄帝内经素问 [M]. 北京：中国中医药出版社，2022.

[3] 任玉兰，赵凌，刘迈兰，等．基于数据挖掘探析古代针灸治疗功能性消化不良的选穴特点 [J]. 辽宁中医杂志，2009，36（2）：259 – 262.

[4] 苏志维，任玉兰，周思远．基于数据挖掘探析古代针灸治疗腹泻的经穴特点 [J]. 中医文献杂志，2013，31（5）：38.

[5] 龙贤齐，姜会梨，任秀君，等．穴位配伍作用的神经体液及免疫机制研究进展 [J]. 针刺研究，2015，40（4）：314 – 318.

[6] 童晨光，衣华强，谷世喆，等．小肠俞募穴与小肠特异性联系通路的荧光双标法研究 [J]. 南京中医药大学学报，2003（1）：41 – 43.

[7] 张娜，余芝，徐斌．电针对大鼠不同状态下空肠运动的双向调节效应研究 [J]. 世界中医药，2013，8（3）：255 – 258.

[8] 王光义，蒋乃昌，殷松生，等．电针对急性实验性高血压大鼠的降压效应及中枢机制探讨 [J]. 中国针灸，1997（2）：105 – 108，68.

[9] 冀来喜，闫丽萍，王海军，等．电针保护大鼠急性胃黏膜损伤基本腧穴配伍"胃病方"的筛选 [J]. 针刺研究，2008（5）：296 – 300，325.

[10] 沈雪勇，刘存志．经络腧穴学 [M]. 北京：中国中医药出版社，2021.

[11] 杨佐琴，吴曦，李瑛，等．针刺经穴治疗功能性消化不良疗效观察 [J]. 新中医，2011，43（4）：76 – 78.

[12] 王盛春，尹红博，刘继明．电针神门、四神聪对原发性失眠患者多
导睡眠图的影响［J］．山东医药，2010，50（41）：13－15.

[13] 蒋海琳，王富春．人体存在着功能作用相同的腧穴—同功穴［J］．中
国针灸，2017，37（2）：153－156.

5. 为什么说经络是理论而不是学说？

所谓"学说"是指"学术上有系统的主张或见解"，或"在
学术上自成系统的观点或见解"，而"理论"指的是"概念和原
理的体系，是系统化了的理性认识。正确的理论是客观事物的本
质和规律的正确反映，来源于社会实践，并指导人们的实践活
动"，或"在社会实践基础上产生并经过社会实践的检验和证
明"，或"由实践概括出的关于自然和社会知识的系统结论"。

由以上各种学说和理论概念的论述来看，两者之间存在较为
明显的差异，主要体现在：一是实践性。理论是在实践经验的基
础上抽象出来并不断被实践证明的用于进一步指导实践的科学体
系。而学说则不一定都经过实践的验证，一般是对部分实践的认
识而产生的学术主张和见解。二是逻辑系统性。理论与学说相比
更具有逻辑性，理论体系内部的概念和内容不是简单的堆砌，而
是按一定的逻辑顺序组织的，是具有完整体系的规范理论，而学
说则不一定是完整的体系，一般只是一种理论某一个部分的总结
和见解。

由以上的差别来看，理论应该是学说的进一步发展，是更加
完善化的科学体系，学说经过实践的检验和证实，并按照一定的
逻辑顺序对学说体系内的相关内容进行整合而最终形成公认的科
学理论。按照这样一种发展的观点来看，经络已经具备了成为科
学理论的各种特征和条件，所以经络不仅仅是一种学说，而应该
是科学理论。

所有的科学理论都具有 3 个方面的基本特征，即实践性、抽

象性、逻辑系统性。实践性特征指实践是理论的基础和前提，任何理论都是来源于实践，并用于指导实践；抽象性特征指理论是对经验事实的简化和（或）概括，在分析事实时对事实进行必要的简化，借助于理性思维中抽象与想象的力量，排除事实中那些无关紧要的因素，提取研究对象的重要特征；逻辑系统性特征指的是理论不是诸多概念和原理的简单堆砌，也不是各种互不相关的论据和论点的机械组合，而是一种系统化的逻辑体系。

经络完全具备上述科学理论3个方面的特征。

首先，经络理论已被2000多年来的医疗实践所证明，如从帛书提出十一脉，后世医家经过临床实践，提出十二经脉、奇经八脉及络脉、经别、经筋、皮部等，形成了相当完整的理论体系。此后历代医家在经络理论的指导下开展临床医疗实践，同时也在大量的临床实践中不断地验证着经络理论中各个组成部分的科学性和客观性，并没有其他的经脉或其他的组成部分出现，这就证明了经络理论是经得起实践检验的客观规律，因此经络具有理论实践性的特征。

其次，经络是在古代医疗实践和社会实践的基础上，对人体解剖学、生理学和病理学知识的简化和抽象概括。经络理论结合临床诊疗实践和某些疾病的特异性感传路线，借助当时流行的阴阳五行理论，提取出了人体最重要的特征，建立了包括经脉、奇经八脉、络脉、经别、经筋、皮部等在内的宏观人体调节系统，对临床实践中出现的各种生理病理现象进行了简化。如经络"内属于府藏（腑脏），外络于肢节"（《灵枢·海论》）的生理功能就是对内脏之间、体表之间和内脏与体表之间互相联系功能的总结和概括；再如经脉所主的病候、络病理论及经筋、皮部病候等都是对人体病理的简化概括，为疾病的诊断和治疗提供了简捷而可靠的依据。由此可见，经络理论是对临床医疗实践经验的系统总结，是对人体各种生命现象的简化概括，具有抽象性的特征。

最后，经络理论是有严密逻辑性的系统理论。经络系统包括十二经脉、奇经八脉、十二经别、十五络脉及其外围所联系的十二经筋和十二皮部。各个组成部分之间存在严密的逻辑性，如经脉是直行的主干；经别和络脉分别是经脉在全身各个器官的重要支脉，起到联系重要脏器、沟通表里经的作用；奇经八脉则是具有特殊作用的经脉，对各个经脉起统率、联络的作用；经筋和皮部是经脉的外部结构，对筋肉和皮肤起着支配的作用。整个经络系统存在着以经脉为主体，由内向外，由里及表，由主干到分支的逻辑顺序。由上述例子可见，经络作为人体运行气血的通道是以十二经脉为主，包括奇经八脉、经别、络脉、经筋、皮部等组成部分的具有逻辑性的整体，构成了人体的宏观调控网络。因此经络理论具有逻辑系统性的特征。

经络是中医学的理论核心之一，将经络定义为理论有着十分重要的现实意义。

首先，经络成为理论有利于经络实质的研究。关于经络的实质研究，从建国到现在许多医学和生物学等相关学科的工作者从不同角度、在不同水平上进行了大量的研究工作，提出了血管说、神经说、生物物理观、生物化学观等一系列关于经络实质的假说，但始终没有一种假说能圆满地解释所有的经络现象。对经络理论的整体分析，可以为今后的经络研究提供正确的研究思路。正因为理论是一个具有逻辑性的系统，这样研究经络的实质就不能仅仅停留在研究循经感传等经络现象或仅仅研究经脉的有关性质，而应该是宏观而全面地研究经络系统中的各个逻辑组成部分，如络脉、经筋、皮部等。避免经络研究中以偏概全的误区，从而拓宽经络研究的视野，从更多的角度和不同的水平、层面更加全面地开展研究工作。

其次，经络成为理论有利于针灸技术规范化的研究。随着针灸学国际需求的不断增加，针灸技术规范化研究的重要性越来越引起针灸学界的重视。经络成为理论，要求广大针灸工作者以整体的观念，系统地规范经络的名词术语，完善规范理论体系中的各个组成部分，为针灸学的教学、科研、临床提供一整套可遵循的规范化理论体系，推动针灸学现代化和国际化的进程。

最后，经络成为理论更有利于针灸学科的发展和理论创新。经络理论是针灸学最重要的理论基础，随着针灸疗法优异的临床疗效越来越受到世界各国的重视，针灸学的发展需要变得更加迫切，如果其理论基础仅是一种学说显然不能适应学科进一步发展的需要，同时也会使针灸学的学术地位受到限制。我们只有进一步深入研究经络的理论特性，才会在整理研究中促进整个理论体系的不断完善，才能更好地吸收其他理论的先进成果，从而为经络学的理论创新提供条件，以便更好地指导针灸学的临床实践。

参 考 文 献

[1] 汉语大字典编纂处.60000 词现代汉语大词典［M］.成都：四川辞书出版社，2022.

[2] 商务印书馆辞书研究中心.新华词典［M］.北京：商务印书馆，2001.

[3] 陈至立.辞海［M］.上海：上海辞书出版社，2020.

[4] 徐长山，王德胜.科学研究艺术［M］.北京：解放军出版社，1994.

[5] 邢汝雯.黄帝内经灵枢篇［M］.武汉：华中科技大学出版社，2017.

[6] 王富春，李铁.经络是"学说"还是"理论"［C］//"针灸诊疗规范化研究的思路"学术论文集，2008：3.

6. 如何理解针灸学中的"三才"？

天、人、地，称为"三才"，针刺时用来说明进针的深度。明代的《金针赋》中有说："初针刺至皮内，乃曰天才；少停进针，刺入肉内，是曰人才；又停进针，刺至筋骨之间，名曰地才。"这种分层的名称在烧山火、透天凉等补泻法中多用之。其法就是以皮内为"天"，肉内为"人"，筋骨间为"地"。三才，实际上就是浅、中、深三部。临床应用时，一般已不严格按"皮""肉""筋"的不同组织来分层，只是对较深的穴位做相对的划分。如一寸半的穴位，即以五分（上 1/3）为天，一寸（中 1/3）为人，一寸半（下 1/3）为地。肌肉浅薄的穴位就不适于分层补泻，早在《灵枢·终始》和《灵枢·官针》中已有分层次进针的论述，称作"三刺"。即"一刺"通过皮肤（绝皮），为浅部；"再刺"到达肌肉（绝皮致肌肉），为中部；"三刺"进入筋肉之间（已入分肉之间）为深部。这一分层，与《金针赋》所说的"皮内""肉内"和"筋骨之间"的分法是相合的。《难经·七十难》又从皮肉筋骨与五脏相应的关系进行阐述，"浅而浮之，至心肺之部"；"沉之，至肾肝之部"，也即以"皮"应合心肺，"筋"应合肝肾，但没有说到中间的"肌肉"。根据脾主肌肉的理论，我们不妨称它为"脾胃之部"。

《灵枢·终始》说："一刺则阳邪出，再刺则阴邪出，三刺则谷气至。"因皮肤为阳分，主要是卫气所行，刺之可出阳邪；皮下为阴分，主要是营气所行，刺之可出阴邪；筋肉之间则为谷气所行，是针刺调气的主要部位。谷气、营气、卫气分布于不同的深度，但这只是相对的区分，其间并没有绝对的界限，说明针刺可以在不同的深度候气，或候浅层的气，或候中层的气，或候深层的气。对较深的部位分浅、中、深三层；一般部位则可分浅、深二层，这时则只有阳部（卫）、阴部（营）之分，或天部、地部之分，也就不能再称之为"三才"。

参 考 文 献

[1] 邢汝雯. 黄帝内经灵枢篇 [M]. 武汉：华中科技大学出版社，2017.

[2] 郭霭春. 难经集注白话解 [M]. 北京：中国中医药出版社，2012.

7. 如何理解四关的部位？

"四关"一词，首见于《灵枢·九针十二原》："五脏有六腑，六腑有十二原，十二原出于四关，四关主治五脏。"但何谓"四关"，《黄帝内经》中并未做出明确解释。历代医家对此的认识大致分两类：一类指部位；另一类指穴位。

（1）"四关"指部位而言

①指四肢。《灵枢·九针十二原》中有两处涉及"关"的内容，即"粗守关，上守机"和"四关"。其中，《灵枢·小针解》对"粗守关"的解释如下："粗守关者，守四肢而不知血气正邪之往来也"，明确指出"关"指代四肢。隋代杨上善在《黄帝内经太素·诸原所生》注说："四关，四支也"，认为"四关"即是四肢。

②指四肢肘膝关节以下部位。张介宾在《类经》第八卷中注："四关者，即两肘、两膝，乃周身骨节之大关也。故凡井、荥、输、经、合穴，皆手不过肘，足不过膝，而此十二原者，故可以治五脏疾也。"马莳则注："四关者，即手足肘膝之所，乃关节之所系。"两位医家都认为"四关"在四肢肘膝关节以下的部位，所以五输穴均在肘膝关节以下的部位。程国彭在《医学心悟·直中三阴诸证》中，在论述四肢厥冷时，也有对"四关"的论述："其甚者，过乎肘膝，肘膝为人之四关，今冷过之，则阴寒极矣。宜大温之。"这里的"四关"是指肘膝关节。此外，近代针灸医家陆瘦燕及张登布先生亦认为，四关"就是四肢肘膝关节之下"。

③指两肘两膝及大关节。清·张志聪《黄帝内经灵枢集注》曰："四关者，两肘、两腋、两髀、两腘，皆机关之室，真气之所过，血络之所游行者也。"此处"四关"指人体四肢各个大关节，如肩、肘、髋、膝等。《中医名词词典》指出："四关指上

肢部左右侧的肩关节（两腋）和肘关节，下肢部的髋关节（两髀）和膝关节。指上肢部的两侧肘关节和下肢部的两侧膝关节。"

④指四肢末端。明代吴昆在《针方六集》中提到《标幽赋》，并对该文的"四关"进行解释说："四关乃十二经别达之路，为阴阳表里交通险塞之地，在于四末，如往来之关隘，故曰四关"，认为"四关"指"四末"，即四肢末端。

⑤指腕、踝、膈、脐。王昕耀认为肘关、膝关、膈关、脐关为《黄帝内经》四关。把"四关"仅认为是四肢肘膝关节是不合经文原意的，脐和膈也是重要的关。膏之原出于鸠尾，其穴处胸骨剑突下，剑骨为蔽骨，以其掩蔽膈肌也。膏之原在膈关下，膈关有重要作用，是血液和食物通过的重要关隘；肓之原穴以人体气机出入之关隘——脐为关界，出于脐下。此外，膈和脐也是三焦的关界、关隘，以膈和脐为界，分上、中、下三焦。膈关和脐关为原气之通路，三焦之气经此二关运行于五脏六腑。王昕耀认为在原穴的发展中由于十二经配十二原，受"十二"这个数字所限，以及封建观念，不敢露体取胸部和腹部原穴，故只提肘关和膝关以下原穴，把脐关下肓之原和膈关下膏之原另论，从而也就偏废了四关中的膈关和脐关。高树中教授《一针疗法》等中也认为，《灵枢》中"四关"的本意并非是指两肘两膝，而是指腕关节、踝关节、膈关、脐关。而王富春教授以《灵枢·九针十二原》为主，概述了四关与十二原的关系及其功能作用，并从现代医学的生理解剖等方面，也做出了四关应指腕踝关节的部位这一结论。

⑥指耳、目、心、口。《淮南子·本经训》曰："故闭四关，止五遁，则与道沦。"汉代高诱注："四关，耳、目、心、口。"清代黄凯钧《友渔斋医话·一览炎陵一卷》曰："精存于目，则其视明；精存于耳，则其听聪；精留于口则其言当；精集于心，

则其虑通。故闭四关，则终身无患"，亦指出"四关"乃"耳、目、心、口"。

（2）"四关"就腧穴而言

①指合谷＋太冲。金元时期窦汉卿在《标幽赋》中提出："寒热痛痹，开四关而已之。"徐凤《针灸大全》注说："四关者，'五脏有六腑，六腑有十二原，十二原出于四关，四关主治五脏'——太冲、合谷是也。"首次提出"四关"是指两侧的合谷、太冲。明代李梴在《医学入门·杂病穴法》中则注："四关三部识其处，四关，合谷、太冲也。"其后明代杨继洲在《针灸大成·经外奇穴》中更指出了"四关四穴，即两太冲、两合谷是也"的观点。

②指五输穴＋原穴（共六十六穴）。元代王国瑞《扁鹊神应针灸玉龙经》注释《标幽赋》说："四关者，两手两足刺之而已矣，正所谓六十六穴之也。"此处指肘膝以下五输穴合原穴共计六十六穴。

③指内关＋外关。王磊认为，真正的"四关穴"是指外关与内关四穴，单从字面上讲，四穴均带"关"字且数量为"四"。并且，人体发病皆为气血失调，阴阳不和。外关为三焦经与阳维经的八经交会穴之一，内关为心包经与阴维脉的八经交会穴之一。针刺外关、内关可以通过三焦经、心包经、阴维脉及阳维脉的作用来调和阴阳，从而达到治疗五脏疾病的功效。故认为将"四关"理解为内关和外关更合适，临床上既可治疗一切内伤，亦可治疗一切外感，主治范围更加宽广。

参 考 文 献

［1］余亮，慕容志苗，樊小农．《标幽赋》四关刍议［J］.中国针灸，
    2020，40（9）996－998.

［2］杨上善．黄帝内经太素［M］.北京：学苑出版社，2007.

经络腧穴篇

23

［3］谢美琴.《内经》中"四关"内涵的探讨［D］.北京：北京中医药大学，2011.

［4］程国彭.医学心悟［M］.人民卫生出版社，1955.

［5］王漫，康明明，张智龙."四关"探幽［J］.中国中医基础医学杂志，2013，19（2）：177-178.

［6］张登部.论"四关"［J］.山东中医学院学报，1980（1）：10-13.

［7］张隐庵.黄帝内经灵枢集注［J］.山西科学技术出版社，2012.

［8］王昕耀，邱茂良.四关本义刍言［J］.中医杂志，1987（5）：47-48.

［9］李艳梅，高树中."四关"辨析［J］.中国针灸，2005（5）：340-342.

［10］高树中.一针疗法：《灵枢》诠用［M］.济南出版社，2006.

［11］王富春，魏丽娟.四关部位的探讨［J］.中医药信息，1988（1）：3+5.

［12］陈会，王国瑞，刘瑾补，等.扁鹊神应针灸玉龙经［M］.北京：中医古籍出版社，2000.

［13］王磊，李璟.四关新释［C］.//第十五届针灸对机体功能的调节机制及针灸临床独特经验学术研讨会暨第十一届针灸经络学术研讨会论文集，2010：2.

8. 如何理解"热病五十九俞"中的穴性理论？

穴性是穴位的性质，是穴位本身所具有的属性，包含穴名、来源、内涵、归经、部位、主治作用等内容。

从"热病五十九俞"来源来看，"热病五十九俞"首见于《素问·水热穴论》。在《素问·气穴论》中又谓之"热俞五十九穴"。由此可看出，早在《黄帝内经》中就针对腧穴的主治特性，对腧穴进行了简单的分类，故此有了"热病五十九俞"等。

从"热病五十九俞"归经来看，集中于足太阳膀胱经、督脉、足阳明胃经、足少阳胆经、手太阴肺经及手阳明大肠经。其中，从腧穴所属经脉来看，腧穴主要集中于膀胱经，占

40.63%，这与病邪入侵、正邪交争于太阳经密切相关。

从"热病五十九俞"部位来看，腧穴主要集中于头部，占46.88%；腰背部，占34.38%。这与火曰炎上，热邪上袭的病邪性质关系密切。从"热病五十九俞"主治作用来看，《素问·水热穴论》有明确论述，曰："头上五行行五者，以越诸阳之热逆也"。王冰、张介宾等考注：此指中行的上星、囟会、前顶、百会、后顶，次两旁的五处、承光、通光、络却、玉枕，又次两旁的临泣、目临、正营、承灵、脑空。五行共二十五个穴。上述穴位分别为足太阳，足少阳、督脉经穴，头又为"诸阳之会"，确可泄诸阳之热邪。又曰："大杼、膺俞、缺盆、背俞，此八者以泄胸中之热也。"据王冰、张介宾等注：膺俞即中府，背俞即风门。上述腧穴为手太阴、足太阳、足阳明经穴，且均位于胸背部，符合"腧穴所在，主治所在""经脉所过，主治所及"的基本规律，均有清泄胸中热邪的作用。又曰："气街、三里、巨虚、上下廉，此八者以泄胃中之热也"。此八穴均为足阳明经穴，"经脉所过，主治所及"密切相关，故可清泄胃中之热。又曰："云门、髃骨、委中、髓空，此八者以泄四肢之热也。"据王冰、张介宾注：髃骨指肩髃，髓空指腰俞。上述腧穴位于四肢，与所在部位关系密切，确可泄四肢之热。又曰："五藏俞旁五，此十者，以泄五脏之热也。"此指魄户、神堂、魂门、意舍、志室五穴，左右共十穴。五脏虚衰，热邪扰神，多出现神志方面的病证，取魄户、神堂、魂门、意舍、志室等穴，泄五脏之热，以达安神定志之效。

从"热病五十九俞"临床应用来看，"热病五十九俞"适用于三焦辨证的温病理论体系。温病初期，始于上焦，病在手太阴肺经，证见头痛、发热、微恶风寒、无汗，或有汗不畅、咳嗽等。治疗就可选用头部腧穴和胸背部的腧穴，以越诸阳之热，以泄胸中之热；温病中期，邪入中焦，病在脾胃，证见但发热、不恶寒、日晡热甚、面红目赤、呼吸气粗、大便秘结、小便短赤等。故可取足阳明之气冲、足三里、上下巨虚，以泄胃中之热；温病末期、邪入下焦、五脏俱衰、正虚邪盛，病情较为复杂，多出现神志方面的病证。治疗可取膀胱经的下合穴委中，辅以腰俞穴，以泄下焦之热。取魄户、神堂、魂门、意舍、志室以扶正祛邪、安神定志，以泄五脏之热。

参 考 文 献

[1] 和俊燕. 基于膻中穴穴性的古今文献研究 [D]. 北京：北京中医药大学，2020.

[2] 石云舟，王富春. 从热病五十九俞探讨"同功穴" [J]. 辽宁中医杂志，2017，44（9）：1946-1947.

[3] 王富春."热病五十九俞"初探 [J]. 中医药学报，1989（1）：14-16.

9. 如何理解下合穴与脏腑的相关性？

下合穴是人体具有特殊作用的特定穴之一，从古至今受到了历代医家的重视。《灵枢·邪气脏腑病形》云"荥输治外经，合治内府""治府奈何取之于合"。《灵枢·咳论》说："治腑者，治其合。"

"荥输治外经，合治内府"是古人长期临床实践的经验总结，这里的"合"指六腑之气下合于足三阳经的六个腧穴，即下合穴。具体内容是"胃合于三里，大肠合入于巨虚上廉，小肠合入于巨虚下廉，三焦合入于委阳，膀胱合入于委中，胆合入于阳陵泉"。其中胃、膀胱、胆之下合穴均出自足三阳经，同时又为五输穴之合穴，而大肠、小肠、三焦之合穴则上出于手三阳经，同时又下合于足三阳经。"内府"即胃、大肠、小肠、三焦、膀胱、胆六腑。"合治内府"是说六合穴主要治疗"六腑

针医百问（第2版）

病"，也就是说，大凡六腑病均可取其下合穴刺而治之。

五输穴中的合穴，出自《灵枢·九针十二原》，是经气由此深入，进而会合于脏腑的部位。有些人将合穴与下合穴混为一谈，事实上，下合穴与合穴无论从主治及其意义上都是有区别的。"合治内府"最早见于《灵枢·邪气脏腑病形》并详细论述了"六合穴"对"六腑病"的主治证候，如"大肠病者，腹中切痛而鸣濯濯，冬日重感于寒即泄……取巨虚上廉。胃病者，腹膜胀，胃脘当心而痛……取之三里也。小肠病者，小腹痛，腰脊控睾而痛……取之巨虚下廉。三焦病者，腹气满小腹尤坚，不得小便……取委阳。膀胱病者，小腹偏肿而痛，以手按之即欲小便而不得……取委中。胆病者，善太息、口苦、呕宿汁……取阳陵泉。"《灵枢·四时气》中也指出"邪在腑取之合"。《素问·咳论》曰："治脏者治其俞，治腑者治其合。"《针灸甲乙经》曰"溺黄，下廉主之""胸满膨膨然，实则癃闭，腋下肿，虚则遗溺……委阳主之""邪在脾胃则病肌肉痛，阳气有余，阴气不足，则热中善饥，阳气不足，阴气有余，则寒中肠鸣腹痛，阴阳俱有余，若俱不足，则有寒有热，皆调其三里""胆病者，善太息，口苦，呕吐宿汁，恐人将捕之，嗌中介介然，数唾……取阳陵泉""胁下支满，呕吐逆，阴陵泉主之"。《备急千金要方》曰："大肠有热，肠鸣腹满，侠脐痛，食不化，喘，不能久立，巨虚上廉主之。"此后《针灸甲乙经》也有"治内腑奈何？曰：取之于合"的记载。所以后人一直记得"肚腹三里留，腰背委中求"的妙诀。从古代文献来看，下合穴与六腑之间存在着密切的相关性。

下合穴均位于足三阳经上，却可以治疗六腑病证是有其理论依据的。《灵枢·邪气脏腑病形》称下合穴："此阳脉之别，入于内，属于内腑也"，说明手足阳经经脉的经气是从六腑的下合穴处别入于内而分属于六腑。胃、胆、膀胱三经经气，除作用于头面、躯干及下肢循行所过部位外，其部分经气由合穴处别入内腑，而和本腑贯通。大肠、小肠、三焦三经之经气，皆自立于足三阳经的穴位上别入本腑，然后上合于手部所属经脉，故《灵枢·本输》中叙述手三阳经的五输穴时，皆有"上合于"三字，如"三焦者上合于手少阳……手太阳小肠者，上合于手太阳……大肠上合于手阳明……"。而手三阳经经气主要作用于头面、上肢和体表循行所过之处，至于它们同本腑的联系则分别通过它们在足三阳经的下合穴处别入本腑来实现的。所以手三阳经的穴位主要用于治疗头面、上肢及其体表循行部位所过之处的病证，很少用于本腑病的治疗，这在临床上也已为大家熟知。因此巨虚上廉、下廉和委阳这三个下合穴便成了治疗大肠、小肠和三焦本腑病的重要穴位。另外，胃肠相连，气机相通，"大肠、小肠皆属于胃"（《灵枢·本输》），故其下合于胃经的上巨虚和下巨虚是符合其形态、功能和生理病理联系规律的；三焦与水液代谢、膀胱气化功能密切相关，为"中渎之府……属膀胱"（《灵枢·本输》），故下合于膀胱经的委阳也是可以同临床相吻合的。所以"六合穴"治"六腑"病是有其经脉联系基础的。

《灵枢·本输》说"六腑皆出于足三阳，上合于手者也"，是从脏腑部位及经脉分布来看。六腑均居腹部与足三阳经联系密切，其作用上下相承；人体上为阳，下为阴，阳根于阴，故大肠、小肠与三焦之气合于下，又称"手三阳下腧"。《灵枢·本输》说："大肠、小肠皆属于胃"，也说明其生理功能是上下相承的。

参 考 文 献

[1] 李健彦，王富春. 下合穴与脏腑的相关性 ［C］.//广东省针灸学会第十一次学术研讨会论文集，2010：211-212.

[2] 赵艳鸿，王富春. 下合穴与脏腑相关性探析 ［J］.针灸临床杂志，2002（11）：6-7.

针医百问（第2版）

10. 何为"肾络"？其临床应用价值有哪些？

"肾络"一词首见于《临证指南医案·痰饮》："壮年下元久虚……疏肺降气不效者，病在肾络中也。"肾络有狭义和广义之分。狭义的肾络指肾脏之络，即与肾脏的生理功能密切相关的肾内络脉，部位较深。广义的肾络指整个肾络系统，包括肾内络脉和循行于机体内外的肾经经脉，范围较广，有表里之分。络脉有深浅之分，肾络有阴络和阳络之别，循行于机体浅表部位的络脉为阳络，包括肾经之浮络、孙络；分布于机体内部，部位较深的络脉为阴络，既包括狭义的肾络，又包括肾经中络于膀胱和从肾贯肝膈及从肺络心等深入脏腑的络脉。中医学的络脉与现代医学微循环系统极其相似。肾小球微血管和肾小管及周围微血管隶属于肾络，淋巴系统的循环和回流与肾络的结构和功能息息相关。因此，肾络还包括肾脏微循环、肾小球毛细血管和微血管、淋巴系统。

在肾经区域用毫针针刺穴位，或三棱针刺络放血，或刺激耳穴，可扶正祛邪，疏通气血，调节水液代谢，条达络脉，达到治疗肾络病变的目的。如针刺涌泉穴可以祛除肾经之络的邪气。《素问·缪刺论》云："邪客于足少阴之络……刺足下中央之脉各三痏，凡六刺，立已。"足下中央之脉即涌泉穴。针刺太溪穴，可以治疗肾脏及肾脏之络的病变。《灵枢·九针十二原》记载："五脏有疾，当取之十二原……肾也，其原出于太溪。"疼痛的病机为脏腑气血不调，"不荣则痛"或"不通则痛"。用原络配穴法可以疏通气血，扶正祛邪，调和阴阳，畅通经络，消除疼痛。因此，太溪与飞扬相配，可以治疗肾络损伤引起的腰痛、咽痛、心痛等病证。《灵枢·经脉》云："故诸刺络脉者，必刺其结上。"所以肾络病变者，可以寻找其血液聚结之处，刺其血结，疏通络脉。此外，刺激耳穴中神门穴，可降心火，益肾水，改善肾脏微循环；刺激耳穴中三焦穴，可调节水液代谢，改善肾病患者微血管状态及免疫功能，保护肾小球。

近代以来，众多医家依据肾络理论，并结合临床进行推演细化，发展出针对各型肾病的独特诊疗体系。

（1）毒损肾络

国医大师南征教授认为由于糖尿病肾病多是在糖尿病迁延不愈的基础上发展起来的，而毒邪在糖尿病发病中具有重要作用，同时糖尿病肾病具有络病的典型特点，因此南征教授认为毒损肾络为糖尿病肾病的主要病机，并贯穿糖尿病肾病病程的始终。南征教授在这一理论指导下确立了糖尿病肾病解毒通络保肾的基本治则，自创了益肾通络解毒胶囊。

（2）瘀阻肾络

吴以岭院士认为糖尿病肾病基本病机在于瘀阻肾络。在饮食不节、禀赋不足、劳欲过度、情志失调等致病因素的影响下逐渐出现气阴两虚之本虚证。阴津不足，血无所生，则脉道不充；气虚运血无力，则脉道瘀阻。气虚血涩则引发津液运行障碍，水液不化，聚湿生痰，痰瘀阻滞于肾之络脉。基于以上的认识，吴以岭院士治疗上重视益气养阴、祛瘀化痰、通络消积。

（3）肾络微型癥瘕

国医大师吕仁和教授关于糖尿病肾病的认识形成了"肾络微型癥瘕"病机理论。消渴病日久，热伤气阴，痰、湿、热、郁、瘀互相胶结，初为瘕聚，终成癥积，聚于肾之血络，形成"肾络微型癥瘕"，导致肾体受损，肾用失司，发为水肿、尿中泡沫增多、乏力等，进一步发展可累及他脏，导致五脏俱病，肾元衰败，水湿浊毒泛滥，气血出入升降失常，发为关格危证。

（4）肾络伏风

李琦教授认为糖尿病肾病的中医病机为肾虚生风与风邪扰肾两方面。糖尿病肾病患者随着病程的延长，日久肾虚阴阳失调，则化生内风。风为阳邪，其性开泄，其性质与肾的封藏功能恰恰相反，因此风邪扰肾而导致肾脏封藏功能受损，不能正常固摄精微，出现五脏精微物质随风邪外漏，则蛋白尿反复难愈。风邪鼓荡，伤及肾水，则肾的气化功能失常，故出现水肿。腰为肾之府，内风损伤肾络，肾络受损，络脉不通，不通则痛，不荣则痛，故见反复腰部酸痛。所以李琦教授重视从补肾与祛风的角度治疗糖尿病肾脏疾病。

参 考 文 献

[1] 王中柯，王富春. 肾络探析 [J]. 国医论坛，2022，37 (3)：17 – 19.
[2] 于敏，张波，史耀勋，等. 南征教授"毒损肾络"理论学说探析及临床运用 [J]. 中华中医药学刊，2010，28 (2)：243 – 246.
[3] 赵溥. 从血瘀论治糖尿病肾病研究概况 [D]. 北京：北京中医药大学，2011.
[4] 吕仁和，赵进喜. 糖尿病及其并发症中西医诊治学 [M]. 北京：人民卫生出版社，2009.
[5] 刘颖希，李琦. 李琦教授从风论治糖尿病肾病经验总结 [J]. 中国民族民间医药，2017，26 (16)：72 – 74.

11. 阿是穴、压痛点和激痛点的关系是什么？

阿是穴的概念最早由《灵枢·经筋》提出："治在燔针劫刺，以知为数，以痛为输"，即指以痛点或压痛点作为针灸治疗的选穴部位，但未确定其名称。而阿是穴名称及概念的确立最早见于唐代孙思邈的《备急千金要方》中，原文曰："有阿是之法，言有人病痛，即令捏其上，若里当其处，不问孔穴，即得便快成痛处，即云阿是，灸刺皆验，故曰阿是穴也。"由此可见阿是穴即是广义的压痛点，有时也称天应穴或反应点等。

压痛点从广义来讲，泛指一切有压痛的部位或穴位点，而本题所指的是狭义压痛点，是一种有规律的压痛点，即特指肌肉与骨骼的附着处，也就是肌肉的起止点，我们称之为"宣蛰人压痛点"。其特点为规律性地分布于软组织的骨骼附着处，局部存在无菌性炎性反应，为椎管外软组织，传导痛等。

激痛点，又称"扳机点"或"触发点"，是指骨骼肌内可触及的紧绷肌带中存在的局部高度敏感的压痛点，最早由美国临床医师 Janet Travell 于 1942 年提出。

三者之间的关系：阿是穴从广义上说包括所有的痛点和压痛点，当然也包括宣蛰人压痛点和激痛点，可以说压痛点和激痛点是阿是穴的表现形式，使阿是穴更具体化且便于寻找，同时又丰富了阿是穴理论。但两者并不是阿是穴的全部内容，激痛点除压痛点外，还包括进针的肌肉和结节等。按照宣蛰人软组织外科学理论和 Janet Travell 的肌筋膜理论，则很容易找到阿是穴。压痛点是肌肉的骨骼附着处，位于肌肉的两端，而激痛点则位于骨骼肌的肌腹上，阿是穴则可以在任何部位。阿是穴、压痛点和激痛点这三者皆为疼痛点或内脏疾病的反应点，但他们之间的概念、解剖形态、病理特点和分布部位不尽相同。首先，从理论来源上讲，阿是穴源于经筋理论，压痛点源于软组织肌肉理论，激痛点源于肌筋膜理论；其次，从解剖特点上讲，阿是穴是在经筋、分肉之间，压痛点是在肌肉的骨骼附着处（起止点），激痛点是在神经肌肉的运动点上；最后，从反映病证上讲，阿是穴主要反映软组织病变和内脏病变，压痛点主要反映软组织病变，激痛点主要反映软组织病变和少数内脏病变。

参 考 文 献

[1] 陈德成，杨观虎，王富春，等. 试论阿是穴、压痛点和激痛点的关系[J].中国针灸，2017, 37 (2)：212 – 214.

针医百问（第2版）

12. 腧穴的敏化性包括哪几个方面？

腧穴的敏化性是指机体在病理状态下时，腧穴对外界刺激的敏感性增强，此时腧穴的反应性较高，呈现一种相对敏感的状态，即为"敏态"腧穴，敏态腧穴所具有的这种高反应性即为敏化性，主要表现为腧穴的电敏化、光敏化、热敏化和痛敏化等。

（1）腧穴的电敏化

腧穴电敏化主要表现为人体脏腑发生病变时，相关穴位皮肤电位或导电量发生增高、降低或左右失衡等变化。相反，通过穴位的这种电生理变化，我们也可判定相关脏腑或局部的病变。在病理状态下，腧穴的生物电信号会发生明显变化。

（2）腧穴的光敏化

腧穴光敏化是指当机体发生病变时，与病变脏腑或局部相关腧穴在光学仪器的照射下，其明暗程度完全不同于非相关腧穴。为了将现代科技与中医科学更好的相结合，我国学者采用物理光学技术，对机体不同状态下的腧穴反应进行了研究。

（3）腧穴的热敏化

人体在疾病状态下，相关腧穴对艾热异常敏感，会产生一个非局部和（或）非表面的热感甚至非热感，而其他非相关腧穴对艾热仅产生局部和表面的热感，这种现象为腧穴热敏化现象，这些已热敏化的腧穴称为热敏化腧穴。换言之，只有与病变局部或脏腑相关的腧穴才会发生热敏化现象，且这类腧穴能够在艾热的刺激下发生感传，而其他非相关腧穴只会在局部皮肤表面产生一般的温热感。

（4）腧穴的痛敏化

孙思邈《备急千金要方》云："有阿是之法，言人有病痛，即令捏其上，若里当其处，不问孔穴，即得便快成痛处，即云阿是，灸刺皆验，故曰阿是穴也。"《黄帝内经》中也反复提到"以痛为腧"的概念。也就是说，当人体脏腑或局部发生病变时，相应部位的腧穴对疼痛的敏感性增强，用一定的力量按压腧穴就会产生疼痛，腧穴的这种对疼痛的敏感反应即为腧穴的痛敏化，而这类痛敏化腧穴即是我们常说的"阿是穴"及"压痛点"。轴突反射理论是痛觉过敏的重要机制之一，内脏病变通过轴突反射影响体表，导致体表神经源性炎性反应，局部致痛物质增高，血管扩张，渗出增加，从而出现痛觉敏化。中医临床常常对痛敏化腧穴给予一定刺激以治疗疾病，其疗效显著。

参 考 文 献

[1] 于宏君，蒋海琳，王富春. 试论腧穴的生物学特性—敏化性 [J]. 中国中医基础医学杂志，2016，22（12）：1643 – 1645.

13. 影响腧穴配伍效应的因素有哪些?

腧穴配伍是基于中医学理论，在针灸选穴原则的指导下，结合临床和腧穴主治特性，选择两个以上作用相同的腧穴，发挥协同增效作用，以达到特定治疗效果，提高临床疗效的一种方法。因此，腧穴配伍是否得当是影响临床疗效的关键，掌握腧穴配伍效应的影响因素是临床工作的重要环节。影响腧穴配伍效应的因素大体可以概括为以下 4 个方面，即配伍方法及效应、刺激方法及程度、时间因素和机体状态。

（1）配伍方法及效应

历代医家总结出"原络配穴""俞募配穴""八脉交会配穴""合募配穴""远近配穴""辨证取穴""子午流注配穴"等多种配穴方法，在临床运用中这些配穴方法不同往往产生的作用效果不同，是针灸取得临床疗效的重要基础。选用不同的腧穴配伍能够对同一机体产生不同的效应。

在腧穴配伍中双穴之间的配伍比较多。于文静以 5 种不同腧穴配伍（"天枢配上巨虚""天枢配曲池""天枢配大肠俞""大肠俞配上巨虚""大肠俞配曲池"）分别作用于 5 种不同的胃运动状态，运用胃球囊内压测量方法，在大鼠正常生理状态下及胃运动亢进、胃运动抑制的病理状态下，观察电针不同腧穴配伍对大鼠胃内压的影响。结果表明同一胃运动状态下电针不同组穴表现效应不同。

然而每个腧穴都具有独特性，腧穴配伍效应存在协同和拮抗两个方面，不同腧穴配伍会产生不同的效应，故腧穴的加减都能对治疗效果产生不同的影响。对于腧穴配伍的协同性，古代医籍中大量的针灸处方与取穴都证明了腧穴协同作用的疗效。如"原络配穴"等经典配穴方法，极大地增强了腧穴的临床疗效。近年来大量腧穴配伍的临床和实验研究也表明腧穴配伍能产生协同效应。对于腧穴的拮抗性，研究相对较少，且拮抗作用在临床上很难被观察到，故临床文献关于拮抗作用的报道较少。

（2）刺激方法及程度

古人在长期的临床工作中创造了许多的刺激方法，如针刺、艾灸、推拿等方式。不同的刺激方式对于腧穴配伍效应的影响也不同。如沈国伟等在临床对肿瘤化疗患者采用不同针灸治疗方法中通过温针灸、针刺、艾灸作用于足三里，观察止呕效果。即时止呕效果中针刺优于温针灸、艾灸，然而持续止呕效果中温针灸又明显优于针刺、艾灸。

不同的针刺手法也会产生不同的结果。如使用烧山火手法可使针下出现温热感；而透天凉手法则相反，针下则出现凉感。刺激程度的强弱也会影响腧穴配伍的效应。

刺激量是刺激时间和刺激强度的乘积，刺激量按强度大小可分为强刺激、中刺激和弱刺激。不同疾病、不同患者需要不同的刺激强度。如在周围性面瘫的早期治疗中，刺激强度不宜过大，否则会导致后遗症的发生。

（3）时间因素

时间因素主要包括针刺治疗的刺激时间和针刺的时间。

根据自然界对人体的影响，推算每日经穴开合时辰与气血运行盛衰的关系，《难经·七十难》曰"春夏刺浅、秋冬刺深"；《灵枢·顺气一日分为四时》曰"顺天之时，而病可与期。顺者为工，逆者为粗"。关于针刺疗程的论述，《灵枢·寿夭刚柔第六》载："病九日者，三刺而已。病一月者，十刺而已……此外内难易之应也。"

刺激时间是针灸治疗疾病的重要部分。留不留针、留针长短、行针间隔、行针时长等都需因病、因证、因人而定。一般急症、轻症留针时间较短或不留针；一般病证留针时间多为20～30分钟，且每隔5～10分钟行针1次；然而重症、病程较长者留针时间可延长至1小时甚至更长。

不同疾病针刺的时间不同。如失眠，针刺治疗以下午为宜；哮喘，针刺治疗以夏天为宜。王敬兰运用子午流注纳甲法针刺治疗周围性面神经麻痹，与经验取穴针刺治疗组进行对比。结果显示，两组总有效率无显著性差异，但子午流注纳甲法针刺治疗周围性面神经麻痹能缩短治疗时间，取效快。

（4）机体状态

体质是一个人气血、阴阳水平，脏腑功能状况的综合体现。①不同体质的人机体、脏腑、经络和腧穴对针灸刺激的应激反应不同，产生的治疗效应就存在差异，进而影响疗效。②不同体质的人在相同的病证下，所表现出的症状、体征及程度也不尽相同，直接影响腧穴的配伍选择。③体质对疾病的治疗具有指导意义，治疗疾病的同时也是调节患者体质的过程。体质又有常态与病态之分，不同的生理、病理状态也将影响腧穴的配伍效应。

通过分析以上这几个方面的影响因素发现，选取腧穴和数量的不同对腧穴配伍效应产生的影响是最首要的；刺激方式及程度和时间因素这两个方面都是通过刺激体表腧穴而起到调整脏腑经络的作用；机体状态则强调个体差异性。故选穴是腧穴配伍效应的基本影响因素。

参 考 文 献

[1] 吴巧凤，张承舜，陈勤，等．采用复杂网络方法研究腧穴配伍的可行性探讨［J］．针刺研究，2012，37（3）：252-255.

[2] 于文静．电针不同组穴对大鼠不同胃运动状态调节效应的研究［D］．南京：南京中医药大学，2014.

[3] 徐鸿燕，杨芳，朱江，等．电针合谷、三阴交对药物流产近期副反应的影响［J］．中国针灸，2007（2）：103-105.

[4] 陈俊琦，黄泳，邹燕齐，等．针刺外关穴与外关配伍内关穴的fMRI脑功能成像比较研究［J］．辽宁中医杂志，2010，37（6）：1127-1129.

[5] 崔晶晶，朱新龙，吉长福，等．大鼠"京骨"和"大钟"原络配穴的神经解剖学基础—霍乱毒素亚单位B结合荧光素488和594双标法［J］．针刺研究，2011，36（4）：262-267.

[6] 沈国伟，肖扬，高雍康．针灸足三里对抗化疗呕吐反应临床研究［J］．中国针灸，2001（3）：30-32.

[7] 王敬兰．子午流注"纳甲法"针刺治疗周围性面神经麻痹临床观察及分析［J］．针刺研究，2000（2）：127-129.

14. 经外奇穴如何分类?

"奇穴"一词早见于元代针灸文献，指治病"奇效之穴"，既可指十四经穴，也可指经穴之外的腧穴。而在明代独立的经外奇穴标准出现之后，"奇穴"就专指"经外"奇效之穴，由此可得奇穴的简明定义：经穴之外奇效之穴。元明清医籍相关术语"奇穴""经外奇穴""漏经穴""经外穴""别穴"中最准确表达这一定义者为"经外奇穴"，"奇穴"可用作简称。

因此，经外奇穴是十四经穴之外具有固定名称、位置和主治作用的腧穴，简称奇穴。他们对于一些疑难杂症具有特殊的治疗效果，比一般的腧穴作用更加显著，往往用以出奇制胜，逐渐积累约定俗成，故把这些经外奇效腧穴称为"奇穴"。这类腧穴的主治范围比较单纯，多数对某些病证有特殊疗效，如阑尾穴治疗阑尾炎、定喘穴平喘等。

如今关于奇穴的数量一直在变化，但缺乏对奇穴的系统规范化整理。古代医籍只有元代《窦太师针经》、明代《奇效良方》两次规范整理40余奇穴，《针灸大成》列"经外奇穴"专篇外，其余收录奇穴多为散在记载，较少进行系统规范化整理，仅明代《针灸秘法全书》新增奇穴稍多。近现代奇穴汇集资料虽较古代丰富，但多为摘录而未细致梳理每穴源流。

对于经外奇穴的名称、概念、定义尚未统一，数个国际、国家标准及《针灸学》各版教材中奇穴名词术语不尽一致，仍没有规范标准化，目前多数研究倾向于使奇穴归经，但仍未建立系统的经外奇穴理论框架。

而奇穴的临床作用也参差不齐，一些通过原始诊疗类文献、腧穴体例类文献和临床处方类文献所记载的奇穴，历经千年检验仍为今日的临床常用效穴。而20世纪60—70年代涌现出的"新穴"大多缺失原始诊疗类文献，直接以腧穴体例类文献面貌迅速大量出现。由于缺少大量原始诊疗经验积累阶段，故"新穴"也凸显出名异实同、大量重复、临床使用率低等诸多问题。换言之，并非由长期大量临床经验总结而来的新穴在临床有效性上有所欠缺、有待检验。因此，有必要将古代奇穴与1949年后的新穴区别对待。故王富春教授根据多年经验，第一次将经外腧穴分为古代奇穴和现代新穴两大部分，分述腧穴的定位、主治、操作，说明其与经穴的关系和来源，并将经外腧穴进行系统地整理。

王富春教授在《新穴奇穴图谱》中，将古代奇穴按部位分为5个部分。共308个腧穴，头颈部68个、胸腹部76个、背腰部48个、上肢部67个和下肢部49个。

古代奇穴的分类如下。

头颈部：印堂、发际、前发际、侠上星、四神聪、寅门、当阳、目飞、天聪、大门、囟中、回发五处、顶上回毛、玉泉、后发际、耳中、耳孔中、耳尖、耳垂、新翳明、阳维、耳上发际、耳后发际、耳上、郁中、耳门前脉、鱼腰、光明、颞颥、鱼尾、睛中、太阳、当容、鼻交频中、内迎香、上迎香、鼻流、鼻环、散笑、岩面、燕口、上龈里、悬命、上腭、聚泉、廉泉、海泉、舌下、舌柱、金津、玉液、唇里、颊里、地合、侠承浆、中矩、气堂、顶椎、百劳、督脉、内睛明、灸痓、鼻柱、鬼床、机关、明堂、背监、百种风（68个）。

胸腹部：龙颌、胸堂、鸠尾骨端、天瞿旁穴、肺募、薛息、小儿龟胸、乳上、乳下、直骨、鬼门、通谷（胸）、石关、截疟、肓募、饮都、水分、四满、小儿食痫、卒腹痛、应突、肋够、传尸、转谷、始素、腋门、腋下、胁堂、旁庭、命关、注市、九曲中府、神府、风痱、脐中四边、脐上下、脐上下五分、绝孕、兴隆、魂舍、三灸角、岐伯灸、气中、胞门、子户、肠绕、钱孔、长谷、肠遗、血门、食关、经中、气门、子宫、泉阴、横纹、阁门、羊矢、泉门、龙门、玉泉、遗道、慈宫、卒癫、势头、男阴缝、阴囊缝、阴囊下横纹、囊底、玉门头、肋头、新肋头、水道、囊下缝、㿉疝、脐下六一（76个）。

背腰部：崇骨、背胛中间、巨阙俞、藏输、督脊、大便难、第九椎、脾横、接脊、竹杖、下极俞、十七椎、腰目、下腰、灸血病、尾翠、玉田、第二十二椎、回气、尾穷骨、间上、夹脊、华佗夹脊、消泺、臣觉、琵琶、后腋、胛缝、灸哮、灸痨、患门、尿血、肠风、肘椎、胃管下俞、浊浴、骑竹马、淋泉、积聚痞块、腰眼、痞根、环冈、痔疮、四花、脊背五穴、营卫四穴、中风不语、疳湿疮（48个）。

上肢部：肩头、肩柱骨、骨子研、腋气、头冲、夺命、小儿睡惊、冲阳、肘尖、手逆注、臂石子头、二白、龙玄、金门、神授、风齿痛、剑巨、便毒、手掌后白肉际、臂间、靠山、中泉、一窝风、八会、手踝、高骨、精灵、威灵、外劳宫、注夏、虎口、板门、小天心、天心、二人上马、一扇门、二扇门、手心、拳尖、指根、灸癞风、大骨空、小骨空、大拇指头、手大指甲后、大指节横纹、凤眼、风关、气关、命关、中魁、中指节、小指尖、小指爪纹、三商、四缝、五虎、八邪、大都、中都、上都、下都、十宣、十王、八关、三门、手太阳（67个）。

下肢部：头风、髋骨、肾系、百虫窝、鹤顶、膝眼、膝旁、膝下、膝外、关仪、兰门、太阴、传尸灸、承命、少阳维、内踝尖、外踝尖、外踝上、内踝上、内踝前下、外踝前交脉、下昆仑、营池、漏阴、女膝、鼠尾、曲尺、通理、甲根、大趾聚毛、小趾尖、拇趾里横纹、阴阳、独阴、足心、内太冲、成骨、足踝上、欲断产、前承山、内昆仑、华佗、大趾甲下、气端、大趾横纹、拇趾横理三毛、足大趾端、八冲、二趾上（49个）。

同样，王富春教授在《新穴奇穴图谱》中，也将现代新穴按部位分为5个部分。共505个腧穴，头颈部131个、胸腹部43个、背腰部70个、上肢部120个和下肢部141个。近来又补充新穴86个。

现代新穴的分类如下。

头颈部：头面、面首、天护、阳白内一寸、鱼上、新明$_2$、头颞、颞颊、治聋$_3$、听灵$_1$、听穴、听灵、听灵$_2$、色光、听聪、下听会、治聋$_4$、上耳根、喉开、聋$_7$、神智、后聪、后听宫、耳迷根、新七号（耳）、下瘛脉、后听、后听会、新一号（耳）、新明$_1$、新二号（耳）、兴奋、安眠$_1$、斗私、安眠$_2$、听敏、岩池、后翳明、翳明下、聋通、五会、东明$_6$、外睛明、上睛明、睛光、东明$_1$、健明$_4$、新攒竹、东明$_2$、增明$_1$、眶上、上明、增明$_2$、东明$_4$、下清明、外明、东明$_5$、小清明、鱼尾$_1$、明睛下、健明、睛下、代明、健明$_1$、健明$_2$、月亮、健明$_3$、球后、鼻通、通气、治鼻$_1$、鼻丘、定神、火疗、咬肌、颊内、蝶腭、治鼻$_3$、地护、牵正、上廉泉、新廉泉、三中、星状、增音、哑点、通气$_1$、向阳$_2$、扁桃体、向阳、痒灵、强音、副哑门、后项、脊中、治脑$_1$、治脑$_2$、治脑$_3$、一光、下风池、池前、顶天、立地、天梁、脊一、夹脊、颈椎旁、立静、脊旁、六颈椎旁、天元、颈点、血压点、定喘、外定喘、七颈椎旁、定喘$_1$、外定喘$_1$、囟痛、耳根、容后、下扶突、东一、安眠$_3$、新义、天听、颈中、颈中$_2$、新会、插花、蛾根（131 个）。

胸腹部：肺门、假巨、肝房、肝室、提胃、乳海、腹泻、中极下、金河、退蛔、肝神、胃上、夜尿、上胃、胆降、肾水、护宫、龙门（腹）、肝基、肝明、胆囊（腹）、胃下垂、通便、冲间、强冲、治肝、胃乐、提宫、通经、提托、亭头、维宫（腹）、马氏点、铭前上、阴轮、前会阴、提肛肌、环门、痔根、裂穴、承肛、骶凹、阑门（43 个）。

腰背部：回春、制高、八椎下、十二椎、癫痫$_1$、十四椎低位、龟尾、中喘、医瘫$_1$、膈脊、肝脊、腹腔、肾脊、盆腔、脊二、结核、肺热、胃热、忠阳、肝热、脾热、肾热、喇嘛、腰丰、脊三$_1$、乳腺炎、椎抒、二阳、风募、肺募、厥阴募、心募、督募、膈募、胰募、脾募、胃募、三焦募、气海募、大肠募、腰灵、健步、健明$_5$、肾炎、立起点、韶后上棘、外心俞、腰痛$_1$、解喘、定志、新秩边、坐虎、荐强、胃海、挺腰、生边、脉根、输胆、肝静、胆静、脾静、掘进$_1$、血府、胃舒、溃疡$_1$、六华、八华、脊三、腰奇（70 个）。

上肢部：臂丛$_5$、向农、肩前、极泉上、肩根、抬肩、前抬肩、治瘫₁、年府、三角肌运动点（前）、举臂、臑上、三角肌运动点（中）、见明、结核₁、担肩、肩痛₁、肩痛₂、肩痛₃、肩痛₄、肩痛₅、提肩点、新肩痛、乳源、东风（肩）、臂奋、臂畅、力臂、治疮、治痒、喙肱肌运动点、臂宁、肱二头肌运动点、透丛、肱中、强肘、少海上、下侠白、肱二头肌恢复点、肱肌运动点、肱三头肌（外侧头）运动点、肱三头肌（长头）运动点、伸肘、鹰上、肘后肌运动点、肱三头肌（内侧头）运动点、上曲池、动脉跳动点、旋前圆肌运动点、喉感、尺侧屈腕肌运动点、掌长肌运动点、心脏点（臂）、肱桡肌运动点、桡侧屈腕肌运动点、止红、屈指伸肌运动点、胸膜炎、屈指浅肌运动点、屈拇长肌运动点、内关下、横门、新止喘、泽田、闪腰、挫闪、伸指总肌运动点、三里外、鹰下、桡侧伸腕长肌运动点、扭伤、挫闪₁、尺侧伸腕肌运动点、络上、桡侧伸腕短肌运动点、伸拇长肌运动点、感冒点、止咳、板门、内阳池（手）、拇指对掌肌运动点、阴池、足跟点、屈拇短肌运动点、鱼腹、健理三针、拇收肌运动点、牙痛、指掌、停喘、心悸点、手八掌、内中魁、人中心、上合谷、腰痛、红工、红阳、永红、上后溪、虎边、全头痛点、银门、腹泻点、孔急、痛灵、插义、疟门、虎金寸、前头点、二明、退热点、小节、斗肘、三池、泽前、寸平、肘俞、大泉（119个）。

下肢部：治便、理便、旁强、坐骨、闭孔、盆神经刺激点、新环跳、青亚、掘进₃、髂上、掘进₄、跳跃、提官₁、重海、臀中肌、健胯、闪电、环边、反修、股薄肌点、解剪、箕下、血海上、新生、防修、红线、止痒、后血海、内下海、耻骨肌点、长收肌点、大收肌点、髂前下、抬腿、外阴廉、缝匠肌点、抬腿点、提宫₂、股内收、髀下、生肌₁、矫灵、迈步、关兔、伏兔上、立志、股直肌运动点、新伏兔、立功、股外肌运动点、四强、生肌₂、鹤顶上、股内肌运动点、健膝、顶上、足上五里、风市上、前进、上风市、前风市、足下五里、上阳关、后阳关、强胯、阴亢、殷上、股二头肌运动点、半膜肌运动点、半膜肌运动点、过伸、截瘫、直立、外直立、委委、委上、解痉₁、解痉₂、玄明、阳溜、里外、足二里半、胆囊、万里、腓聋、纠内翻₁、陵下、腓头下、建胃、治瘫₆、足益聪、下丰隆、纠内翻₂、纠内翻₃、腓肠、腓肠肌运动点、承间、纠外翻、承山下、落地、比目鱼肌运动点、胫骨后肌运动点、承踪、屈趾长肌运动点、屈姆长肌运动点、阴舒、地健、上三阴交、纠外翻₁、肝炎、上溪、膝前、胫骨前肌运动点、腓骨长肌运动点、理中、伸趾长肌运动点、夜尿、腓骨短肌运动点、胫下、伸母长肌运动点、脑清、林白、重肾、截根、伸趾短肌运动点、松弛、骨间背侧肌运动点、旁谷、降压、趾平、足中冲、夜静、跟平、再生、炉底三针、癌根₃、泉跟、癌根₂、泉中、癌根₁、泉顶（141 个）。

新穴补充：额中、目明、三阴三阳、脑静、山根、年寿、鼻穿、立命、下关下五分、白喉穴一、白喉穴二、洪音、中接、喘息、天柱、新识、新设、风严、一噎、赤穴、乳旁、呃逆、左宜、右宜、纪门、期间、左俞、痰喘、肩内髃、梅花、关寸、中闸、通关、食关、左右关、子肠、育门、龙骨、下曲骨、窈漏、大椎四花、无名穴、鸠杞、下椎、耀中、贫血灵、佗脊、柱侧、经六、枢边、肩上、膵俞、气喘、阶段灸、腰宜、中空、髃前、腋灵、前肩髃、银口、背缝、洪池、肘俞、泽下、疗俞、内阳池、阴池、旁劳宫、维胞、然后、踝下、泉生足、足踵、脚后跟、前后隐珠、节纹、里内庭、中平、四横纹、小指中节、六缝、端正、鬼信、项强、旁虎、小指节（86 个）。

参 考 文 献

[1] 李宝金，孟醒，武晓冬，等."经外奇穴"概念演变与术语规范化问题探讨 [J].针刺研究，2020，45（9）：746–750.

［2］李宝金，陈健鹏，徐润冰，等．经外奇穴文献理论研究概况［J］．中华中医药杂志，2023，38（3）：1305 – 1312.

［3］王富春，袁洪平，赵洪岩，等．《新穴奇穴图谱》［M］．北京：科学技术文献出版社，2004.

15. 如何理解腧穴概念及分类？

腧穴是脏腑经络气血输注于躯体外部的特殊部位，也是疾病的反应点和针灸等治病的刺激点。腧又作"俞"通"输"，有输注、转输的意思；穴原意为"土室"，引申为孔隙、孔窍、凹陷处。腧穴在《黄帝内经》中又有"节""会""气穴""气府""骨空"等名称；《针灸甲乙经》称"孔穴"，《太平圣惠方》称"穴道"，《铜人腧穴针灸图经》称"腧穴"，《神灸经纶》则称穴位。

腧穴位于经脉气血所汇之处，与经络有密切关系。《素问·气府论》将腧穴解释为"脉气所发"。《灵枢·九针十二原》曰："节之交，三百六十五会……所言节者，神气之所游行出入也，非皮肉筋骨也。"《灵枢·小针解》解释："节之交，三百六十五会者，络脉之渗灌诸节者也。"腧穴归于经络，经络联属脏腑，故腧穴与脏腑脉气相通。《素问·调经论》曰："五藏之道皆出于经隧，以行血气"；《灵枢·海论》曰："夫十二经脉者，内属于府藏，外络于支节"，明确指出脏腑 – 经络 – 腧穴之间的关系。《千金翼方》进一步指出："凡孔穴者，是经络所行往来处，引气远入抽病也"，说明如果在体表的穴位上施以针或灸，就能够"引气远入"而治疗病证。脏腑病变又可从经络反映到相应的腧穴。《灵枢·九针十二原》曰："五藏有疾也，应出十二原，十二原各有所出，明知其原，睹其应，而知五藏之害矣。"

现在的《针灸学》教材将腧穴分为十四经穴、经外奇穴、阿是穴3类。目前，一些医家提出将全息穴纳入腧穴的分类。

（1）十四经穴

凡归属于十二经脉、任脉和督脉的腧穴，称之为"十四经穴"，简称"经穴"。十二经脉的腧穴均为左右对称的双穴，任脉和督脉的腧穴，均为单穴。因为十四经穴与经脉关系密切，所以具有主治本经病证的作用，同时能反映十四经及其所属脏腑的病证。

经穴的数目，随着医疗实践的发展，也经历了一个由少到多的过程。关于经穴的数目，《黄帝内经》有 365 个之说，这是个约数，但实际上去掉重复，根据现存版本统计实数，仅有 160 个左右。后来，在各医家的共同努力下将总数扩展到 361 个。现代学术界一般均以 361 为准。2006 年颁布的国家标准《腧穴名称与定位》中，在传统 361 个经穴的基础上，将印堂穴纳入督脉，共计 362 个。

在十四经穴中，一些腧穴具有相同或类似的性质和作用，故将其归属于不同的类别，并将这些腧穴称为"特定穴"。包括四肢肘膝以下的五输穴、原穴、络穴、郄穴、八脉交会穴、下合穴，胸腹部的募穴，背腰部的背俞穴和在四肢躯干部的八会穴及交会穴。

（2）经外奇穴

经外奇穴是指没有归属于十四经，但有固定的名称、位置和主治等内容的腧穴，简称"奇穴"。这类腧穴大多具有特殊的疗效，故《灵枢·刺节真邪》称"奇输"，如百劳穴治疗瘰疬、四缝穴治疗小儿疳积等。

经外奇穴与十四经穴出现的时间没有先后顺序。尽管《黄帝内经》中没有提出"经外奇穴"这一名称，但有不少不同于经穴的记载，如"诸疟而脉不见者，刺十指间出血，血去必已"，都可看成是早期的经外奇穴。

历代文献有关奇穴的记载很多，如《备急千金要方》载有奇穴187个之多，均散见于各类病证的治疗篇中。《奇效良方》专列奇穴，收集了26个。《针灸大成》专列"经外奇穴"一门，载有35个。《类经图翼》也专列"奇俞类集"一篇，载有84个。《针灸集成》汇集了144个。近年《针灸经穴图考》记载奇穴622个，《中国针灸学》记载32个。这都说明历代医家对奇穴是颇为重视的。

　　奇穴的分布比较分散，有的在十四经循行路线上，如阑尾、胆囊等；有的虽不在十四经循行路线上，但却与经络系统有着密切联系，如太阳与三焦经相关，鼻通与胃经相系；有的奇穴并不指某一个部位，是由多穴位组合而成，如十宣、八邪、八风、华佗夹脊等；有些虽名为奇穴，其实是由经穴组成的，如胞门、子户，实际就是水道穴，《针灸聚英》以胆俞、膈俞双侧四穴为"四花穴"，将左右心俞两穴称为"灸痨穴"等。奇穴的主治一般比较单纯，如二白治痔疮、腰奇治癫痫等。

　　（3）阿是穴

　　凡以病痛局部或与病痛有关的压痛（敏感）点作为腧穴，称为阿是穴。阿是穴中的"阿"，为呼喊声。因医师按压痛处时，患者会"阿"的一声，故名"阿是"。

　　"阿是"之称首见于唐代《备急千金要方》中："有阿是之法，言人有病痛，即令捏其上，若里当其处。不问孔穴，即得便快成痛处，即云阿是，灸刺皆验，故曰阿是穴也。"因阿是穴没有固定的部位，故《扁鹊神应针灸玉龙经》又称"不定穴"，《医学纲目》称"天应穴"，其名虽异，而其义皆同。溯本求源，乃始自《黄帝内经》中所言之"以痛为腧"，即阿是穴的最早应用。如《素问·缪刺论》说"疾按之应手如痛，刺之"；《素问·骨空论》说"切之坚痛，如筋者灸之"；《灵枢·五邪》说"以手疾按之，快然，乃刺之"，以上说明或有痛感或有快感或有特殊感应之处，都是阿是穴之意。这类腧穴既无具体名称，也无固定部位。近代有研究表明，脏腑器官病变在身体的某些部位会出现感觉过敏或压痛，刺激这些部位，可以使患病的脏腑器官得到改善，甚至痊愈。且临床研究表明，针刺腧穴敏感点可显著提高皮肤压痛阈值，降低患者对疼痛的敏感度，达到治疗效果。因此临床上正确使用阿是穴，对于提高疗效有着一定的意义。

历代医者，寻找阿是穴，归纳之外有痛感处既是阿是穴。如《素问·举痛论》曰："寒气客于肠胃之间，膜原之下，血不得散，小络急引，故痛；按之则血气散，故按之痛止"，说明以痛感为腧穴。或以按压之有舒适感者亦为阿是穴。如《灵枢·五邪》曰："邪在肺，则病皮肤痛……背三节五藏之傍，以手疾按之，快然，乃刺之。"这是快感、舒适感，亦为阿是穴。其他尚有按之热感，还有酸楚、麻窜的特殊感觉，皆是阿是穴。

（4）全息穴

全息穴与相对应的脏腑器官，或与脏腑器官相关的组织、部位等有着生理学、病理学及解剖学的联系，是在临床实践中逐渐形成和发展起来的。全息穴的发展符合腧穴发展的一般规律，也经历了定位、定名、形成系统理论这几个阶段。腧穴是人体脏腑经络气血输注出入的特殊部位。耳穴通过经脉、脏腑与耳的联系发挥了输注气血的功能特性。从这个方面来讲，全息穴体现了腧穴输注气血的特性。而经络系统中循行到达头部的正经有手、足少阳，足阳明，足太阳及足厥阴经；经别有手、足少阳，手、足厥阴，足阳明及足太阴经别；奇经八脉有督脉、阳跷脉和阳维脉。脏腑经络的气血不但输注于头，而且它们的各种变化都能反映于头部，这又体现了脑穴反应病候的特性。如耳穴探测时，痛经患者耳的子宫穴位置会出现低电阻反应，如果在此点进行针刺或压籽会起到治疗痛经的作用。全息穴的这一功效充分体现了其反映病候，辅助诊疗的特性。故与腧穴是疾病的反应点与治疗点相吻合。

随着针灸学的发展，腧穴形状已经由原来狭义的点发展到线、带、面等形状，突破了点的局限性。全息穴也正好符合了针灸学的这一发展情况。目前，比较成熟的全息穴系统有耳穴系统、头穴系统、足穴系统、眼穴系统，其他系统有待于进一步探索和研究。而高树中教授把全息穴具体分为面部全息穴、尺肤全息穴、脐周全息穴和分层立体全息穴，通过细化全息穴来更好地指导临床。

参 考 文 献

[1] 王华，杜元灏．针灸学［M］．北京：中国中医药出版社，2018.

[2] 王燕平，侯学思．论腧穴分类［J］．中国针灸，2019，39（10）：1069－1072，1074.

[3] 王富春．对腧穴概念及分类的探讨［J］．中国针灸，2008（8）：564.

[4] 中华人民共和国国家质量监督检验检疫总局，中国国家标准化管理委员会．腧穴名称与定位：GB/T 12346—2006［S］．北京：中国标准出版社，2006.

[5] 徐欣，王军．针刺腧穴痛觉敏感点治疗偏头痛的临床观察［J］．中华中医药杂志，2018，33（12）：5735－5738.

[6] 李胜利，赵艳鸿，王富春．将全息穴纳入腧穴分类的探讨［C］//"针灸诊疗规范化研究的思路"学术论文集．2008：1.

[7] 颜晓，尹广惠，马凤君，等．基于中医经典理论谈高树中穴位分类观［J］．中华中医药杂志，2021，36（12）：7416－7419.

16. 如何理解经络的根结理论对临床的指导意义？

何谓"根结"呢？"根"谓之根源，"结"谓之终结。"根结"一词首见于《灵枢·根结》。《博雅》载："根，始也。"《说文解字》说"根，木株也"，为植物茎干下部长在土里的部分，或物体的基部和其他东西连着的部分。其位在下，在底部。"结"的含义，《广雅》曰"结，终也"，指头、胸、腹部。杨上善注说："根，本也；结，系也。"张隐庵注："根者，经气相合而始生；结者，经气相将而归结"，也就是说，经气所起为"根"，所归为"结"。具体说来，"根"指四肢末端穴，"结"指头面躯干有关部位和器官。元代窦汉卿《标幽赋》中概括为"四根三结"，即以十二经根于四肢末端，称为"四根"；结于头、胸、腹三部，称为"三结"。这可见根结理论存在上下两级相对的关系，为"上病下取""下病上取"的远端取穴法奠定了基础。

根，树根，有起始的含义；结，结聚，有归结的含义。马玄台注："脉气所起为根，所归为结"。因此，根结用于经络是指十二经脉的脉气起始和归结的部位。"根"，是经气所起的根源处，为四肢末端的"井穴"；"结"，是经气所归的结聚处，在头面、胸、腹的一定器官和部位。《灵枢·根结》除了论述足三阳、足三阴的根结部位之外，还论述了手足三阳经的"根、溜、注、入"部位，所欠缺的只是手三阴经。

"根、溜、注、入"，是手足阳经中脉气出入流行的部位。"根"，是经气所起的根源处，为"井穴"；"溜"，是经气所流经之处，多为"原穴"；"注"，是经气所灌注之处，多为"经穴"；"入"，是经气或络气所进入之处，上部为颈部各阳经穴，下部为"络穴"。

经脉的根，即四肢末端的"井穴"；结在头面、胸腹的一定器官和部位，其具体内容见《灵枢·根结》"太阳根于至阴，结于命门—命门者，目也；阳明根于厉兑，结于颡大—颡大者，钳耳也；少阳根于窍阴，结于窗笼—窗笼者，耳中也……太阴根于隐白，结于太仓；少阴根于涌泉，结于廉泉；厥阴根于大敦，结于玉英，络于膻中"。所结部位解释如下。

命门，指目部。《黄帝内经太素》中杨上善注说："肾为命门，上通太阳于目，故目为命门。"《素问·阴阳离合论》王冰

注："命门者，藏精光照之所，则两目也"，可知"命门"指眼目，其意义与"肾为命门"和督脉穴命门相联系。"命门者目也"，这可看成是最早的注解。目是手足太阳共同所结之处。颃大，《针灸甲乙经》引作"颃颡"。原文"颃大者钳耳也"，较费解。颃颡指鼻咽部，为手足阳明所结之处。窗笼，指耳中。耳部是手足少阳共同所结之处。

太仓，指胃部。《灵枢·胀论》曰："胃者，太仓也。"足太阴经结于胃，手太阴经"起于中焦"，也与胃有关。《灵枢·胀论》曰"廉泉、玉英者，津液之道也"；《素问·刺疟论》曰"舌下两脉者，廉泉也"，指廉泉在舌下，与玉英同为津液之道路。可知手足少阴同结于舌下廉泉；又《针灸甲乙经》中玉堂一名玉英，似指咽喉所在的胸部，故说厥阴"结于玉英，络于膻中"。膻中指心之外围，《灵枢·胀论》说："膻中者，心主之宫城也。"

《灵枢·根结》虽只举足六经的"根、结"和手足三阳经的"根、溜、注、入"，但从井穴与头面胸腹的关联意义来解释，手六经应与足六经相似，故元代窦汉卿在《标幽赋》中便有"四根三结"概括提法，这是在足六经根结的基础上进一步指出十二经脉都是以四肢井穴为根，合称"四根"；以头、胸、腹三部为结，合称"三结"。原三阳经各结于目、鼻咽、耳，合为头部；三阴经各结于胃、舌下、胸，手三阴结于胸部，足三阴结于腹部。以此归纳十二经要穴的主治重点具有特殊意义。

《灵枢·根结》提到六阳经的根、溜、注、入各穴："足太阳根于至阴，溜于京骨，注于昆仑，入于天柱、飞扬也；足少阳根于窍阴，溜于丘墟，注于阳辅，入于天容、光明也；足阳明根于厉兑，溜于冲阳，注入下陵（三里），入于人迎、丰隆也；手太阳根于少泽，溜于阳谷，注于小海，入于天窗、支正也；手少阳根于关冲，溜于阳池，注于支沟，入于天牖、外关也；手阳明根于商阳，溜于合谷，注于阳溪，入于扶突、偏历也。"值得注意的是，各井穴都称为"根"，是脉气始发；其后的"溜（流）注"各穴，与五输穴所分稍有不同；"入"穴一指颈部穴的上入头脑，一指络穴的由浅入深，以说明经与络上下相通关系。

根结理论的应用，说明经气循行两极相连的关系，阐述了人体四肢与头面躯干的有机联系和腧穴之间的配合作用。在临床应用上，四肢部腧穴除可治疗所在部位疾病外，又能治疗头面、胸、腹、背部的疾病。此外，因经气上下、内外相通，故头面、躯干部腧穴，除能治疗局部病痛之外，也可治疗四肢部疾病。古代医家由此总结出"上病下取，下病上取，中病傍取"的选穴原则。根结理论表明，经气在经脉中的输注，出发于根部，并循着"根→溜→注→入"的方向上入于头，这说明肘膝以下诸穴的重要作用。根为四肢末端的井穴，溜为原穴，注多为经穴，下入为络穴，这些穴均在四肢肘膝以下，与特定穴中的五输穴、原穴、络穴理论有相通之处。根、溜、注、入，除肘膝以下各穴外，它还联系了颈部一些腧穴，如上部入穴均在颈部。故根、溜、注、入理论，说明了四肢肘膝以下各穴具有全身治疗作用，以及四肢部与颈项部腧穴的上下协同关系。《灵枢·本输》载："凡刺之道，必通十二经脉之所终始。"《灵枢·邪气脏腑病形》载："根死则叶枯。"如《肘后歌》的"头面之疾针至阴""顶心头痛眼不开，涌泉下针定安康"，《资生经》载少商穴主治"咽中肿塞，谷粒不下"，《针灸大成》载隐白穴主治"妇人月事过时不止"，《千金翼方》载少泽穴主治"妇人无乳"等。《灵枢·根结》还强调了根结在脏腑疾病诊疗方面的特殊意义，原文载"不知根结，五脏六腑，折关败枢……不可复取"，说明合理运用根结理论，有助于洞察五脏六腑枢机败坏所致的功能异常，从而指导临床诊疗实践。同时也为远道取穴、近道取穴、辨证取穴提供了依据。

在古人的经验基础上，针灸临床不断发展，针刺方法也灵活多变，腕踝针是一种独具特色的针刺疗法，取穴多以腕踝附近的穴位为主，而腕踝附近多聚集着"原穴"，原穴是脏腑元气留止的部位，也是"根结"理论中"根、溜、注、入"的"溜"。临床用腕踝针治疗多种疾病，包括神经系统、运动系统、消化系统等；也有的应用于防病保健，有临床研究指出，针刺太渊穴能够提高机体血红蛋白的数量，升高白细胞数量，增强机体免疫功能。

参 考 文 献

[1] 钱一安，王天宜，季春双，等．标本根结理论析疑［J］.上海针灸杂志，2016，35（6）：729-731.

[2] 史巧，王宏伟．标本根结、气街四海理论在妇科疾病中的应用［J］.四川中医，2021，39（2）：42-45.

[3] 李金玲，孙春全，董甜甜，等．根结理论及其临床应用探析［J］.北京中医药，2017，36（5）：455-458.

17. 如何理解经络的标本理论对临床的指导意义？

"标本"始见于《灵枢·卫气》。什么是"标本"呢？树木的末梢称"标"，根部称"本"，即标指末梢，本指根本。经络学说中的标本概念，是借"标""本"两词来作为经气集中和扩散的一定部位，以阐明四肢与躯干之间气血运行的升降关系。末梢与根本，其位置有高下之分，即"标"在上而"本"在下。人体头面胸背等部位与四肢部位相对来说，前者位置较高，后者位置较低，因此，十二经中，"标"都在头面胸背等上部，而"本"则在四肢下部，大多位于腕踝关节附近，对于各经主治疾病，具有重要的治疗作用。腕踝针的各针刺点均属于标本理论中的"本"。五输穴都分布在四肢肘膝关节以下，也属"本"部穴位，所以腕踝针针刺点也分布在五输穴的范围内，多与五输穴中的经穴或输穴部位接近。

"标"和"本"是两个相对的概念。木下称"本"，末梢称"标"。"标""本"二词在中医学中很常用，在不同的情况下具有不同的含义。如从人体与致病因素来说，人体正气是本，致病的邪气是标；从疾病本身来说，病因是本，症状是标；从疾病的新旧、原发和继发来说，旧病和原发病是本，新病与继发病是标等。在经络理论中则是指经气集中于四肢部位为"本"，扩散于头身一定部位为"标"，以此阐明四肢与头面躯干之间气血运行的升降关系。经脉的"本"是指经气集中的本源部位，"标"是指经气弥漫的散布部位。末梢与根本，其位置有高下之分，故"标"在上而"本"在下。人体头面胸背与四肢比较，其部位有上下之异，前者位置较高。因此十二经脉中，"标"都在头面胸背等上部，而"本"则在四肢下部。

十二经标本的具体记载见《灵枢·卫气》："足太阳之本，在跟以上五寸中，标在两络命门—命门者，目也。足少阳之本，在窍阴之间，标在窗笼之前—窗笼者，耳也。足少阴之本，在内踝下上三寸中，标在背俞与舌下两脉也。足厥阴之本，在行间上五寸所，标在背俞也。足阳明之本，在厉兑，标在人迎、颊，挟颃颡也。足太阴之本，在中封前上四寸之中，标在背俞与舌本也。手太阳之本，在外踝之后，标在命门之上一寸也。手少阳之本，在小指次指之间上二寸，标在耳后上角下外眦也。手阳明之本，在肘骨中，上至别阳，标在颜下，合钳上也。手太阴之本，在寸口之中，标在腋内动（脉）也。手少阴之本，在锐骨之端，标在背俞也。手心主之本，在掌后两筋之间二寸中，标在腋下三寸也。"在上述标本理论中可以看出，标本更注重的是部位而不是具体穴位，"本"部范围在内容上比较大，"标"部更倾向于较广的部位。其理论则多强调两端部位的作用，不强调某一具体的穴位，所以并没有直接谈到经络上具体的腧穴。从背俞穴和募穴中可以看出：各阳经都是以头面部为标，而各阴经主要以俞募穴为标；各阴阳经都是以四肢为本。本的部位在位置上有高有低，范围较大；标的部位是指经气散布较广的部位。如胁痛不得卧，胸满呕无所出，可以针胆俞、章门为主；胸闷不舒可用中府、意舍；咳嗽不断针肺俞、天突；哮喘之症顽固、甚者夜卧不安针天突，艾灸膻中可见效。

十二经脉的标本理论，对疾病性质的诊断及辨证选穴有着重要意义。《灵枢·卫气》说"能知六经标本者，可以无惑于天下"；《标幽赋》说"更穷四根三结，依标本而刺无不痊"，都说明了经脉标本理论在治疗上的重要作用。又如《灵枢·卫气》在论标本证候治法时说："凡候此者，下虚则厥，下盛则热，上虚则眩，上盛则热痛。故石（实）者绝而止之，虚者引而起之。"张介宾对此解释说："此诸经标本上下各有所候，在下位本，本虚则厥，元阳下衰也；下衰则热，邪热在下也；在上为标，上虚则眩，清阳不升也；上盛则热痛，邪火上炽也。石者，实也，绝而止之，谓实者可泻，当决绝其根而止其病也。引而起之，谓虚宜补，当导助其气而振其衰也。"这是指导虚实证候的补虚泻实的不同治法。

标本理论在取穴方面的应用，如《素问·标本病传论》说："凡刺之方，必别阴阳，前后相应，逆从得施，标本相移。故曰：有其在标而求之于标，有其在本而求之于本，有其在本而求之于标，有其在标而求之于本。故治有取标而得者，有取本而得者，有逆取而得者，有从取而得者。故知逆与从，正行无问，知标本者，万举万当，不知标本，是为妄行"，说明临床取穴是多种多样的。病在标治其标，在本治其本，这是近取法，也是顺（从）取法；病在本反治其标，在标反治其本，这是远取法，也是逆取法。《素问·五常政大论》说"病在上，取之下；病在

针医百问（第2版）

下，取之上；病在中，旁取之"，就是逆取法的应用。

以下是对几种标本取穴在临床应用上的介绍。

（1）本部腧穴的应用

经脉的标本理论与根结理论有其一致性，共同阐述了经气在四肢与头身内脏之间的关系。四肢远端为根、为本，其腧穴特别是肘膝以下的五输穴、原穴、络穴，能治疗头、胸、腹及内脏疾病。如《肘后歌》说"头面之疾针至阴""顶心头痛眼不开，涌泉下针定安泰"。《标幽赋》载"心胀咽痛，针太冲而必除；脾冷胃痛，泻公孙立愈"；《四总穴歌》载"肚腹三里留，腰背委中求，头项寻列缺，面口合谷收"等。

（2）标部腧穴的应用

十二经以人体头胸腹背为结、为标。在头面标部的腧穴，能治疗头面、五官及脑的疾病。如《通玄指要赋》说"风伤项急，始求于风府；头晕目眩，要觅于风池"；《百症赋》曰"面肿虚浮，须仗水沟、前顶；耳聋气闭，全凭听会、翳风"。在胸腹背的标部穴，以俞募穴为代表，在诊治胸腹内脏疾病中有特殊重要意义。如取中府、肺俞、风门、膻中诊治肺的疾病；取肾俞、关元、气海、维道诊治肾、肠、胞宫和下焦疾病。此外，根据标本上下经气相互贯通的理论，上病可下取，下病也可上取，可取用头身部穴治疗四肢疾病，如《千金方》取神庭治疗四肢瘫痪；《外台秘要》取浮白治疗腿足痿软；《肘后歌》取风府医治腿脚疾患；《标幽赋》取魂门治疗四肢筋骨拘挛疼痛等。

（3）本部与标部穴的配合应用

标在上，本在下。标部穴与本部穴的配合是临床上应用最广的配穴方法。如《百症赋》载"廉泉、中冲，舌下肿痛堪取；天府、合谷，鼻中衄血宜追"；"建里、内关，扫尽胸中之苦闷；听宫、脾俞，祛残心下之悲凄"；"刺长强于承山，善主肠风新下血；针三阴于气海，专司白浊久遗精"；"观其雀目肝气，睛明、行间而细推；审他项强伤寒，温溜、期门而主之"等。

参 考 文 献

［1］赵玲，沈雪勇．从简帛书"环"、脉口、根结标本理论为腕踝针溯源
　　［J］．中国针灸，2021，41（3）：339－341，353.

［2］角南芳则．足阳明胃经根结标本理论及运用［D］．北京：北京中医药
　　大学，2008.

［3］胡乐星，齐瑞，严隽陶．经络理论中根结标本发展及应用浅析［J］．
　　浙江中医药大学学报，2014，38（8）：1012－1016.

18. 如何理解神阙穴的现代临床应用？

神阙之名最早源于《针灸甲乙经》，作为先天真息唯一潜藏的部位，是人体中最为隐秘而关键的穴位。而神阙穴首见于《黄帝内经》，别名气舍、气合、脐中穴等。《素问·穴论》曰："齐、脐通。当脐之中，神阙穴也"。《厘正按摩要术》中记载："脐通五脏，真气往来之门也，故曰神阙。"《医宗金鉴》中有云"神阙百病老虚泻，产胀溲难儿脱肛""神阙，主治百病"。神阙穴位于脐区，脐中央，居人体正中，为任脉上的要穴。任脉为"阴脉之海"，与督脉、冲脉同起于胞中，并通过督脉与一身阳气相通，此外足阳明胃经夹脐，足太阴经之筋结于脐，足少阴肾经与冲脉夹脐上行，足厥阴肝经上行入脐中。故神阙穴，一穴关联全身。神阙穴是"先天之结蒂，后天之气舍"，系血脉之蒂，为精、神、气、血往来之要，人体上下左右交汇之中心，乃生气所系。

从现代解剖来看，第9～11肋间神经分布于脐部，胸6～胸10交感神经与迷走神经分支分布于中上腹各脏器和腹膜胶层。脐下有腹下动脉分支通过和丰富的静脉网，最薄的脐部表皮角质层直接和筋膜、腹膜相连。故通过神阙穴给药或者艾灸神阙穴，

穿透性强，吸收迅速。《针灸大成》提及"脐通五脏六腑、十二经脉和奇经八脉，是人体阴阳气化之总枢，也是调整人体整体功能的最佳作用点"。《苏沈良方》云："人之在母也，母呼亦呼，母吸亦吸，口鼻皆闭，而以达脐，故脐者生之根也。"

关于神阙穴禁刺说，晋代皇甫谧《针灸甲乙经》中提出"脐中禁不可刺"，并指出了针刺后产生的严重后果是"刺之令人恶疡，遗矢者，死不治"；宋代王惟一《铜人腧穴针灸图经》中载"神阙一穴可灸百壮，禁不可针"。随着医疗技术的提高，无菌技术和针具的发展，针刺神阙穴有了新的创新，在治疗原发性痛经、呃逆、腹泻患儿时都针刺了神阙穴。在针刺操作中，应避免垂直进针，绝大多数情况下都是斜刺或横刺，进针深度直刺一般为 0.1 ～ 0.5 寸（2.5 ～ 12.5 mm），斜刺为 0.1 ～ 1 寸（2.5 ~ 25 mm）。对于需要留针的患者，在肚脐里应塞上乙醇棉球，以免分泌物渗出发生感染。

经过临床研究发现神阙穴可以治疗多种疾病。

（1）脾胃系统疾病

神阙穴及其配伍应用可以治疗痢疾、肠鸣、泄泻、便秘、腹痛等多种脾胃疾病，单用神阙穴就有显著效果。脾、胃、胆、大肠、小肠等多个与饮食运化相关的脏腑位于腹中央，与消化和气机升降出入都有着紧密的联系，故刺激神阙穴可调理肠胃、健脾助运以治疗脾胃系统疾病。

（2）泌尿系统疾病

在古代，许多医家采用神阙穴隔盐灸来治疗小便不利，《宋本备急灸法》中就有记载"治卒胞转，小便不通，烦闷气促欲死者，用盐填脐孔，大艾炷灸二十一壮，未通更灸，已通即住"。神阙穴隔盐灸治疗排尿障碍在现代医学中同样适用。研究表明神阙穴隔盐隔姜灸治疗中风后及肛肠术后尿潴留疗效显著、无不良反应，其疗效明显优于毫针刺。神阙穴隔盐灸治疗良性前列腺增生症较单纯口服西药疗效显著，并且安全无不良反应。在治疗泌尿系统疾病方面，神阙穴隔盐灸既能治疗尿潴留又能治疗尿失禁，表现出了明显的良性双向调节作用，这与其能够促进膀胱的恢复、改善膀胱功能紧密相关。

（3）妇科疾病

《妇人大全良方》中记载，妇人病均是冲任劳损所致。任、督、冲三脉"一源三歧"，皆起于胞中。神阙穴隔盐灸可以达到逐寒化湿、调理气血、温经止血的效果，故在治疗妇科疾病上疗效显著。神阙穴隔盐灸能预防产后出血的发生，有效减少产后出血量。

（4）儿科疾病

脐中对小儿十分重要，胎儿在腹中时，其生长、发育所需的一切营养物质均是通过脐带从母体摄取。而采用神阙穴隔盐灸配合"蕲艾天灸膏"治疗小儿秋季腹泻，效果显著。神阙穴与人体肺部系统相连接，通过刺激神阙穴可起到调理肺气的功效。故在神阙穴贴敷具有宣肺、定喘、止咳、化痰等功效的穴贴，可以最大程度提升小儿哮喘治疗效果，预防冬季哮喘急性发作。

（5）肿瘤科疾病

神阙穴位于任脉，任脉系阴经之海，与阳经之海的督脉互为表里，任、督、冲三脉"一源三歧"，有整体调节阴阳之功能。肝经过腹循阳器，神阙乃生命之根蒂，神气通行之门户，与肝、脾、肾密切相关，通百脉有温阳固脱、运脾化滞作用。在神阙穴用药，内连脏腑，经脉相通。艾灸神阙穴可以达到治疗癌性腹水的目的。药灸神阙穴，能起到培元固本、理肠调胃之功效。配以适当药物，对接受化疗的消化道恶性肿瘤患者进行治疗，能显著提高其免疫功能，改善其生活质量。

（6）皮肤科疾病

神阙穴是任脉穴，先天之本，诸穴合用，能够达到调整脏腑、疏通经络、调理气血、祛瘀生新的目的，使腠理得养、肤色光泽。隔盐灸产生的热量是一种有效并适应于机体治疗的物理因子，其近红外线具有较高的穿透力，被人体吸收可促进血管扩张，改善局部血液循环。神阙穴隔盐灸既可以疏通任脉经气，调和阴阳、理气和血，又可以起到固本回阳、疏通局部经络的作用。故神阙穴隔盐灸在治疗黄褐斑方面取得极大疗效。

（7）骨科疾病

神阙穴通过经脉系统在调整脏腑阴阳、平衡人体各种功能的整体治疗中发挥重要作用。神阙灸具有温阳散寒、温经逐痹、扶阳固本、行气活血、祛湿通络止痛的作用。神阙灸可透入皮肤，直达经脉，通达气机，以调节阴阳，补虚泻实，祛邪扶正。故神阙灸配合电针在治疗阳虚寒凝型膝骨关节炎取得极大疗效。

（8）其他疾病

神阙穴隔药灸治疗帕金森病，温针配合隔盐灸治疗顽固性失眠，神阙穴隔盐灸配合护理措施治疗阳虚体质，都取得较好效果。而且艾灸神阙穴能有效改善抑郁情绪。

参 考 文 献

[1] 杨苑，张宁，段渠．脐针疗法的临床应用与研究进展［J］.云南中医中药杂志，2018，39（1）：88-90.

[2] 蒋芙蓉，赵美林．浅谈脐疗养生的机理［J］.河北中医，2007（5）：429.

[3] 高树中．中医脐疗大全［M］.济南：济南出版社，2009.

[4] 潘时忠．针刺神阙穴为主治疗原发性痛经30例［J］.中国针灸，2007（6）：411.

[5] 凌建维．针刺神阙穴治疗呃逆26例［J］.中国针灸，2005（3）：10.

[6] 刘龙彪，李萍，冯祯钰．针刺神阙穴治疗小儿腹泻［J］.中国针灸，

2001（4）：33.

[7] 王婧涵，吴松，程院婷．浅析"神阙穴"禁刺说［J］．针灸临床杂志，2019，35（4）：66－68.

[8] 杨洁，乔秀兰，田丰玮，等．隔姜隔盐灸治疗中风后尿潴留临床疗效及安全性评价［J］．中国中医急症，2013，22（10）：1688－1689.

[9] 王英．艾灸配合中药治疗脑梗死后尿潴留36例疗效观察［J］．云南中医中药杂志，2018，39（12）：54－55.

[10] 杨歆丽．隔盐隔姜灸神阙穴预防肛肠术后尿潴留效果观察［J］．医学信息（下旬刊），2011，24（6）：197.

[11] 乔秀兰，靳文学，王竹行，等．神阙穴隔物灸治疗中风后尿潴留的临床研究［J］．中国中医急症，2013，22（9）：1496－1497.

[12] 黄太权，蒋生云，徐东浩，等．隔盐灸治疗良性前列腺增生症50例临床疗效观察［J］．四川中医，2016，34（1）：175－177.

[13] 李伟红．隔盐灸配合温针灸治疗虚证良性前列腺增生症的临床研究［D］．上海：第二军医大学，2018.

[14] 韩兴军，郑雅峰，王璇．灸神阙、针刺组穴对抑郁型大鼠行为学影响［J］．辽宁中医药大学学报，2018，20（11）：135－139.

[15] 徐丽梅，丁峰，高群．艾灸神阙穴辅助宫缩药治疗宫缩乏力性产后出血的临床观察［J］．安徽医药，2015，19（4）：756－758.

[16] 徐雯，庄艳，闫芳，等．艾灸神阙穴在预防阴道分娩产后出血中的疗效分析［J］．系统医学，2017，2（13）：131－133.

[17] 陈劲松，胡春生．"蕲艾天灸膏"配合神阙穴隔盐灸治疗小儿秋季腹泻［J］．湖北中医杂志，2015，37（8）：56－57.

[18] 黄元琴，徐慧．冬病夏治穴位贴敷结合神阙穴膏药贴敷治疗小儿哮喘的研究［J］．世界临床药物，2023，44（8）：891.

[19] 何晓．药敷艾灸神阙穴治疗癌性腹水［J］．浙江中医药大学学报，2007（5）：609－610.

[20] 张萌，李金红，肖丽，等．对行化疗的消化道癌症患者采用药灸神阙穴进行治疗对其免疫功能的影响［J］．当代医药论丛，2018，16（8）：98－100.

[21] 宿中笑，郑丽丽．针刺治疗黄褐斑的临床疗效观察［J］.针灸临床杂志，2003（4）：11－12，63.

[22] 老锦雄，李子勇．针刺加神阙隔盐灸治疗黄褐斑60例疗效观察［J］.中国针灸，2005（1）：39－40.

[23] 李茜，朱江．神阙灸配合电针治疗阳虚寒凝型膝骨关节炎疗效观察［J］.中国针灸，2008（8）：565－568.

[24] 邢明俊，侯丽娜．神阙穴隔盐灸治疗膝关节风湿症60例［J］.中国中医药杂志，2007，5（11）：67－68.

[25] 张京峰，孙国胜，赵国华．隔药灸神阙穴治疗帕金森病54例疗效观察［J］.中国针灸，2005（9）：610－612.

[26] 刘志良，杨飞．温针配合隔盐灸治疗顽固性失眠68例临床观察［C］//广东省针灸学会．广东省针灸学会第十二次学术研讨会暨全国脑卒中及脊柱相关性疾病非药物诊疗技术培训班论文集，2011：3.

[27] 麦少云，王禹燕，邱建文，等．神阙穴隔盐灸配合护理措施治疗阳虚体质的疗效观察［J］.海南医学，2018，29（13）：1919－1921.

19. 同功穴的研究意义如何？

（1）同功穴是研究腧穴共性的切入点

腧穴特异性一直是针灸研究者们关注的热点，包括经穴在形态结构、生物物理、病理反应、刺激效应、治疗效应等方面与其他经穴及其周围的非穴比较所具有的特异性。也有许多学者在研究腧穴特异性的同时，不经意间反复证明同功穴的客观存在。这带给我们许多有益的科学启示。如周艳丽等针刺"神门""内关""足三里"和"三阴交"均可激活下丘脑γ-氨基丁酸和γ-氨基丁酸A受体，起到安神镇静治疗失眠的作用。崔晶晶等用霍乱毒素亚单位B结合荧光素488和594双标记示踪技术推断出与原穴"京骨"和络穴"大钟"相关的神经元在脊髓节段和区域分布上所表现出相似性和特异性。哈丽娟等揭示了"涌泉"穴区的神经支配，其相关神经元及其纤维投射呈节段或区域性分布，分别位于脊神经节、脊髓前后角和薄束核。从实验中得到启发，认为可继续研究脊神经节、脊髓前后角和薄束核还可以支配哪些穴位，找到与"涌泉"穴有相同作用的腧穴，而这些反应点又是治疗点。多个不同腧穴分别可以支配同一神经元所在脊髓节段，并在相应区域分布表现出共性。沿着这一思路通过现代科学技术，分别从解剖学、组织形态学、生物化学、分子生物学、基因组学、蛋白组学、代谢组学等角度阐明"腧穴的共性"的作用机制。从共性角度观察腧穴在形态结构、生物物理、病理反应、刺激效应、治疗效应等方面体现出的共同点。因此，"腧穴特异性"研究是同功穴研究的基础，同功穴研究亦是"腧穴特异性"研究的整合。选取同功穴是研究腧穴共性的切入点，是腧穴研究的新方法。

（2）同功穴是研究临床对症取穴的支撑点

现代临床文献及针灸教材中对于腧穴的主治病证的记载，有越来越多的趋势，且看不出明显的规律性，给临床应用带来一定的困难。在文献中所记载的腧穴主治范围越大，人们对治疗病证的取穴规律越难把握。每个腧穴都具有多向性，如《经络腧穴学》中神门"主治失眠，健忘，呆痴，癫狂病，心痛，心烦，惊悸"；三阴交"主治月经不调，崩漏，带下，阴挺，经闭，难产，产后血晕，恶露不尽，不孕，遗精，阳痿，阴茎痛，疝气，小便不利，遗尿，水肿，肠鸣腹胀，泄泻，便秘，失眠，眩晕，下肢痿痹，脚气"；四神聪"主治头痛，头晕，失眠，健忘，癫痫"。从上可以看出3个穴都能治疗失眠，因此，认为这3个穴可作为治疗"失眠"的同功穴。而神门和四神聪还可作为治疗"健忘"的同功穴。同功穴并非指两个腧穴功能主治完全一致，而是针对同一症状而言。正是由于腧穴共性问题的客观存在，在长期医疗实践中，医者摸索总结出一系列治疗特定病证的腧穴，如腹泻、失眠，研究者们总结了以往针刺治疗的取穴规律，包括常用腧穴、所属经络、常用配穴方法等。

而同功穴的研究思路，应以"腧穴的共性"角度分析，通过文献信息数据平台、专家咨询信息数据平台（包括古籍证据、经验证据），应用数据挖掘技术，构建出腧穴与功效数据库，研究两者之间的相关规律并系统总结针灸对症治疗的取穴规律，对不同病证的取穴规律提炼、归纳，以简要、清晰的形式呈现，形成同功穴对症治疗规律谱。

（3）同功穴是研究腧穴配伍的关键点

归纳总结各病证的同功穴是优化腧穴配伍的重要环节。近年来，临床针灸研究者也针对腧穴配伍后产生的协同效应进行了深入的研究。秦庆广等发现针刺曲池、上巨虚、天枢及大肠俞均增加了远程结肠的运动频率和波幅。针刺曲池＋上巨虚、曲池＋天枢增加了远程结肠的运动频率和运动波幅；针刺大肠俞＋上巨虚、曲池＋大肠俞远程结肠运动的波幅增加；曲池＋上巨虚对结肠的运动表现为协同作用。从上可以看出曲池、上巨虚、天枢、大肠俞均可作为治疗便秘的同功穴以配伍使用。研究证明，配伍取穴对结肠运动有改善作用，且对于肠运动某方面改善有所侧重。但其局限性在于没有观察病理状态下对肠运动的影响。

观察病理状态下配伍取穴的作用，对研究腧穴配伍效应有重要意义。苗晋玲等证实，不同腧穴对高脂血症脂肪性肝病大鼠肝脏均有明显的保护作用，研究分为曲池组、中脘组、丰隆组、曲池＋中脘组、曲池＋丰隆组、中脘＋丰隆组、曲池＋中脘＋丰隆组。以"曲池""中脘""丰隆"三穴配伍疗效最优。王朝辉等探讨不同腧穴配伍防治应激性胃溃疡的效应规律，寻求防治应激性胃溃疡的较佳腧穴配伍。从合募配穴和俞募配穴治疗胃腑病的理论依据、实验研究进行分析，结果表明，合募配穴适用于急证、热证、腑病，俞募配穴更适用于治疗慢性胃腑病证；合募配穴（足三里配中脘）防治应激性胃溃疡疗效确切。查炜等观察电针"足三里""大椎""命门"3个穴不同配伍对荷瘤小鼠用了环磷酰胺化疗后的抗氧化系统作用，结果提示不同配穴其作用有着明显差异，"足三里"配"命门"优于"足三里"配"大椎"，而3个穴同用更优于其他配伍。多个腧穴配伍，会产生协同、抑制或拮抗效应。配伍后产生协同作用是治疗疾病的目的，而选取同功穴是腧穴配伍发挥协同效应的关键。

20. 如何理解"腧穴是疾病在体表的反应点"？

腧穴是人体脏腑经络之气输注并散布于体表的部位，是与脏腑经络之气相通并随之活动、变化的感受点、反应点和传导点。当人体内脏发生病变时，体表腧穴往往会出现特异性改变，成为反映内在疾病的"窗口"。腧穴的现代研究表明，人体腧穴存在"静息"与"激发"两种状态，静息态即生理状态下的腧穴状态。病理状态下脏腑相关腧穴可发生一定的改变，腧穴激发态的形式主要有功能改变和形态改变。

（1）腧穴静息态

腧穴的本质属性具有功能状态之别，腧穴与非腧穴正是由于其功能状态的差别，实现了其反映疾病及治疗疾病的两大医学功能。腧穴的功能状态至少可分为"静息"与"激发"两种，它们是相对的，又是统一的，分别关联着机体的健康与疾病两种状态，随着机体的健康与疾病两种状态转化而转化，即在机体的健康状态向疾病状态转化时，体表某些部位的功能态由"静息态"转化为"敏激发"而形成"腧穴"特征；而在机体的疾病状态向健康状态转化时，体表这些部位的功能态由"敏激发"转化为"静息态"而呈现"部位"特征。换言之，敏化了的体表部位是穴位，消敏了的穴位是体表部位。同一体表部位由于功能状态的不同，可以呈现腧穴的特征与功能（激发态时），也可以呈现非腧穴的特征与功能（静息态时）。从《黄帝内经》对腧穴的定义可以清晰地领悟到腧穴的原始内涵，由此来认识腧穴与攫其要领，正如《灵枢·九针十二原》所训："节之交三百六十五会，知其要者，一言而终，不知其要，流散无穷"。

（2）腧穴激发态

①功能改变：腧穴作为联系、反映及调控机体的单元结构，在人体物质能量和信息传递及调控中扮演着重要角色。腧穴在生理和病理状态下有着不同的特征，在生理状态下以沉寂为主，在病理过程中会从沉寂转变为激活状态，此时脏腑经络气血失和、阴阳失衡，腧穴处会发生功能强弱和范围大小的改变，反映到体表将出现相应的形态敏化、痛敏化、热敏化、电敏化、力敏化、光敏化、化学敏化等病理反应，研究者把这个过程称为穴位敏化，即穴位敏化时穴位特性的直接反映。穴位敏化的表现形式多样，除了需要医患主观感受来验证外，更重要的是依靠客观的方式来判断。近年来关于腧穴敏化客观成像研究已取得一些进展，如腧穴敏化的光成像、声成像、光声成像、纳米分子成像、显微镜成像等。

②形态改变：对穴位形态的大体解剖和显微结构观察表明，穴位区与非穴位区比较，具有表皮薄、神经末梢丰富、感受器密集、血管及淋巴细胞丰富等特征。穴位周围的血管祥分布及毛细血管的数量同非穴位区相比有显著差异，穴位处的血管分布有规律性。有研究观察到穴位处有神经纤维的聚集、较发达的毛细血管网络及黏多糖特别是酸性黏多糖的增多。有实验表明穴位可能是肌肉皮肤上具有高密度神经末梢的易兴奋的复合体。研究者认为这些组织在一定程度上说明了穴位组织结构的特异性。

经络在生理上是运行气血的通道，病理上又是传输病邪的途径。腧穴是脏腑经络之气转输之处，是内脏病变反映于体表的反应点，是中医临床切诊的重要部位。在腧穴中，特定穴如五输穴、原穴、背俞穴、募穴、郄穴等均可能出现阳性反应而有一定的诊断意义，其中尤以原穴和背俞穴最具诊断价值。《灵枢·九针十二原》曰："五脏有疾也，应出十二原，而原各有所出，明知其原，睹其应，而知五脏之害矣。"原穴是脏腑元气经过和留止的部位，可反映脏腑元气的盛衰，因此，原穴可用于辅助诊断。杜婷等发现，原穴与穴位电阻、辐射光谱、温度、阳性反应等物理性质密切相关，其物理性质在反映疾病时具有明显的自身特异性，能够很好地反映本经脏腑病变的特性。黄玉建在临床上通过对原穴的望诊和按诊来对疾病的病位、病性做出诊断，如望诊太渊见点状红赤伴丘疹为肺热咳嗽，按诊原穴出现酸麻感多属于慢性病。刘汉平等通过对 24 名女大学生月经前后十二原穴的漫反射光谱对比发现，在月经过程中气血变化时，穴位组织漫反射光的变化与机体气血变化有着密切的关系，尤以脾经原穴太白及胃经原穴冲阳特异性较高。《灵枢·卫气》曰："气在腹者，止之背俞。"背俞穴乃脏腑之气输注于背腰部的部位，由于背俞穴与脏腑之气直接相通，故可反映脏腑之气的盛衰。崔承斌等认为，脏腑疾病在相应的背俞穴有压痛点或结节条索变化，如心脏疾病可在心俞、肾脏疾病可在肾俞探测到反应，胆系疾病常在第 10 胸椎夹脊出现压痛，肝病常在第 9 胸椎夹脊压痛明显。刘美娟认为，内脏疾病患者在体表特异部位有反射区，内脏病变相应部位的脊柱两旁软组织压痛、肿胀，出现条索或结节等病理改变，其部位与背俞穴基本吻合，医者可参考体表反应部位推测可能患病的脏腑。司徒铃教授总结了不同证型的胃痛患者反应点的区别，如脾胃虚寒型胃痛患者可出现脾俞穴处略为下陷、弹力差，并见有方块形暗灰蓝色的阳性反应区，还可触及有米粒样细条索状阳性反应物；肝胃不和型胃痛患者可在肝俞、脾俞穴处出现指甲样大小、淡暗红色的阳性反应区，并出现灰白色粟粒样小点，此类阳性点稍凸出于皮面，圆形，略带光泽，压之不褪色。

而在病变局部，阿是穴通常也有诊断意义，但阿是穴往往随病灶位置变化而变化，其位置具有不确定性，且其诊断方法及意义与一般腧穴大致相同，故在此不做赘述。

21. 如何理解人迎穴的现代临床应用？

人迎穴属足阳明胃经经穴，位于颈部，喉结旁约 40 mm，颈总动脉之后，胸锁乳突肌前缘，手按之有搏动感。国家标准《经穴部位》中将人迎穴定为"在颈部，结喉旁，当胸锁乳突肌前缘，颈总动脉搏动处"。其位于胸锁乳突肌前缘与甲状软骨接触部，在颈内外动脉分歧处，有颈前浅静脉、颈内静脉，深层有颈总动脉、颈动脉窦及甲状腺上动脉；分布有颈神经、面神经颈支，深层有颈交感神经干、舌咽神经的窦神经，外侧有舌下神经降支及迷走神经。也正是因为特殊的解剖位置决定了其重要的临床价值。随着对人迎穴解剖结构的研究及操作方法的规范化，近年来人迎穴在临床中的应用广泛，并取得较好的临床疗效。

（1）眩晕

①高血压：属于中医学"眩晕""头痛"等病范畴。现代解剖学发现人迎穴在胸锁乳突肌前缘，颈内、外动脉分歧处，深层有颈总动脉和颈动脉窦；分布有交感神经干、舌咽神经的窦神经，外侧有舌下神经降支及迷走神经。而人迎穴治疗高血压作用机制可能与人迎穴的解剖部位在颈动脉窦附近有关，颈动脉窦血管壁外膜下有丰富的感觉神经纤维，其分支末端膨大，为压力感受器，当其受刺激后，兴奋传导到延髓心血管中枢，引起迷走神经兴奋性升高，交感神经紧张度降低以减慢心率，同时抑制交感缩血管中枢使血管舒张，来降低外周阻力，心率和外周阻力的降低最终使偏高的血压下降到正常。中医治疗高血压立足于血脉。如《针灸聚英》记载"足阳明多气多血，五脏六腑之海，其脉大，血多气盛"，人迎穴属足阳明胃经，且为脉气之所发处，说明针刺人迎穴可调整机体阴阳，摄纳阳明气血，使气血下降，定

眩降压，同时可产生双相良性调节作用，以达到阴平阳秘、调理脏腑、气血调和之目的。

②颈椎病：研究发现，人迎穴周围有颈动脉窦压力感受器，采用深刺人迎穴可刺激颈交感神经干和颈交感神经节，可有效调整交感神经中枢功能，从而达到治疗目的。

在临床治疗中，除人迎穴外，还应注意颈部的局部取穴，并结合疾病的证型，选取合适的配穴从而达到最佳的疗效。针刺治疗椎动脉型颈椎病眩晕，取人迎穴为主并配合人中、内关、太冲；选取《灵枢·寒热病》所载天牖五部穴，把天牖、天府、天柱、人迎、扶突五穴作为一个整体处方，并配合压痛点阿是穴2~3穴来治疗颈性眩晕，取得了较好的临床效果和随诊效果。

（2）痛证

人迎穴对躯干痛和内脏痛均有较强的镇痛作用，其机制可能是针刺人迎穴的传入信号可激活中枢神经系统各水平段下行性抑制及脊髓节段性抑制产生镇痛的效应。

①三叉神经痛：针刺人迎穴为主治疗疼痛性疾病的机制在于针刺时的传入信号可以激活中枢神经系统达到对各水平段下行性抑制和脊髓阶段性抑制，从而达到镇痛的目的。三叉神经痛是以发作性剧烈疼痛为主的常见病，常因说话、进食、刷牙、洗脸而诱发，临床以上颌支、下颌支较为多见。由于其病因不清至今没有理想的治疗方法。本病属中医"面痛"范畴，由风寒侵袭阳明、少阳，凝滞血脉，气血痹阻，"不通则痛"，或风热病毒浸淫面部影响筋脉气血运行而致面痛。人迎穴位于颈部，是阳明、少阳经脉之会穴，针刺人迎穴可疏通面部经络、活血行气、祛风通痹、通则不痛，达到治疗作用。

②脑梗死后肩-手综合征：脑梗死病机为脑部血管阻塞所致的脑组织缺血缺氧性坏死，可累及机体相关组织，引发功能性障碍。肩-手综合征为临床脑梗死常见并发症，脑梗死后机体血管

运动中枢受影响，患侧交感神经兴奋性提高，引发血管痉挛性反应，从而导致机体微循环及组织营养障碍，外在表现为肩手肿胀、疼痛；该症所致痛觉神经末梢感觉神经传至脊髓，又引发脊髓神经元异常兴奋，加重血管痉挛。针刺人迎穴治疗脑梗死后肩－手综合征机制，可能与刺激深层的颈血管鞘内动、静脉和迷走神经干有关。有研究表明，深刺人迎穴极有可能对交感神经干产生刺激，通过交感神经系统的兴奋作用，可以有效抑制疼痛，同时结合其他诸穴，通过针刺泻法抑制交感神经的异常兴奋，加强局部组织的血液循环，从而改善水肿及疼痛症状，达到医治此病的目的。

（3）乳癖

针刺治疗乳腺增生性疾病的机制可能在于操作时刺激到人迎穴深部的交感神经干、颈交感神经节、外侧的迷走神经及甲状腺等解剖结构，通过调节下丘脑－垂体－卵巢轴及下丘脑－垂体－性腺轴两者发挥其作用。

《丹溪心法》中指出乳房与经络的密切联系："乳房阳明所经，乳头厥阴所属"，即中医学中常说的"女子乳头属肝，乳房属胃"。而陈实功在《外科正宗》中又指出："忧郁伤肝，思虑伤脾，积想在心，所愿不得志者，致经脉痞涩，聚积成核，初如豆大，渐如棋子。"因此，就经络与乳房的联系可知，针刺疗法在治疗乳腺增生疾病时，多从肝、脾、胃经进行辨治。人迎穴，因其是足阳明胃经经穴，为"足阳明少阳之会"，是"气海"所出之门户，故与肾、脾、肝、心、三焦、胆、小肠、冲脉、任脉、阴跷脉等经脉相通，在治疗中常扮演着举足轻重的作用。

（4）中风后遗症

针刺人迎穴其冲动可传至脑干脑血管中枢，能改善脑血液循环，纠正大脑缺血、缺氧状态，缓减脑水肿和脑功能恶化。所以针刺人迎穴能促使中风后遗症患者的功能恢复。其中，深刺人迎穴对中风后不能发声或声音小效果较好；在脑梗死急性期治疗方案的基础上，配合吞咽困难的康复训练，并采用电针双人迎治疗卒中后吞咽困难，可进一步提高疗效；中风后上肢瘫痪的患者可采用针刺人迎穴配合挑刺法治疗。对于反射性交感神经营养不良综合征，在康复训练的同时取人迎等穴位针刺，能显著减轻关节的疼痛和肿胀，增加关节活动度。

（5）癫痫

癫痫在中医上属于"痫证"的范畴，属于临床较为常见的一种慢性疾病，其具有顽固且容易反复发作的特点。相比于西药的不良反应，针刺疗法更容易被患者接受。针刺头部刺激带（胸腔区、制痛区）配合人迎穴注射地西泮治疗癫痫失神发作，疗效要优于丙戊酸钠。

（6）颈项局部病证

①梅核气：针刺的机制在于人迎穴所在部位属第2～4颈椎脊髓节段分布区，穴位与咽喉部毗邻，且在中枢系统内有间接的纤维联系，并且人迎穴附近神经分布丰富，故在针刺此穴时可以刺激到此穴附近的膈神经及舌下神经祥分支，通过针刺人迎穴可达到疏调局部经气、通利咽喉的作用，从而改善咽部神经功能，达到治疗目的。临床中还应根据患者的具体证型，选取配穴，从而达到最佳的疗效。

②呃逆：针刺人迎穴治疗呃逆的机制在于针刺刺激可直接作用于交感神经干和颈交感神经节的周围组织和迷走神经，使信息最终传至大脑皮层，经过大脑皮层的整合，从而调节外周神经及调整迷走神经的兴奋抑制，最终达到抑制痉挛膈肌的目的。针刺单穴人迎穴治疗呃逆，临床疗效颇佳，但因人迎穴位于喉部，故在针刺时要注意进针的角度及深度，避免发生医疗事故。

（7）周围性面瘫

从局部解剖看，人迎穴处分布有颈皮神经、面神经颈支，最深层为交感神经干，外侧有舌下神经降支及迷走神经，故有人认为，针刺人迎穴治疗面瘫的功效很可能是通过调节自主神经功能，使交感神经功能处于相对抑制，使迷走神经相对兴奋而实现的。人迎穴的治疗特异性还可能与该穴深层为颈内外动脉分歧处有关，针刺人迎穴有可能适时调节了该处的压力感受器和化学感受器，使受损的面部供血得到重新分配，从而保证了面部神经的血液供给。

22. 如何理解原穴的特点？

原穴是脏腑的原气经过和留止的部位。十二经脉在腕踝关节附近各有一个原穴，合为十二原穴。阴经的原穴即本经五输穴的输穴，阳经则于输穴之外另有原穴。原穴在临床上，可以治疗各自所属脏腑病变，也可以根据原穴的反应变化，推测脏腑功能的盛衰。原，含本原、真元之义。原气来源于脐下肾间，是人体生命的本源，是维持生命活动最基本的动力。原气通过三焦输布于全身脏腑、十二经脉，其在四肢部驻留的部位就是原穴，由此可见原穴在人体的重要性。

十二经脉在四肢部各有一原穴。《难经·六十六难》阐述原穴的意义说："脐下肾间动气者，人之生命也，十二经之根本也，故名曰原（气）。三焦者，原气之别使也，主通行三气（上焦、中焦、下焦），经历于五脏六腑；原者、三焦之尊号也，故所止辄为原（穴），五脏六腑之有病者皆取其原（穴）也。"这是指原穴关系到原气，原气来自"脐下肾间"，通过三焦散布于四肢，当其驻留的部位就称原穴。《灵枢。九针十二原》："五脏有疾也，应出十二原。十二原各有所出，明知其原，睹其应，而知五脏之在矣。"近代对经络的研究，也常以原穴作为本经的代表穴。《灵枢·九针十二原》所说的十二原，是指两侧阴经（五脏）的原穴再加上腹部"膏之原"（原称"膈之原"）鸠尾和

"肓之原"气海（脖胦）。至《难经》以后，才列举十二经的全部原穴。

原气源于肾间动气，是人体生命活动的原动力，通过三焦运行于五脏六腑，通达头身四肢，是十二经脉维持正常生理功能的根本。因此脏腑发生疾病时，就会反映到相应的原穴上来，通过原穴的各种异常变化，又可推知脏腑的盛衰。在临床上，针刺原穴能使三焦原气通达，调节脏腑经络功能，从而发挥其维护正气、抗御病邪的作用。十二原穴多分布于腕踝关节附近。阴经之原穴与五输穴中的输穴同穴名、同部位，实为一穴，即所谓"阴经以输为原""阴经之输并于原"。阳经之原穴位于五输穴中的输穴之后，既另置一原。

原穴在临床上主要用于脏腑疾病的诊断和治疗。"五脏有疾，应出十二原"；"五脏有疾，当取之十二原"。当脏腑发生病变时，会在原穴表现出来，根据原穴部位出现的异常变化，可以推测判断脏腑功能的盛衰、气血盈亏的变化。临床取用原穴能使三焦通达，从而激发原气，调动体内的正气以抗御病邪，主要用来调整脏腑经络的虚实病变。

原穴在具体应用时，还可与其他腧穴相配伍。常用的配伍方法有脏腑原穴相配、原络相配、原俞相配、原合相配等。具体如下。

（1）脏腑原穴相配

此为五脏与六腑之间的原穴配合应用方法。适用于内脏有病同时在体表器官出现相应症状的病变。阴经原穴治疗内脏病，阳经原穴治疗体表器官的疾病，标本同治，阴阳上下，刚柔相济，达到扶正固本、祛邪外出、增强疗效的目的。其配穴原则是"少阴配少阳，太阴配太阳，厥阴配阳明"。如阴虚阳亢的头痛眩晕，为本虚标实之证，取足厥阴肝经的原穴太冲，平肝潜阳息风，疏肝理气止痛；取手阳明大肠经的原穴合谷，清热祛风，开窍醒神。二穴相配，共奏平息肝风、活血通络、调和阴阳之功。

（2）原络相配

此法可分为表里原络相配及同经原络相配，是取同一上肢或同一下肢的原络相配的方法。表里经原络相配，适用于某些经有病，兼有表经或里经的病证。具体方法：某经的病证，先取该经的原穴为主，再配用有关表里经的络穴为辅，原为主，络为客，故又称之为主客原络配穴法。如手太阴肺经发病，出现咳喘、气急，兼见腹胀、肠鸣、大便失调等手阳明大肠经病候，可取肺经原穴太渊为主，辅以大肠经络穴偏历为客。

（3）原俞相配

此法即分别将本脏腑的原穴与相应的背俞穴相配。这是取原穴与俞穴在主治上存在的共性，以相互协同增强疗效的一种配法，对阴性病证（包括里证、虚证、寒证）较为适宜。如取肺的背俞穴与肺经的原穴太渊治疗气虚喘咳等。

（4）原合相配

此法可分为表里经原合相配，同经或异经原合相配等多种形式。表里经原合相配，通常是取阴经（里）原穴配以阳经（表）的合穴或下合穴。如脾胃失和所致的恶心、呕吐、腹胀，可取脾经原穴太白，配胃经合穴足三里以健脾和胃、升清降浊。此为表里双治之法。而同经原合相配如手阳明大肠经原穴合谷配穴曲池，可双调气血，清理上焦，善治头目疼痛、牙龈肿痛。总之，原穴的配伍很灵活，其主治范围十分广泛。

刺法灸法篇

23. 毫针进针时想实现无痛进针需要注意哪几个方面？

针灸作为最具中医特色的疗法之一，因其无毒性、作用安全、起效快捷、适应证广、激发正气、自身调节等特色优势被广泛地推广并应用于内、外、妇、儿等各类疾病的临床治疗中，受到广大患者的认可，然而仍有许多患者因畏惧针刺带来的痛感而排斥针灸的治疗方法，从而影响针灸治疗临床各类疾病的推广，对祖国医学来说可谓是一大损失。

人体表皮分布着丰富的痛觉感受器，针刺疼痛多表现在透皮过程中。导致透皮疼痛的常见原因主要有患者紧张心理、医者指力不足及医者指力不稳 3 个方面。

首先由于患者的紧张心理，当毫针刺入腧穴后，患者因精神紧张导致局部肌肉剧烈收缩，并且表皮的神经末梢痛觉感受器处于高度兴奋的状态，此时进针更容易产生明显的疼痛感。故对于初次进行针刺治疗的患者，我们需在治疗前与患者充分沟通，消除其紧张心理，此种情况下最常见的调整方法便是兴奋转移法。即《针灸大成》所说："持针按穴上，令他嗽一声。随嗽归天部，停针再至人。"因为在咳嗽的时候，患者的兴奋点集中在咳的动作上，穴区皮肤会因为兴奋转移而变得松弛，故此时进针可达到微痛甚至是无痛感，也可通过押手重力切按穴区皮肤达到松弛穴区皮肤，降低表皮痛觉感受器兴奋度，从而达到微痛甚至无痛。正如《标幽赋》所说："左手重而多按，欲令气散；右手轻而徐入，不痛之因。"

其次由于医者指力不足，下针不能做到快速透皮，使针尖在皮层停留时间过长，兴奋了皮层痛觉感受器故导致疼痛。故对于医者来说，指力的练习就变得尤为重要，对于初学者来讲，练习可以借助刺胶管或胶皮，若能熟练、准确、顺利快速地刺透0.1寸厚的胶管，指力也就达到要求了。

医者进针时要做到指下有力的同时也要保证指力够稳，稳、准、轻、快是进针透皮的基本要求，进针过程切勿用力过猛，针体突然刺入深层肌肉，从而引起肌肉的剧烈收缩、抽动，牵拉皮肤从而导致疼痛。故无论是初学者还是已有多年临床经验的医者，均需要在日常的练习与临床针刺操作中用心体会进针之感觉，不断改进。精进进针技术，从而更好地解决针刺疼痛的问题。

王富春教授作为普通高等教育中医药类"十二五""十三五"规划教材、全国普通高等教育中医药类精编教材《刺法灸法学》的主编，理论知识储备丰富，并且从医近40年，临床经验与体会也颇为丰富。教授认为现今毫针以不锈钢合金材质居多，针体较软，不易于掌控，加之初学针者畏针的紧张心理，初次练习并非易事。那么，模仿、练习和掌握规范的针刺手势则是临床进行针刺治疗的开始，练习进针、行针及补泻的操作姿势则是练针之式的基础。现将其归纳整理总结如下。

（1）练进针

①刺手与押手的配合。《灵枢·九针十二原》记载"右主推之，左持而御之"，说明进针时应左右两手配合，押手应根据刺手欲进针的深度而把握按压穴位的强度大小，以此达到"气至病所"的目的，《标幽赋》云："左手重而多按，欲令气散；右手轻而徐入，不痛之因。"并且押手的操作贯穿针刺的整个过程，可以起到减少破皮疼痛、引导进针、防经气外泄等作用。

②掌握无痛进针技巧。元代医家窦杰在《针经指南》中记

载："左手揎穴，右手置针于穴上，令病人咳嗽一声，针入腠理。"此方法依靠转移患者注意力，从而减轻疼痛，现在学者称之为"随咳进针"。并且在掌握正确进针练习方法的同时，也应要提高医者与患者的沟通水平，因为押手与刺手的熟练配合才是无痛进针操作的关键所在。

（2）练针之力

①指力练习。指力是指持针和运针的功夫，狭义上可理解为手指的力量，广义上可理解为手腕的力量。指力的大小也是无痛进针的关键之一，针灸医师的指力决定进针、出针、行针等操作的有效实施。古代医家对指力的练习极为重视，如《素问·宝命全形论》记载的"手如握虎"，强调的是练针时要练到力贯指尖，使针体直立坚挺。又如《医宗金鉴·刺灸心法要诀》称"巧妙元机在指头"，同样指出了指力的大小与进针、行针、得气、针刺感的强弱及持续时间有密切关系，并且直接影响着进针的痛感强弱。

②练习的辅助器具。初始的练习，可以选用纸垫、棉球等，随着指力的增加后期练习可以采用硬塑料、皮革等较为有硬度的辅助练习工具。经过一定时间的练习，并且在已经具备一定指力的基础上，可以在自己身上进行针刺练习，亲身体验指力的强弱对于针刺的感觉，最后可以通过与同伴交叉联系的方式互相交换感觉及心得，从而提高针刺的基本技能。

以上方法的练习绝非短日之内可见成效，需有耐心，反复练习，仔细体会，逐渐感悟，从而掌握扎实的进针方式，以掌握无痛进针之诀窍。

参 考 文 献

［1］赵晋莹，王富春，蒋海琳，等．王富春教授"练针四要"浅析［J］．中国针灸，2020，40（2）：3.

24. 平补平泻有哪些操作方法?

平补平泻法首载于明代陈会所著之《神应经》,强调先补后泻,明代杨继洲所著的《针灸大成》则强调运用刺激量较小的手法进行补泻操作,即小补小泻;现代人所应用的平补平泻法则是强调进针得气后进行均匀的提插捻转操作,不分补泻的操作,相当于古代的平针法。3种平补平泻法,名同但实则有较大差异(表1)。

表1　各家平补平泻法技术要领

	陈会平补平泻法	杨继洲平补平泻法
技术要领	①选天、人、地中一部,进针得气 ②先泻,泻邪气,用提插或捻转泻法 ③后补,补真气,用提插或捻转补法 ④反复施术	①选天、人、地中一部,进针得气,小补小泻 ②先小幅度紧按慢提,使阳下之为补 ③后小幅度慢按紧提,使阴上之为泻 ④反复施术

(1)明代医家陈会所著之《神应经》,其曰:"凡人有疾,皆邪气所凑,虽病人瘦弱,不可专行补法,经曰:邪之所凑,其气必虚。如患赤目等疾,明见其为邪热所致,可专行泻法,其余诸疾,只宜平补平泻,须先泻后补,谓之先泻邪气,后补真气。"其认为虚实夹杂之证,不可单用补法或泻法,而是要采用先泻后补之法。

(2)明代医家杨继洲在其所著之《针灸大成》中提到:"有平补平泻,谓其阴阳不平而后平也。阳下之曰补,阴上之曰泻,但得内外之气调则已。"其将腧穴深度分为浅、中、深三部,在其中的一部上进行操作。强调手法较轻、刺激量较小的补泻法，以中等强度的提插捻转手法使其得气即可。并用"紧按慢提为补，慢按紧提为泻"的原则操作，反复行针后即可出针。

（3）现代人的平补平泻操作则是以得气为主，不分补泻的方法。如《针灸学》教材中均认为平补平泻手法是进针得气后均匀地提插、捻转后出针，并主要用于虚实不太明显或虚实夹杂的病证。或如《刺法灸法学》认为"进针至穴位一定深度，用缓慢的速度，均匀平和用力，边捻转，边提插，上提与下插、左转与右转的用力、幅度、频率相等"。

（4）技术要领：陈会平补平泻法强调先泻后补，补法和泻法均可采用提插或捻转法。杨继洲平补平泻法强调小补小泻，运用小刺激量的手法进行提插或捻转操作，采用幅度较小、速度较慢、刺激时间较短的补法，以及用力较重、幅度较大、速度较快、刺激时间较长的泻法。

陈会平补平泻法，主治由外邪引发的疾病，因此能先祛病邪，随之补正，泻实邪而不伤正气。杨继洲平补平泻法，适宜虚证或实证较轻的病证，同时患者对针感较灵敏又不易接受较强的刺激者。该法对虚实互见的慢性病患者也较适合。

陈会平补平泻法应注意应用补泻法时，是先泻后补，应用于既感外邪，正气又虚的患者。杨继洲平补平泻法应注意操作时的刺激量要小，和普通补泻要严格区别，强调小补小泻，无论是行提插法还是捻转法可在腧穴深度的中层（人部）施术为佳。

目前临床常用的平补平泻手法可分为单式和复式两种，主要用于治疗虚实不明显或虚实夹杂的病证。

单式平补平泻：针刺得气后均匀地提插或捻转后留针或退针。

复式平补平泻：①先泻后补法即陈会之法。是指采用提插或捻转的补泻手法，先泻法后补法，先祛病邪，后扶正气。②小补小泻法即杨继洲之法。亦是采用提插和捻转补泻手法，是介于补与泻之间的手法，也是均匀柔和的提插捻转手法。该法适宜于虚证或实证较轻的病证，同时对虚实夹杂及慢性病也较适宜。目前临床应用也多是该法。

25. 古代文献中对针刺深浅的论述都有哪些？

《黄帝内经·素问》提到："病在脉，调之血；病在血，调之络；病在气，调之卫；病在肉，调之分肉；病在筋，调之筋；病在骨，调之骨"，可见疾病的病位大致分为皮、脉、肉、筋、骨五类。那么在针刺治疗中我们仍需根据病位的深浅来选择不同的针刺方法，正如《素问·刺齐论》所言："砭骨者无伤筋，刺筋者无伤肉，刺肉者无伤脉，刺脉者无伤皮，刺皮者无伤肉，刺肉者无伤筋，刺筋者无伤骨"，可见把握针刺治病的深度，避免伤及其他部位尤为重要。传统针法根据每种针法的不同特点及针刺深度大致分为刺皮肤、刺皮下、刺络、刺肌肉、刺筋（肌腱、韧带）、刺骨等几种类型。具体操作方法包括如下几个方面。

（1）刺皮肤、皮下（毛刺法、半刺法、直针法）

毛刺法。《灵枢·官针》曰："毛刺者，刺浮痹皮肤也。"此为九变刺法之一，因病位在皮毛，故称毛刺。用短细毫针轻浅快速点刺皮部，针尖不透皮，使皮肤微红，无出血，即"刺毫毛腠理无伤皮"者。现代临床上应用的皮肤针、梅花针、七星针、滚筒针均是从此法改进而成。

半刺法。《灵枢·官针》曰"半刺者，浅内而疾发针，无针伤肉，如拔毛状，以取皮气""直针刺者，引皮乃刺之，以治寒气之浅者也"。此为五脏刺法之一，以短毫针浅刺于皮肤，出针迅速，犹如拔出毫毛之状。因其刺入极浅，不是全刺，故称为半刺。现代临床上应用得皮肤针便是从此法改进而来。

直针刺法。《灵枢·官针》曰："直针刺者，引皮乃刺之，以治寒气之浅者也。"此为十二节刺法之一，"直"有直达病所之意，故称为直针刺。针刺时先夹持捏起穴区皮肤，然后将针沿皮下刺入。现代临床上应用的腕踝针、皮下针法均是受此法启发而成。

上述刺法均属于浅刺法，通过刺激皮部，起到开发腠理、宣发肺气、宣泄浅表之邪的作用，临床常应用于风寒束表、发热、咳痰、喘息等与肺脏密切相关的疾病，以及面瘫、带状疱疹后遗神经痛、糖尿病周围神经病变、面肌痉挛、脊柱四肢关节的拘急疼痛等疾病。

（2）刺络（络刺法、豹文刺、赞刺）

络刺法。《灵枢·官针》曰："络刺者，刺小络之血脉也。"此为九变刺法之一，是浅刺体表瘀血的小络脉使其出血的一种方法，故称为络刺法。操作时，医者左手拇指压在被刺腧穴或是充盈的小络脉下部，右手持三棱针，对准针刺部位，刺入 3 ~ 5 mm，立即出针，使其流出一定量的血液，待出血停止后，再用消毒的干棉球按压针孔防止出血。现代临床应用的各种浅刺放血法，如三棱针、皮肤针、刺络拔罐法，均是由此刺法发展而来。

豹文刺。《灵枢·官针》曰："豹文刺者，左右前后针之，中脉为故，以取经络之血者。"此为五脏刺法之一，这是一种以被刺部位为中心，进行散刺出血的刺法，因其针刺出血点多，形如豹纹，故称为豹文刺。现代临床发展为三棱针缓刺法、刺络法，治疗红肿热痛等症。

赞刺法。《灵枢·官针》曰："赞刺者，直入直出，数发针而浅之，出血，是谓治痈肿也。"此为十二节刺法之一，是直入直出，浅刺疾出，连续分散浅刺出血的刺法，"赞"为消散的意思，故称为赞刺，现代临床发展为三棱针散刺法，用于治疗痈肿诸症。

上述刺法均属于浅刺出血的刺法，是"菀陈则除之"的具体运用，旨在去除络脉中的瘀血，用于治疗络脉瘀阻不通而引起的病证，如热病神昏窍闭之中暑、中风，急性传染病高热不退，斑疹、丹毒，以及痈肿疔疮、跌打损伤瘀滞肿痛诸症，可起到活血化瘀、解毒泻火、消肿止痛、祛瘀生新之作用。

（3）刺肌肉（合谷刺法、分刺法、浮刺法）

合谷刺。《灵枢·官针》曰："合谷刺者，左右鸡足，针于分肉之间，以取肌痹。"此种刺法适用于肌肉丰厚处，进针后，退至浅层，又依次再向两旁斜刺，形如鸡爪的分叉，故称为合谷刺。现代临床多用一针多向刺法。

分刺法。《灵枢·官针》曰："分刺者，刺分肉之间也。"此为九变刺法之一，是指针刺直达肌肉的一种刺法，分肉指依附于骨骼部的肌肉，故称分刺。临床应用于治疗痹证、痿证或陈旧性损伤。

浮刺法。《灵枢·官针》曰："浮刺者，傍入而浮之，以治肌急而寒者也。"此为十二节刺法之一，以毫针斜刺入穴位皮下之浅层筋膜层，使针尖抵至肌层，或使针体横刺入筋膜层。为斜针刺入的一种方法，故称为浮刺，浮刺、毛刺、扬刺同属于浅刺法，但浮刺法较半刺、毛刺、直针刺法稍深，为刺入筋膜层，而扬刺法属多针浅刺法。临床常用于治疗寒邪所致的肌肉拘挛疼痛。现代应用的皮内针法就是本法演变而来。

上述针法的刺激部位均在肌肉，具有活血通络、消肿止痛的作用，临床上多用于治疗肌肉部位的病变，如肩关节周围炎、腰背肌筋膜炎、第三腰椎横突综合征、腰肌劳损等疾病。

（4）刺筋（肌腱、韧带）（关刺法、恢刺法）

关刺法。《灵枢·官针》曰："关刺者，直刺左右尽筋上，以取筋痹，慎无出血，此肝之应也，或曰渊刺，一曰岂刺。"为五脏刺法之一，多在关节附近的肌腱上进行针刺，因为筋会于节，四肢筋肉的尽端都是关节附近，故称为关刺。因刺法进针较深，故应注意避开血管防止出血。临床应用于治疗筋脉肌腱损伤等疾病。

恢刺法。《灵枢·官针》曰："恢刺者，直刺旁之，举之，前后恢筋急，以治筋痹也。"此为十二节刺法之一，这种刺法专在筋肉拘急痹痛的部位四周针刺，先从傍刺入，得气后，嘱患者做关节功能活动，并不断更换针刺方向，因有恢复原来活动功能的作用，故称为恢刺。临床常用于治疗慢性软组织损伤导致的疼痛及关节活动受限。

（5）刺骨（短刺法、输刺法）

短刺法。《灵枢·官针》曰："短刺者，刺骨痹，稍摇而深之，致针骨所，以上下摩骨也。"此为十二节刺法之一。此法为慢慢进针摇动其针而深入，在近骨之处将针上下轻轻捻转，"短"为接近之意，故称为短刺。临床常用于治疗骨痹等深部病证。

输刺法。《灵枢·官针》曰："输刺者，直入直出，深内之至骨，以取骨痹。"此为五脏刺法之一。此法为直进针，直出针，深刺至骨髓的一种刺法，"输"有疏通内外之意，故称为输刺。临床上常用于治疗骨痹等深部病证。

上述两种刺法均深刺至骨，具有调理气血、疏通瘀滞之经络的作用，达到荣则不痛、通则不痛的目的。临床上常用于治疗各种骨病。如膝骨关节炎：选取阿是穴进行短刺；第三腰椎横突综合征：选取第三腰椎横突尖端与骶棘肌外缘相交点，进针后针尖向椎体方向深刺到达第三腰椎横突尖端为止；类风湿关节炎：取痛点及痛部关节周围穴，以输刺法，直入直出，深至骨，得气后出针，每次针后配合被动活动各关节。

26. 如何理解穴位敷贴的穴药结合机制？

穴位贴敷是指在某些穴位上贴敷药物，通过药物和腧穴的共同作用以治疗疾病的一种方法。穴位贴敷是利用药物贴敷于腧穴，通过经络、腧穴和药物三者共同作用来调节脏腑功能。关于中药贴敷最早的记载见于宋代王执中所著的《针灸资生经》。后代医家不断的改进，多将其用来防治肺系疾病，尤其清代张璐《张氏医通》中的冷哮方最为经典。目前，临床上根据不同疾病的证候特点和不同发病季节，有多种组方和经络腧穴上的变化，反映了中医药因时治宜的治疗特点，临床上将其命名为"冬病夏治穴位贴"或"三伏贴"。近年来对于中药贴敷剂作用机制的临床研究越来越深入。现对其作用机制方面进行归纳和总结如下。

（1）经穴刺激

伴随着现代科学技术的不断发展，经络循行线和经穴特性的研究也不断深入。研究证明经络循行线具有低阻抗、低流阻、高导声等特性，结合对经络中"气"的频率和波形的动态信息检测，使现代经络研究更具有临床意义。由于机体脏腑气血阴阳的变化，同一腧穴在不同时间可产生一系列动态改变，更加证实了传统医学理论可靠性。经穴是人体皮肤上的特定部位，刺激穴位能影响相应穴位处的血管紧张度，并产生温度变化，有利于中药成分穿过毛孔，渗透皮肤，渐渐地进入体液循环到达脏腑经气失调病所，发挥药物自身性能效应。有研究表明，药物经穴位的透过量、稳态透皮速率及穴位皮肤滞留量均显著高于非穴位皮肤。腧穴对药物作用具有更高生物利用度，作用于经穴，能迅速在相应组织器官产生较强药理效应，起到调节作用。

（2）经皮吸收

经皮给药有可以使药物避免首过效应、不受胃肠道影响、药物起效速度可控、给药方便、患者接受度高等优点，成为近些年外治法主要的研究方向。因为皮肤强大的屏障作用限制了大多数药物的渗透，为改善药物的吸收效果，一般需加入一定量的透皮吸收促进剂。目前所应用的透皮吸收促进剂可以分为化学透皮吸收促进剂、天然透皮吸收促进剂及生物透皮吸收促进剂三大类。其中天然来源的中药透皮吸收促进剂，具有毒副作用小、促透效果好、可实现"药辅合一"等优点。

"皮肤是人的第三大脑"，中药外治多是通过刺激皮肤实现的。皮肤不仅有屏障、吸收、分泌、排泄的功能，还能像大脑一样参与神经调节、内分泌调节和免疫调节，起到类似大脑的作用。中医理论中的十二皮部即为皮肤，《素问·皮部论》曰："欲知皮部，以经脉为纪，诸经皆然"，十二皮部与脏腑、经络、气血都有密切联系，通过经络作为通路来调整脏腑阴阳之平衡，改善相关脏腑功能，发挥对机体的调节作用。"望而知之谓之神"，中医望诊通过观察皮肤颜色和状态来判定疾病性质、气血盛衰等情况。如《灵枢·天年》言"脾气虚，皮肤枯"、《灵枢·经脉》曰"手太阴气绝，则皮毛焦"等，都说明了皮肤与脏腑气血之间的密切关系。另《圣济总录》中指出："治外者，由外以通内"，吴师机在《理瀹骈文》中提出"内病外取"的理念，均在一定程度上说明了外治治病，可使外用药物直接在局部发挥作用，达到治疗局部病变的目的；也可使外用药通过皮肤，由外往内传导，从而发挥作用，达到内病外治的目的。

（3）调节神经、内分泌、免疫系统

有学者提出神经－免疫－内分泌网络（neuro-endocrine-im-munity net work，NEI 网络）学说，NEI 网络学说将人体神经、内分泌、免疫三大系统相互调节关系作为动态整体研究，通过神经递质、激素、细胞因子作为信息分子实现机体整体功能调控。随着众多学者对 NEI 网络学说的进一步研究发现，中枢神经系统可以通过下丘脑－垂体－肾上腺轴（hypothalamic-pituitary-adrenal axis，HPA）进行调节，激素的分泌及自主神经调节外周免疫系统活动，而外周的免疫信息也可通过细胞因子、迷走神经等传至中枢。神经系统可以通过神经递质调节免疫器官，并且免疫系统也可产生各种细胞因子、神经递质、肽类物质、激素等，调节神经内分泌系统。研究认为皮肤是外在的神经－内分泌－免疫器官，与中枢神经系统具有相同的神经外胚层来源，拥有与中枢神经系统相似的HPA，能够分泌激素、细胞因子、免疫因子等，机体的NEI网络与外源的NEI网络互通，从而发挥抑制或激发作用，调控皮肤疾患的发生。

皮肤作为人体最大的器官，同样存在着NEI网络，它们通过共同的信使——神经活性物质、激素及其受体、免疫介质等交换信息。皮肤首先是人体免疫系统的重要组成部分，具有主动的免疫防御、免疫监视及免疫自稳的功能，皮肤的免疫细胞主要有角质形成细胞、朗格汉斯细胞、树突状细胞、巨噬细胞、肥大细胞、T细胞等。此外皮肤还是一个大型的内分泌器官，能产生许多自分泌、外分泌、内分泌物质，产生神经－内分泌介导因子，以及与之相应的特异性受体，通过神经内分泌、旁分泌或者自分泌机制交互作用。皮肤是外周的神经－内分泌－免疫器官，与中枢神经系统具有相同的神经外胚层来源，拥有与中枢神经系统相似的HPA系统，能够分泌激素、细胞因子、免疫因子等，如神经内分泌多肽（如促肾上腺皮质激素释放激素、促肾上腺皮质激素、神经肽、血管活性肠肽）、细胞因子（如IL-1、IL-6、IL-8等）等。对皮肤的各种刺激、外界环境变化等，可调节相应神经活性物质、激素及其受体、免疫因子等，皮肤（体表）的这些递质、激素、免疫因子的变化，可与体内NEI网络相互影响。

综上所述，穴位贴敷传统作用机制是由药物、穴位、经络三者共同产生，现代研究也得以证明。通过相关技术和解剖观察对经络循行线、经穴的特异性、皮肤药物吸收和经穴局部神经系统深入研究，使穴位贴敷的机制研究更进一步。

27. 历代医家对青龙摆尾针法的论述如何？操作的要点是什么？

青龙摆尾又称"苍龙摆尾"，首载于明代徐凤《金针赋》，属于飞经走气四法之一，该法是以针尖方向行气为主，并结合摇针行气、九六法、分层法而组成的复式手法。具有激发经气，促进气血运行，增强循经感传，从而达到"过关走节"的作用。随着针灸技术的不断发展，历代医家在继承徐凤的基础上并结合临床实践，对其操作均有所创新。现将各医家的特点阐述如下（表2）。

表 2　各医家对青龙摆尾法技术的论述

	徐凤青龙摆尾法	汪机青龙摆尾法	李梴青龙摆尾法	杨继洲青龙摆尾法
技术要领	①直刺入穴位中得气；②如掌舵样一左一右，慢慢摆动；③不进退，不提插	①直刺针入地部；②提针至天部；③如掌舵右摇；④下按针体；⑤提针回原位；⑥左摇；⑦下按针体；⑧反复行针五息（约17秒）	①直刺针入天部；②扳倒针柄向病所；③如扶船舵；④摇针柄左右拨动9数，亦可27次	①直刺深部得气，提针；②将针尖斜向关节；③顺向下按针体；④将针回拨逆向关节；⑤上提针体，再回头；⑥反复操作，须补则补，须泻则泻

（1）徐凤青龙摆尾法

《金针赋》曰："青龙摆尾，如扶船舵，不进不退，一左一右，慢慢拨动。"斜刺进针，得气后将针提至天部，按倒针身，使针尖指向患处，操作时不进不退，而是左右摇摆九阳数，犹如掌舵。

（2）汪机青龙摆尾法

《针灸问对》曰："行针之时，提针至天部，持针摇而按之，如推船舵之缓，每穴左右各摇五息，如龙摆尾之状。兼用按者，按则行卫也。"汪机将腧穴的可刺深度分为天、地、人三部，首先将针深刺入地部，得气后再将针提至天部，边摇边按，向左摇摆针身随之下按，将针刺入地部，得气后将针提至天部。其次向右摇摆针身随之下按，将针刺入地部，得气后将针提至天部。

（3）李梴青龙摆尾法

李梴《医学入门》曰："以两指扳倒针头，朝病如扶船舵，执之不转，一左一右，慢慢拨动九数，或三九二十七数，其气遍体交流。"李梴应先将针刺入天部，并指出该法不应局限于过关走节之作用，应向病变部位行针，故强调用两指扳倒，使针尖朝向病所，同时以九数或九的倍数左右拨动针柄，起到激发经气、增强循经感传的作用。

（4）杨继洲苍龙摆尾法

《针灸大成》曰："凡欲下针之时，飞气至关节去处，便使回拨者，将针慢慢扶之，如船之舵，左右随其气而拨之，其气自然交感，左右慢慢拨动，周身遍体……"杨继洲提倡将针先刺入地部，得气后再提至天部，把针尖指向关节方向再下按，状如船夫摇橹左右慢慢拨动，则经气朝向关节去处（飞气至关节去处）。再将针缓慢提至天部，将针尖逆着关节方向，操作方法如前，如此反复操作则周身遍体夺流，经气通畅。此为补法，如补法未能通过关节则用泻法，祛邪后真气乃至。

（5）技术要领

徐凤青龙摆尾法技术，毫针刺入一定深度，不提插，不进退，仅是左右拨动针柄，使得针身如船夫摇舵一般左右摆动，明确了青龙摆尾的基本特点为"如扶船舵，一左一右，慢慢拨动"。汪机青龙摆尾法技术，将针先深刺入地部，得气后再提至天部，在天部进行操作，向左摇摆针身随之下按，再退回原部，接着向右摇摆针身随着下按，再退回原部。每穴行针的时间是五息（约17秒）。李梴青龙摆尾法技术，将针刺入天部，在天部进行操作，强调两指扳倒针身，将针尖指向病所，同时以九数或九的倍数左右拨动针柄。杨继洲青龙摆尾法技术，将针深刺入地部，再提至天部，先使针尖指向关节方向，使经气朝向关节去处，然后行"回拨"技术。

青龙摆尾手法，以行气为主，兼能补虚，疏通局部气血，通关过节，催发经气，适用于经络气血瘀滞的各类病证，如肩关节周围炎、下肢静脉曲张、原发性痛经、颈肩综合征、膝骨关节炎等。临床有人以本手法，针刺三阴交、次髎、地机、合谷等穴治疗气滞血瘀型原发性痛经。

在操作时我们应注意，青龙摆尾法亦可配合呼吸，进针得气后可令患者自然的鼻吸口呼，随其呼吸，医师扶针柄左右拨动，即与《针灸问对》"每穴左右各摇五息"之意同。青龙摆尾法亦可配合捻转法操作，即向左拨针时，轻轻捻针向左转，并略向下按；向右拨针时，轻轻捻针向右转，也略向下按。在左右拨动针柄时，针体不可上下运行。动作应均匀自然，左右对称，幅度不要忽大忽小，速度不要忽快忽慢。本法进针时有直刺而摇动的操作方法，也有进针时向病所或关节部位斜向浅刺，得气后再行摇针行气等法。一般操作宜在穴位的浅部操作。应用本法时，若进针后即得气，即可用补法操作。如遇下针后感觉沉紧涩滞，为邪气太盛，须按《针灸大成》式术，先用泻法，祛其邪实而后真气方至。

28. 历代医家对白虎摇头针法的论述如何？操作的要点是什么？

白虎摇头针法为"飞经走气"四法之一，最早出自明代医家徐凤的《金针赋》，其载"白虎摇头，似手摇铃，退方进圆，兼之左右，摇而振之"，后经明代汪机继承、李梴发展、杨继洲推陈出新和现代医家传承发扬。简而概之，即白虎摇头法，由提插、捻转、呼吸3种方法，并结合直立针身而摇的手法（"动"法的反复运用）组合而成。后世《针灸聚英》《针灸大成》则称之为"赤凤摇头"。无论本法被称为"白虎摇头"还是"赤凤摇头"，操作中均有提插、捻转、摇针等操作，故犹似老虎摇头或似赤凤摇头。要想了解白虎摇头手法的深意，核心在于通过"似手摇铃"和"摇而振之"的动作内涵来了解"方""圆"的本义。"摇铃"动作的关键在于"摇"和"振"二法。在《广雅·释诂一》记载："振，动也，当动词，奋力挥手。"用甩腕的方法来摇铃，当摇铃时要注意针尖的移动幅度一定大于手持的针柄，铃锤呈弧线（圆）与直线（方）的运动轨迹来敲击铃的内壁，前后（进、退）击打和左右击打（兼之左右）均可，但操作过程中"振腕"动作是技术关键。目的是使针尖的移动幅度增大，以更好地激发经气，引针下经气以达病所，达到调和气血，增强循经感传达至"过关走节"的作用。

（1）徐凤白虎摇头法

笔者认为应把《金针赋》中对"白虎摇头"的描述分成几个部分。"白虎摇头，似手摇铃"是对"白虎摇头"总的概述，点明此针法操作的显著特征就是"似手摇铃"之貌。而"退方进圆，兼之左右，摇而振之"才是"白虎摇头"的操作方法。即医者从天部向深部进针，先行进圆，按照其边缘，向右逐步盘旋，呈圆柱形，盘旋而进入地部。"退方"，即在退针的时候，按圆柱体的边缘，向左逐步盘旋呈直线横行而退。先右盘旋进圆，而后左盘旋退方，再向左盘旋而进圆，接着向右盘旋而退方。反复操作，达到又摇又振的效果。

（2）汪机白虎摇头法

《针灸问对》云："白虎摇头，似手摇铃……摇而振之。又云：行针之时……闭其下气，气必上行；开其下气，闭其上气，气必下行。如刺手足……欲使气下行，以指上抑之。用针头按住少时，其气自然行也。进则左转，退则右转；然后摇动是也。又云：白虎摇头行血……如摇铃之状。每穴各施五息。退方进员，非出入也。即大指进前往后……似虎摇头之状……龙补虎泻也。"

汪机操作"白虎摇头"时认为要直刺进入腧穴地部，在地部提动。"退方进圆"是指在腧穴内伴随捻转进退提插的动作，针尖在地部同一水平面移动，提动时以小幅度提插并左右略微捻转针体，即退方。而后针尖仍在地部同一水平面移动，同时插动针尖，仍以小幅度提插，并左右略微捻转针体，即进圆。同时，要突出押手作用，当针刺手足时，押手按压进针穴位的上或下，来控制经气的传导方位。"兼行提者"为该操作有行荣（行血）的作用。每一穴位的操作时间为五息。

（3）李梴白虎摇头法

李梴《医学入门》中曰："以两指扶起针尾，以肉内针头轻转，如下水船中之橹，振摇六数，或三六一十八数。如欲气前行，按之在后；欲气后行，按之在前。"

该法按天、人、地三部行针，先轻捻转针体进入人部得气。仍在人部行针，在轻捻转中先右后左摇动针体，像下水行船摇橹一样，振摆针体六数或三六十八数、六六三十六数。同时李梴这里也强调押手按压的操作，左手手指按压在腧穴后可使针感向前行传导，反之，左手手指按压在所针腧穴的前方，则可以使针感

针医百问（第2版）

向后传导。

（4）杨继洲白虎摇头法

杨继洲《针灸大成》曰："赤凤摇头手法，泻。凡下针得气，如要使之上，须关其下，要下须关其上。连连进针，从辰至巳，退针，从巳至午，拨左而左点，拨右而右点，其实只在左右动，似手摇铃，退方进圆，兼之左右摇而振之。"《针灸大成》中并未记载"白虎摇头"针法，但从书中所记载的"赤凤摇头"的操作手法来看，其应为"白虎摇头"，只是二者名称有异。

该法的操作是进针后须得气，得气后，可通过闭其下气以开其上气或者可闭其上气以开其下气，配合退方进圆，摇而兼振的方式来控制经气的传导方位。杨继洲除了也提出押手的作用外，还提出了辰、巳、午的进退针的方位。将针柄向右拨，则针尖向左下方，此方向为辰位。再将针柄拨向左方则针尖向正下方，此方向为巳位，这种拨针为进，即从辰至巳。之后将针柄拨向左方则针尖向右下方，此方向为午位，这种拨针为退，即从巳至午。反之，针尖从午经到巳辰为从午至巳，从巳至辰，从午到巳为进，从巳到辰为退。之后再行退方进圆的手法（如徐凤白虎摇头法的退方进圆）为行针的一个周期，这种方法，主要是针尖的左右摆动，如同手摇铃响，如船中橹的摇动，如赤凤左右摇头。因该法是泻法，因此选择实热证治疗方为正确。

（5）技术要领

综上所述，白虎摇头之法，其操作的共同点为"摇"，无论是"摇橹"还是"摇铃"都和捻转而摇有关。徐凤的白虎摇头法"似手摇铃"。退针时在组织内的圆柱体边缘逐层而退，左或右盘旋而退，进针时在圆柱体的边缘左或右盘旋而进。汪机白虎摇头法进针时将针直插穴内，得气后以押手配合控制针感走向，即闭气下行。在分层进退中配合捻转，进则左转，退则右转，最后摇动针体。同时进针时轻捻转至地部，在地部进行提插，针尖运动形成圆形轨迹，配合轻轻捻针，重插轻提。提针时针尖运动形成方形轨迹，配合轻轻捻针，重提轻插反复操作，每穴施术五息。李梴白虎摇头法在轻捻针得气后，在人部操作，在轻捻转中先右后左摇动针体振摆针体六数或三六十八数、六六三十六数。杨继洲赤凤摇头法在进针得气后，以左手押手控制针感传导方向。之后在进退针尖的过程中按从辰到巳到午，又从午到巳到辰左右而摇。再行退方进圆之术。退方，要掌握退针时针尖在长方体形状下逐步把针提退；进圆，使进针时针尖呈螺旋形，绕圆柱体逐步将针下插。在退方进圆过程中，体现针的摇动、振动。

同时历代医家对白虎摇头法的应用中都注重押手的配合。强调押手按压的操作，左手手指按压在针穴后可使针感向前行传导，反之，左手手指按压在所针腧穴的前方，则可以使针感向后传导。汪机论述的白虎摇头针法，指出白虎摇头可"行荣"（行血）；李梴进一步补充白虎摇头手法，认为"青龙摆尾"能行气（龙为气），"白虎摇头"可行血（虎为血）。杨继洲在《针灸大成》中则称白虎摇头为"赤凤摇头"，强调押手控制经气传导的方向，进一步说明"赤凤摇头手法，泻"。赤凤摇头为深部催气、行气之法，比青龙摆尾刺入深、刺激强度大，"行荣也"。

白虎摇头的治疗作用主要是泻法，有行气和泻实的作用，能清热泻火、祛风化痰。临床用于高热烦躁、神昏癫狂、痉挛项强等实热证。有人应用本法，取合谷、人中、丰隆等穴，治疗狂躁型精神病，取得明显疗效。

29. 历代医家对苍龟探穴针法的论述如何？操作的要点是什么？

苍龟探穴针法首载于明代徐凤的《金针赋》，列为"飞经走气四法"的第三法，针法如入土之象，故称苍龟探穴针法。古今医家在继承徐凤的基础上，结合自己的临床实践，使苍龟探穴的操作方法也有了不同的变化。《金针赋》的操作方法为先深刺，再进行一退三进，向四方探刺的操作。明代汪机的《针灸问对》在徐氏针法基础上增加了盘提和捻转。《医学入门》中进一步阐述了针刺方向的顺序。由于各医家的不同理解和不同的经验，形成了不同的苍龟探穴法。

（1）徐凤苍龟探穴法

《金针赋》曰："苍龟探穴，如入土之象，一退三进，钻剔四方。"此法为直刺地部得气后退至天部，四方探刺，催生经气之后再依此法至人部、地部，四方钻剔的一种"搜气"针法。其具体操作过程为直刺进针至地部得气，然后一次退至天部，用两指扳倒针身以先上后下、自左而右的次序斜刺进针，更换针刺方向，进行每一个方向的针刺时均应由浅入深，分三部徐徐进针至地部。该法在操作中除了钻四方之外，还同时进行一个剔法。剔的操作方法，三进中，每进针一步，都要钻剔一次或两次。如进针一步时向左剔一次，进针二步时向右剔一次，进针三步时向上和下各剔一次，成为三进四剔。在每深入一部时都拨动"得气"组织，待得到新的针感时则依次退针至天部，然后再改变针刺方向，依上法行针。

（2）汪机苍龟探穴法

《针灸问对》曰："如入土之象，一退三进，钻剔四方。又云：得气之时，将针似龟入土之状，缓缓进之，上下左右而探之。上下，出内也；左右，捻针也。又云：下针用三进一退，将两指按肉，持针于地部，右盘提而剔之，如龟入土，四围钻之。盘而剔者，行经脉也。"

汪机在《针灸问对》中论述了3种苍龟探穴法，其中一种同《金针赋》。其余两种即汪机第一种苍龟探穴法：将针直刺入地部，使之得气，提针至天部，扳倒针身，向上下左右斜刺或平刺钻剔。上下行提插手法，左右行捻转手法，四方探刺，达到似龟入土之象而缓缓进针。汪机第二种苍龟探穴方法：下针时三进一退，即在天、人、地三部进针中，每部均经三次插入而一次退回。到达地部时则行左盘提而剔之。左盘，就是在底部的一个平面上，针尖按左转方向边提插边剔进，如龟入土四围钻之。

（3）李梴苍龟探穴法

《医学入门》中："以两指扳倒针头，一退三进，向上钻剔一下，向下钻剔一下，向左钻剔一下，向右钻剔一下。先上而下，自左而右，如入土之象。"

其操作过程为先直刺进针直达穴位天部底层，然后扳倒针柄。行针时一次性退至天部顶层，随后采用斜刺或平刺分3次进针到天部底层。第1次进针的同时将针尖向上钻剔一下，第2次进针同时将针尖向下钻剔一下，第3次进针到天部的底层，在底层先向左钻剔一下，后向右钻剔一下。此操作如苍龟入土之象。如此操作3次或向各方向反复操作。

（4）技术要领

徐凤苍龟探穴法要点是斜刺或平刺，在浅部施术，退针为一次，向一个方向分3次进针，然后行针法4次，如此分别向4个方向行针。汪机第一种苍龟探穴法是斜刺或平刺行针，分别向上下左右4个方向探刺，向上下探刺用提插法，向左右方向探刺时应用捻转法行针。汪机第二种苍龟探穴法行针时分3次插入一次退回，到达地部时左盘并行剔法。李梴苍龟探穴法特点在于先直刺进针，后扳倒针柄，一退三进四剔。在三进中每一进都有一剔，第一进向上剔，第二进向下剔，第三进向左又向右钻剔。向各方向反复操作。

苍龟探穴法是先刺达穴位应刺深度，找到针感时，再退针到天部，改变针刺方向，对不同层次的针感层及不同部位的针感层进行刺激。为了增加刺激的强度和面积，在进针时又配合捻转等法，是一种大面积的刺激方法，对治疗局部病灶效果良好，同时针感不明显时，用之可增强针感。本法除了有探索、增强针感的作用外，尚有行气、疏通经络、推行经气的作用。经脉居深，该刺法引气入深，结合"三退一进"的方法，加之钻剔法，兼有补虚的作用。临床可用于治疗各种疼痛病证，如四肢关节痹痛等。

苍龟探穴法可用于未得气时的催气，集疾徐补泻和三才针法于一身，通过调节刺激量达到"气至病所"的目的。苍龟探穴法宜在肌肉丰厚的部位应用，如四肢部、臀部等。胸背部、头面部、颈项部和肌肉菲薄、穴位附近有大血管者均不宜用本法。汪机在《针灸问对》应用了在深层自左向右盘针并提针向上的方法。

30. 历代医家对赤凤迎源针法的论述如何？操作的要点是什么？

赤凤迎源针法，是一种复式补泻手法，主要由三才法、提插捻转和飞法组成。赤凤迎源针法首载于明代徐凤的《金针赋》，列为"飞经走气四法"的第四法，因其操作手法与赤凤展翅飞旋的形态相似而得名，又叫"凤凰迎源"。《金针赋》的操作方法为分层而施，四围飞旋。汪机在《针灸问对》中保留了在徐氏针法基础上对具体行针手法上做出了进一步解释，认为应在人部，施行左盘结，此外还提出了手法的作用，即"行络脉"。李梴在《医学入门》中保留了徐凤"上下左右，四围飞旋"的行针手法，对"复进其元"则继承了汪机"复推至人部"的理解。

（1）徐凤赤凤迎源法

《金针赋》曰："若夫过关过节催运气血，以飞经走气，其法有四……四曰赤凤迎源，展翅之仪，入针至地，提针至天，候针自摇，复进其元，上下左右，四围飞旋，病在上吸而退之，病在下呼而进之。"

具体操作是先将穴位由浅到深分为天、人、地三部，施术时将针直接刺入地部，得气后提至天部，针体稍摇动后，再针刺至人部，并在人部施行提插捻转的补泻手法，以及使针尖在地部及人部沿上下左右、前后不同平面行圆形轨迹的多向飞旋。对于病在上部者，则在吸气时边飞旋边退针；对于病在下部者，则在呼气时施以飞法并进针。

（2）汪机赤凤迎源法

《针灸问对》曰："赤凤迎源……病在上，吸而退之；病在下，呼而进之。吸而右退，呼而左进，此即上下左右也。又云：下针之时，入天插地，复提至天，候气入地，针必动摇，又复推至人部，持住针头，左盘按而捣之，如凤冲风摆翼之状。盘而捣者，行络脉也。"

汪机在《针灸问对》中论述了两种赤凤迎源法。其中一种同《金针赋》。汪机另外一种赤凤迎源法：将针直接由天部刺入地部，再提回天部，经天部候气得气，又插入地部，松手后针柄摇动，再将针提退到人部，针尖左盘旋并同时按捣（捣即上下搯动的动作），针尖在环周摇动的同时加提按。并对"病在上，吸而退之，病在下，呼而进之"的含义做出解释，认为"吸而右退，呼而左进"即为"上下左右"的意思。另外，汪机还提出赤凤迎源法以"行络脉"为主治内容，又有"凤补龟泻"之说，说明了与苍龟探穴法相比赤凤迎源兼有补法的作用。

（3）李梴赤凤迎源法

《医学入门》曰："四曰赤凤迎源……复进至人部，上下左右，四围飞旋，如展翅之象。病在上，吸而退之；病在下，呼而进之。"

李梴对赤凤迎源法做出了一个综合上述两者的解释，其继承了徐凤"上下左右，四围飞旋"的操作手法，也认为徐凤所言的"复进其元"指的是"复进至人部"，还强调要配合患者的呼

针医百问（第2版）

吸补泻。

（4）技术要领

徐凤的赤凤迎源法在三部分层的范围内，直插针至地部，又提针尖回天部，进到人部，在人部针尖多向环周摇动、飞旋。病在上随患者吸气环周摇动而退针；病在下，随患者呼气而环周摇动向下进针。徐凤的赤凤迎源法是各家赤凤迎源法的基础，各家有所发挥。汪机赤凤迎源法是在人部向左方盘旋，按捣针尖，象赤凤展翅高飞之象。李梴赤凤迎源法，是在徐凤该法的基础上，根据病位的上下方和患者呼吸进退针。如病位在上方，待患者边吸气边退针；病位在下方，待患者呼气时边向下插针。

赤凤迎源法在操作中刺激量较大，可行气、守气，保持针刺感应，有疏通经络、行络脉之气的作用。因此有泻实的作用，可用于风寒湿痹痛证及痉挛等证。如果使用该法减少刺激量，动作及针感缓和，有补的作用，适用于各种慢性疾病，如消化道溃疡、消化不良、月经不调、神经衰弱、慢性肝炎、慢性肾炎等病证。

赤凤迎源法在天、人、地三部行针，应在天部得气后，再插入地部。此法要熟练地操作，徐凤、李梴之法是强调四围飞旋，在行飞旋时要向各方向环周的摇动。汪机之法是左盘按捣，即在人部从右向左环周均匀按捣。此法一般或稍重刺激为泻法。但如果减少刺激量，采用缓和的手法，可补虚。该法如按病变部位操作，则应结合患者的呼吸而决定。

31. 明代医家对呼吸补泻针法的论述如何？操作的要点是什么？

呼，吐气。吸，纳气。息，气息、呼吸。呼吸补泻针法是在应用针刺手法的同时配合患者呼吸的方法，首次记载于《黄帝内经》。在《素问·离合真邪论》中阐明了呼吸补泻的原则。

《素问·调经论》则以吸气时进针为泻，呼气时进针为补。并以"针与气俱内""针与气俱出"和"气出针入""气入针出"两种方法来区分针刺补泻作用的不同。

金元以后，明代医家所论述的呼吸补泻针法在《黄帝内经》呼吸补泻理论论述的基础上，又有新的发展，在呼吸调息方法的主动性和被动性的应用上，体现出不同的特点。明代高武主张患者自然呼吸，认为《素问》本义在于"医工持针，等候患者之呼吸而用针"；明代李梴《医学入门》认为，自然呼吸与使然呼吸可随机灵活应用。进针、出针时当令患者使然呼吸，捻转针体时又当候其自然呼吸。他又从男女性别、阴阳经脉、午前午后等方面，采取不同的呼吸补泻方式。明代杨继洲《针灸大成》主要从"调和阴阳"的角度来分析呼吸补泻的机制，认为呼气时则阳气出，吸气时则阴气入。可根据病证的阴阳寒热虚实而施行某种呼吸补泻法。

（1）高武呼吸补泻法

《针灸聚英·补泻雪心歌》曰："更有补泻定呼吸，吸泻呼补真奇绝。补则呼出却入针……气至出针吸气入……泻则吸气方入针……气至出针呼气出。"《针灸聚英·呼吸》曰："〈明堂〉云，当补之时，候气至病，更用生成之息数，令患者鼻中吸气入，自觉热矣。当泻之时，候气至病，更用生成之息数，令病人鼻中出气，口中吸气，按所病脏腑之数，自觉清凉矣。"

具体操作方法为呼吸结合"三才法"，分天浅层、人中层、地深层三部进针、出针，并且用口呼吸与用鼻呼吸不同来区分补泻，要求患者自然呼吸，行补法时患者鼻吸气，口呼气，在呼气时进针，得气后经行针留针在吸气时将针拔出。行泻法时患者鼻呼气，口吸气，在吸气时进针，得气后经行针留针在呼气时将针拔出。

针医百问（第2版）

（2）李梴呼吸补泻法

《医学入门》曰："盖有自然之呼吸，有使然之呼吸。入针、出针，使然之呼吸也。转针如待贵客，如握虎尾，候其自然呼吸。若左手足候其呼而先转，则右手足必候其吸而后转之。若右手足候其吸而先转，则左手足必候其呼而后转之。真阴阳一升一降之消息也。故男子阳经，午前以呼为补、吸为泻；阴经以吸为补、呼为泻，午后反之。女人阳经，午前以吸为补、呼为泻；阴经以呼为补、吸为泻，午后亦反之。或者又曰：补泻必资呼吸，假令尸厥中风不能使之呼吸者，奈何？曰：候其自然之呼吸而转针，若当吸不转，令人以手掩其口鼻，鼓动其气可也。"

李梴呼吸补泻法强调自然呼吸与着意呼吸相结合。在入针、出针时，令患者着意呼吸；在转针时，根据患者的呼吸细致地捻转针体。转针时，在针刺患者的左侧手足时，要患者自然呼气而先捻转；在针刺患者的右侧手足时，要患者自然吸气而后捻转。反之，转针时，在针刺患者右侧手足时，要患者自然吸气而先捻转，再针刺患者左侧肢体时，要患者自然呼气而后捻转。补法：男子阳经，午前呼气时、午后吸气时进针为补法；男子阴经，午前吸气时、午后呼气时进针，为补法。女子阳经，午前吸气时、午后呼气时进针为补法。女子阴经，午前呼气时、午后吸气时进针为补法。泻法：男子阴经，午后吸气时、午前呼气时进针为泻法。男子阳经，午后呼气时、午前吸气时进针为泻法。女子阳经，午后吸气时、午前呼气时进针为泻法。女子阴经，午后呼气时、午前吸气时进针为泻法。上述补法或泻法，在转针行针过程中，如针左手足呼气时先捻转，则针右手足在其吸气时后捻转；如针右手足吸气时先捻转，则针左手足在其呼气时后捻转。

本法关键在于进出针、行针过程中以呼和吸为基础而达到补和泻目的的补泻法。高武呼吸补泻法是强调患者的自然呼吸而进出针。李梴呼吸补泻法，是应用自然呼吸与着意呼吸相结合的方

刺法灸法篇

法。进针、出针，用着意呼吸；转针时用自然呼吸；并在进针、转针、出针过程中以呼和吸为基础要求，根据男子、女子、阴经、阳经、午前、午后来决定补和泻，是该法的特点。

呼吸补泻法的治疗作用主要是补虚泻实。在临床上常配合提插、捻转、徐疾、开阖等手法，构成复式补泻法。特别在行烧山火与透天凉手法时，配合呼吸补泻，可以提高热感或凉感的出现率。对一般慢性疾病患者施行迎随、提插、捻转等补泻手法时，如效果不佳或刺激不强时，及时配合呼吸补泻法，能提高疗效。在针刺操作过程中，应用呼吸补泻法，无论是自然呼吸，还是使然呼吸，配合缓慢而深沉的腹式呼吸，可以促进针刺感应的传导，取得较好的治疗效果。在进出针的过程中，患者配合恰当的呼吸，可减轻针刺疼痛。进针时，嘱患者深吸气一口；出针时，也可随患者吸气将针捻动，缓缓出针，这样可以减轻疼痛。《针灸大成》曰："凡针痛者……不可起针，令病人吸气一口，随吸则将针捻活，伸提一豆即不痛"，就说明呼吸补泻法可以在补泻的基础上减轻针刺疼痛。

临床操作中，我们应注意医患密切配合，因此，事先向病者充分说明，训练病者的呼吸频率与强度，或者做好平静的呼吸。医者要全神贯注，手不离针，掌握患者的呼吸时机而适时、准确操作。医者要加强对自身的指力、腕力、臂力的严格训练，注重针刺感应，以提高疗效。

32. 毫针操作手法应该如何分类？分类的依据是什么？

针刺操作手法是针刺疗法的关键技术，是影响针刺疗效的重要因素。历代医家都十分重视针刺手法。古人曰："夫用针之士，先要明其针法，次知形气所在，经络左右所起，血气所行，逆顺所会，补虚泻实之法，去邪安正之道，方能除疼痛于目前，疗疾病于指下也。"如今针刺手法的研究已成为针灸研究人员所关注的热点。针刺操作手法兼有技术性与理论性并重的特点，具有较强的实践操作性和形象性。狭义的意义讲，针刺手法是指从进针、行针、出针的一系列操作过程，根据补虚泻实、清热温寒、治病求本和三因制宜的治疗原则，通过疏通经络、调和阴阳、扶正祛邪，达到治疗疾病的目的。

《黄帝内经》最早完整记载了针刺手法、针刺原则，并对针前准备、进针、候气、治神守神、得气、针刺补泻、针刺禁忌等方面都有具体记叙。如《黄帝内经》对针前准备的描述为"必先扪而循之，切而散之，推而按之，弹而怒之，抓而下之"。《黄帝内经》有："候吸引针，气不得出，各在其处，推阖其门，令神气存，大气留之，故命补也"；"必按而止之，止而取之，无逢气冲而泻之"的记载并开始论述补泻法，为针刺补泻理论奠定了基础。《难经·七十八难》载："知为针者信其左，不知为针者信其右。当刺之时，必先以左手压按所针荥俞之处，弹而努之，爪而下之，其气之来，如动脉之状，顺针而刺之。"提出了在进针的时候，要先用左手按压所要针刺穴位，通过弹努、爪切等手法疏导气血，使右手所持之针矛，得以顺利刺入的手法。

《难经》以后，历代医家对针刺手法的论述更多，内容多有不同，并各具特点。但是，重视辨证论治，重视经络与穴位的作用和辨证取穴，重视针刺手法及得气，重视针刺补泻等方面观点基本统一。《针经指南》提出了"动、退、搓、进、盘、摇、弹、捻、循、扣、摄、按、爪、切"十四字手法，并对其分别进行了阐述。《针灸大成》在参照《针经指南》十四字手法及历代医家的针刺手法基础上，结合个人经验，将针刺的基本步骤总结归纳为"十二字手法"，又把进针时的一些基本操作归纳为"下手八法"。

目前对针刺手法，已基本形成以下共识。单式手法：揣、爪、循、摄、捻、搓、摩、进、退、提、飞、刮、插、弹、动、推、盘、颤、怒、扪、按、摇、搜、拔等种。复式手法：烧山火、透天凉、阳中隐阴、阴中隐阳、留气法、运气法、提气法、中气法、青龙摆尾、赤凤摇头、龙虎交战、龙虎升降、五脏交经、通关交经、隔角交经、关节交经、子午捣臼、子午前后交经换气、子午倾针、进火法、进水法、四时刺法、子午流注针法等。基本补泻手法：迎随补泻、开阖补泻、徐疾补泻、呼吸补泻、提插补泻、捻转补泻、导气补泻、方圆补泻、三才补泻法、寒热补泻法等。中医针刺补泻手法已经形成了一个比较完整的理论体系。

33. 什么是逆针灸？其作用机制是什么？

"逆针灸"是指在机体健康无病或疾病发生之前，预先应用针灸激发经络之气，以增强机体抗病能力的针灸方法，是中医防治疾病的重要手段。最早在明代高武的《针灸聚英》中可找到"逆针灸"一词，即"无病而先针灸曰逆。逆，未至而迎之也"。近年来，由于预防医学技术的快速发展，应用"逆针灸"的方法治未病，已受到越来越多的关注。

（1）逆针灸"治未病"的中医机制

①调整阴阳，疏通经络。在传统医学的阴阳学说中，阴阳动态的平衡状态是维持人体健康的根本，一旦机体阴平阳秘的平衡被打破，就会导致疾病的发生或进展。《素问·疟论》中有："夫疟之未发也，阴未并阳，阳未并阴，因而调之真气得安……故工不能治其已发……若夫病已成而后药之乱已成而后治之，譬如渴而穿井，斗而铸锥，不亦晚乎！"提示"逆针灸"是"治未病"不可小觑的一种治疗方式，通过协调阴阳将机体由失衡状态向平衡状态转化。正常情况下，人体对阴阳的失调有一定的调节能力。"逆针灸"就是用针灸的治疗方式，充分激发机体调节阴阳的潜力，使机体在正气不足之时能够及时对机体进行干预。

通常"逆针灸"在应用时大多选用的是保健要穴，如三阴交、足三里、百会、气海等，具有防病保健的治疗效果。

②扶助正气，抵御外邪。《素问·刺法论》曰："正气存内，邪不可干。"《素问·评热病论》中有："邪之所凑，其气必虚。"正气在体内强盛，故邪气不能乘虚而入。邪气入里是由于机体正气衰弱，此时正邪交织激烈相争的过程就产生疾病并预示其转归的过程。《灵枢·百病始生》曰："两虚相得，乃客其形。"《素问·生气通天论》提到："内外调和，邪不能害，耳目聪明，气立如故。"这些医籍都体现了正气的重要性。机体正气的强盛为抗御疾病，防病保健提供了内在保证。在"治未病"的过程中对机体给予针灸治疗，通过针灸调节气机，充盛正气，使外邪无所入，以此可保持机体的健康状态。

③因时施治，择时治疗。机体健康无病时，要注重强健体魄，如通过针刺脏腑的原穴，调动内外，宣上导下，协调全身气化功能，预防邪气入侵脏腑，以达到预防疾病的目的；或在疾病发生之前，立即根据机体的状态采取一定的治疗手段，早期介入在针灸治疗中非常重要，可防于未然。不同时期人体脏腑气血的盛衰不同，针刺的效果也不同。《灵枢·四时气》中提到："四时之气，各有所在，灸刺之道，得气穴为定"，就说明了针灸治疗的过程中应选择适当的时机施治。人与天地相统一，择时治疗将会产生出乎意外的疗效，善于将自然界与人体阴阳盛衰的状态相结合，未病先防，已病防传，病后防复，从而达到清除病根的效果。

④善用五行，未病先防。根据脏腑之间五行制化关系，可以预先推算出疾病发展的倾向进展，提前施治，截断病邪。古往今来的医家一直推崇的"见肝之病，知肝传脾，故先实脾"即是对此观点的阐述。因此病邪在到达某一阶段时，应及时遏制疾病发展，防治其向更深一层传变。《伤寒论》中有"太阳病头痛至

七日以上自愈者以其经尽故也，若欲作再经者，针足阳明，使经不传则愈"是应用针刺防病传变的示例。"逆针灸"能有效预防疾病在脏腑间的传变，主要源于其独特的配穴方法，针灸按经配穴法共5种，有本经配穴法、表里经配穴法、同名经配穴法、子母经配穴法、交会经配穴法。本经配穴法：依据脏和腑的五行归属，针对相应经脉进行针灸，可以调和阴阳五行，平衡脏腑功能，达到治疗疾病的目的。表里经配穴法：表里经配穴法是以脏腑经络的表里关系为依据，通过针灸相应经脉的穴位，达到调整脏腑功能、平衡五行相生的目的。同名经配穴法：同名经配穴法是依据同名经"同气相通"的原则，选取相应经脉的穴位进行针灸，以达到调和气血、平衡脏腑功能。子母经配穴法：子母经配穴法是根据五行相生关系，选取病变经脉的母经或子经的穴位进行针灸，以调整五行相生的过程，达到治疗疾病的目的。交会经配穴法：交会经配穴法是依据经脉之间的交会关系，选取交会经脉的穴位进行针灸，以调整经脉间的关系，平衡脏腑功能。根据《素问·阴阳应象大论》"从阴引阳从阳引阴"理论制定的表里经配穴法和根据"虚则补其母，实则泻其子"原则制定子母经配穴法，都能集中体现出五行制化和经络传变原则中的先安未受邪之地的方法。

（2）临床常用来治疗如下病证

古代典籍中关于"逆针灸"防治疾病的记载，主要见于养生保健、外感、中风、哮喘、疟疾等疾病，《素问·刺疟》中详细的描述了在疟疾的不同分型、可治愈期（发生初期）及针刺的治疗方法，有效地预防疟疾的发生，如"疟发身方热，刺跗上动脉，开其空（孔），出其血，立寒"。古代历朝历代推崇养生，关于如何运用"逆针灸"来养生保健的医书更是数不胜数。

现代临床中，"逆针灸"可用于过敏性哮喘、肥胖、痛经、围绝经期综合征、高脂血症、中风后肌张力增高、亚健康状态等

针医百问（第2版）

的治疗，在疾病的先兆期，即进行有效的针刺治疗，一方面能调理阴阳，提高免疫力，减少疾病的损害；另一方面也能极大地缓解患者患病过程中的痛苦。"逆针灸"的治疗在传统针刺的基础上，也可用耳穴压豆、循经刮痧、刺络放血、穴位贴敷、脐贴等治疗手段。常用的穴位以保健要穴为主，耳穴以肺、心、交感、神门、肾、内分泌、脾、胃为主。应用"逆针灸"治疗和保健既突出了中医"治未病"的特色，又对机体起到整体的预防和防控，由此可体现"逆针灸"在临床应用中的重要性。

34. 什么是微针疗法?

微针疗法是由传统针灸发展而来，是针灸技法的重要组成部分，因其针具微小，刺激部位不同于十四经穴而得名。以针刺部位起名，主要包括头针、眼针、耳针、鼻针、口针、面针、项针、第2掌骨侧针、手针、手象针、尺肤针、足针、足象针、腕踝针、背针、腹针、脐针等。通过临床观察总结，实践与理论互相补充完善，最终形成一门新的针刺方法和学科。

（1）古代文献中"微针"的含义

①"微针"是九针的统称，是一种治疗工具。微，意为细、小，微针即细小的针。《黄帝内经》中最早提到"微针"一词，并与砭石、九针、灸焫等一同提到，故古代"微针"多指针具。《灵枢·九针十二原》言："无用砭石，欲以微针通其经脉，调贯血气。"同样在《素问·异法方宜论》中提到："故其民皆致理而赤色，其病挛痹，其治宜微针。故九针者，亦从南方来"，可见"微针"是一种区别于"砭石"的治疗工具，是"九针"的统称。张志聪在《黄帝内经灵枢集注·外揣》中引用道："九针者，有九针之名，有九针之式，合而为一，是为微针矣"，认为"微针"是针锋微细，用于浅刺的针具。

②"微针"既意为一种细小的针具又意为一种浅刺激的方

法。《素问·气穴论》言："气穴之处，针游之居……其小痹淫溢，循脉往来，微针所及，与法相同。"其意为邪在皮毛孙络的小痹，用治疗方法同刺孙络的"微针"即可治疗。此处"微针"有两层含义，一指刺孙络的小针，二是刺孙络的浅刺激方法。徐凤《标幽赋》言："巨刺与缪刺各异……微针与妙刺相通。"又曰："微针者，刺之巧也；妙刺者，针之妙也。言二者之相通也。"他认为，"微针"与九针中毫针相似，既论述了针法的重要，又肯定了"微针"的临床疗效。九针中，毫针最微，治疗疾病之初起、病情轻浅之时最佳。丹波元简的《灵枢识·九针十二原》提到："志曰按篇名九针，而帝曰微针，伯曰小针，是九针之外，又立小针也。微针小针，盖谓九针中之毫针。"其同样认为"微针"是九针中的毫针。

（2）现代"微针"命名含义

①有关"微针"新概念的提出。美国学者 DALE 提出"微针系统"概念，他认为十四经穴系统是"巨针系统"，相对于十四经系统之外的为"微针系统"。王雪苔提出 3 个新名称，即"微针灸系统""微穴系统""全息区"，其认为"微针灸系统"中"针灸"二字不仅包括针刺疗法、艾灸疗法，还包括腧穴特种疗法；"穴"字更符合微针系统所刺激部位和反映在体表的特征；"全息区"是借鉴全息生物学改造的词汇。每个"微针系统"都包括许多全身各部分相联系的反应部位，或为区，或为线，或为穴。

②"微针"疗法具有诊察治病的功能。王富春教授在《当代微针疗法》中将"微针"疗法按照部位分为头颈部微针疗法、躯干部微针疗法、四肢部微针疗法、体表部微针疗法。姜瑞兰等则提出"微经穴诊疗系统"，并认为"微经络"相当于"孙络"，"微经穴（孙络及其穴点）"是经络系统的微细部分，二者本质相通，有诊察、治疗全身疾病的功能。

③关于"微针"疗法的其他含义。周建伟等在《全息诊疗学》中将"微针系统"命名为"全息诊疗学",强调"微针"疗法整体与局部的辨证统一,独立部位(头、眼、脐、手、足等)的穴位分布如缩小的整体,可表现整体不同部分的平衡和失衡状态,人体的局部变化可反映在对应点上,通过刺激对应点达到协助诊治疾病的目的。贾春生等在《微针系统诊疗学》中首次提出"微针系统诊疗学"的概念,其主要包括耳针、头针、舌针、腕踝针、面针、口针、鼻针、人中针、手针、第2掌骨侧针法及全息律针法,以及足针与足底反射区疗法等。

(3)"微针"在其他专业领域的应用

①生物医药:REAUME SE 发表了有关"微针"的构建及其应用的论述,使"微针"开始在生物医学领域中应用研究。微针列阵是利用微机械技术制作,并且广泛应用于生物医学测量、药物传递、微流体采样等领域的一种技术。HENRYS 等首次将"微针"用于透皮给药领域,即利用微针穿刺皮肤角质层形成微小孔道,无痛或微痛地促进药物经皮渗透。临床应用中,"微针"按材质类型可分为金属微针、玻璃微针、二氧化硅微针、聚合物微针等;或依据给药方式的不同可分为空心微针和实心微针。实心微针又分为组织预处理微针、可溶性载药微针和不可溶性药物涂层微针。

②医疗美容:HOFFMAN 等首次采用脂质体将药物靶向至皮肤毛囊,开启了"微针"在医疗美容领域的应用。随着"微针"在美容领域的发展,出现了多种根据不同的作用和功能命名的"微针"设备,如滚轮微针、印章微针、电动微针、射频微针系统等。

(4)关于"微针"的探讨总结

"微针"应用范围不局限于针灸学领域。通过现代文献考证,"微针"的命名比较杂乱,有提倡以机制命名、以部位诊疗命名等。在生物医药和医疗美容等领域，"微针"用名同样不具有统一性。针灸领域的"微针"多指头针、耳针、眼针、鼻针等特定部位的针刺系统，各有独自的概念、理论、穴位、治疗方法和适应证，在针灸学科中的命名不具有权威性和专业性。为了满足微针疗法发展的需求，应在医疗领域用一个总结性的名称概括其内涵。在2016年全国中医药行业高等教育"十三五"规划教材《刺法灸法学》中以"特定部位刺法"命名微针疗法较为准确。此命名包含施术部位和治疗方法，其中"特"是特殊、独特，"特定"在《新华字典》中的解释为"特别的规定，具体的某一种或某一特定轨道"，故"特定部位"一词能准确地描述治疗和施术的部位。"刺"作为动词，有刺激的含义。以"特定部位刺法"命名，能够提炼出微针疗法本质，并赋予其全新的内涵，故笔者认为微针疗法更名为"特定部位刺法"更为合适。

35. 特定部位刺法在临床中都有哪些应用？

特定部位刺法作为针灸疗法中的重要组成部分，已得到人们的广泛认可。其通常运用微针刺激人体相对独立的特定部位，以治疗全身疾病，是多种针刺疗法的总称，目前已知的特定部位刺法包括耳针、头针、眼针、鼻针、口唇针、皮肤针、腕踝针、腹针等20余种特定部位针刺疗法，其中眼针、头针、耳针更是得到国际上专家学者的认可，在世界卫生组织的推动下，逐渐向国际化标准方向迈进。

（1）耳针疗法

耳针疗法是采用针刺或其他方法刺激耳郭穴位以防治疾病的方法。耳针适应证广泛，不良反应小，疗效显著。临床耳针可用于治疗失眠、高血压、便秘等疾病。耳毫针法是直接使用毫针针刺耳穴治疗疾病的方法；耳穴埋针法是以揿针刺入皮内，以达到持续的刺激作用。刘娜和张子丽对于脑卒中失眠患者，在普通治

针医百问（第2版）

疗的基础上加用耳穴揿针，研究证实耳穴揿针优势突出。孟方等对围绝经期失眠患者采用耳揿针联合耳尖放血，结果示耳针作为一种非药物疗法，治疗失眠疗效肯定、安全无不良反应，疗效较好。章苡丹等对于痰湿质的原发性高血压患者在常规西药降压治疗基础上加用耳穴针刺联合压丸治疗，结果示患者疗效极好，且血脂、痰湿质评分、甘油三酯等指标均有所改善。何玲芳在治疗稳定期慢阻肺的护理中应用中医穴位贴敷联合耳针的方法，耳针取咳点、支气管、皮质下、肺、气管，针对稳定期慢性阻塞性肺疾病患者采用中医穴位贴敷联合耳针予以干预，结果示其可有效降低中医证候积分，提升肺功能，临床应用价值较高。熊雪丽用消痞养胃汤结合耳针治疗功能性消化不良，耳穴取耳甲腔胃穴、耳背脾穴和耳甲腔脾穴，可明显提高功能性消化不良患者的临床疗效，缓解患者餐后不适症状，改善胃肠道功能。

（2）头针疗法

头针的临床治疗可应用于中风、中风后遗症、面瘫、帕金森病、小儿脑瘫、儿童孤独症谱系障碍、多动症、腰突、颈椎病、失眠、头痛等疾病。陈良华等用头针、腹针结合治疗气虚型卒中后疲劳，在常规针刺的基础上头针取百会、四神聪联合腹针疗法治疗，疗效均优于单纯针刺治疗。夏宇等通过头针联合听觉综合训练对孤独症谱系障碍儿童听觉统合失调进行治疗，取穴为常规头针取穴配合大脑皮层功能定位区，包括四神聪、百会、智三针（三穴）、感觉区（双侧）、晕听区（双侧）。头针留针增强针刺强度，配合听觉综合训练的方法，增加患儿治疗的依从性及趣味性，提高临床疗效。吴玉龙等对长安方氏头针医学流派的阐述中介绍了头针临床应用特色："三步调神法"治疗神志病证、方氏头针治疗中风后遗症、方氏头针治疗颈椎病。武凌峰选取头针靳氏头针四项（颞三针、智三针、四神针、脑三针）结合第1胸椎到第5腰椎相应华佗夹脊穴，治疗痉挛型脑瘫运动功能障碍患儿取得显著的临床疗效。

（3）眼针疗法

眼针疗法在内科、外科、妇科病证均有应用，且各科均有优势病种。如临床常用于治疗中风偏瘫、中风后吞咽困难、眩晕、痴呆、不寐、面瘫、面肌痉挛、头痛、呃逆、便秘、泄泻、腰痛、落枕、原发性痛经、经行头痛等，且在临床应用中多与其他中西医疗法联合应用。眼针疗法能够治疗的疾病多达 54 种，其中以内科疾病为主，治疗中风后遗症和中风疾病的文献报道最多，然后是疼痛类疾病、眼科疾病等。已知明确的眼针取穴原则主要有循经取穴、看眼取穴和病位取穴 3 种。

（4）鼻针疗法

目前鼻针主要用于治疗鼻炎，也可用于治疗顽固性呃逆、突发性耳聋、痤疮、腰椎间盘突出症等疾病。如鼻针透刺联合背三针治疗过敏性鼻炎，曹锐等采用鼻针透刺联合背三针方法，取穴：双侧迎香、上迎香、大杼、风门、肺俞、曲池、合谷。鼻针配合热敏灸治疗变应鼻炎，熊程遥等应用前鼻镜扩张鼻前庭，使下鼻甲充分暴露在视线内，下鼻甲充分暴露后，用 1.5 寸毫针针刺患者两侧下鼻甲肿胀部位，留针 30 分钟，每日 1 次。热敏灸操作方法：取上印堂、肺俞、神阙穴进行热敏灸，每周 3 次。

（5）口唇针疗法

口唇针属于针灸特色疗法中的微针疗法，具有疗效确切、安全简便的特点。通过总结文献并结合临床实际中疾病的治疗，口针疗法的适应证为中风偏瘫、癫痫、坐骨神经痛、肩周炎、面神经麻痹、小儿麻痹后遗症、小儿抽风、缺乳症等。唇针疗法的适应证为齿龈肿痛、面肿、流涎、面神经麻痹、脑血管意外、癫痫、精神分裂症等。

（6）腕踝针疗法

腕踝针疗法是在腕踝部特定针刺点，用毫针行皮下浅刺以治疗疾病的一种特殊针刺疗法。腕踝针是张心曙教授在电刺激疗法、耳针疗法、经络学说和针灸理论的影响与启发下，结合大量临床实践于1975年正式提出的一种针刺方法。腕踝针具有进针皮下要求表浅的特点。临床可用于治疗失眠、腰椎间盘突出症、带状疱疹后遗神经痛，强直性脊柱炎、肾绞痛、痛经、疼痛等疾病。

（7）腹针疗法

腹针疗法是薄智云教授以中医理论为指导，以神阙为调控系统总结发明的一套针灸新技术，通过针刺以神阙（肚脐）为中心的腹部穴位，疏通经络、调整气机、平衡阴阳、扶正祛邪，达到治疗疾病的目的。作为针灸疗法之一的腹针具有无痛、高效等特点，在临床上更易被患者接受。腹针临床可用于治疗颈椎病、闭经、脑卒中、鼻炎、失眠、膝骨性关节炎、单纯性肥胖、偏头痛、便秘、带状疱疹、小儿多动症等疾病。陈良华等在常规针刺组基础上加刺头针百会、四神聪联合腹针疗法治疗。腹针疗法选择"引气归元"针法，包含中脘、下脘、气海、关元四穴，以及"腹四关"针法，包含滑肉门（双侧）、外陵（双侧）四穴，临床疗效突出。

36. 穴位贴敷疗法的临床适应证都有哪些？

穴位贴敷疗法，又称外敷疗法、外贴疗法。穴位贴敷疗法即是将药物提取或生物细末与各种不同的辅料一起制成膏糊状制剂，贴敷于皮肤穴位，从而刺激穴位，以起到药效、穴效的双重作用，达到治疗疾病的目的。

（1）穴位贴敷疗法的临床应用分类

穴位贴敷疗法临床治疗适用于以下几类。①内科：感冒、头痛、失眠、眩晕、咳嗽、高热、病证、哮喘、高血压等；②外科：腰椎间盘突出症、肱骨外上髁炎、乳腺增生等；③妇科：月经不调、痛经、带下病、胎位不正、子宫肌瘤、更年期综合征等；④儿科：鹅口疮、小儿鼻塞、小儿神经性尿频、小儿急慢性支气管炎、小儿肺炎等；⑤五官科：近视、耳鸣、急性结膜炎、过敏性鼻炎、复发性口疮、口腔溃疡等；⑥皮肤科：荨麻疹、湿疹、带状疱疹、神经性皮炎、斑秃等；⑦其他疾病：美容、瘦身、亚健康状态调理、代谢紊乱。

（2）临床常用穴位贴敷疗法举例

①安神贴：适用于失眠、神经衰弱。将夜交藤、酸枣仁、牡丹皮、黄连、合欢皮研成粉末，取酒、水各半调成膏状，睡前贴敷于神阙，每日1次。

②晕车贴：适用于晕车。将天麻、丁香、车前子、乌梅、代赭石研成粉末，取酒、水各半调成膏状，贴敷于神阙。

③前列腺贴：适用于前列腺肥大、前列腺炎。取肉桂、乌药、车前子、桃仁、川牛膝、王不留行、淫羊藿、莪术共研细末，用开水调成均匀糊状。一般每次贴敷6~8小时，每日1次，7日为1个疗程，贴敷于关元、中极。

④胃病贴：适用于胃痛、胃酸、胃胀等。将白芥子、细辛、延胡索、甘遂、附子研成粉末，取用面粉少许拌匀，清水调成均匀饼状。每次贴敷时间为2~3小时，10天1次，7次为1个疗程，贴敷于足三里、脾俞、胃俞、中脘。

⑤止泻贴：适用于泄泻。将厚朴、藿香、干姜、白芥子、白胡椒、细辛，豆荚等碾成细末，贴敷于神阙，每次贴敷2~3小时，每日1~2次。10次为1个疗程，疗程间休息3~5天，不愈者可继续1个疗程。食滞胃肠加胃俞、建里；肝气郁滞加肝俞、期门；脾气亏虚加脾俞、中脘；肾阳亏虚加肾俞、关元。

⑥通便贴：适用于便秘。将木香、厚朴、白术、决明子、大黄研成药末，取用醋调成膏状，以适量凡士林制膏备用，贴敷于神阙、涌泉。每日8小时，2周为1个疗程，连续治疗2个

针医百问（第2版）

疗程。

⑦振阳贴：适用于阳痿、早泄、遗精、畏寒肢冷等。取肉桂、川芎、白芷、麻黄、石菖蒲、冰片、细辛等药研成粉末，与凡士林膏均匀搅拌备用，贴敷于肾俞、神阙、中极，早晚各换药1次。

⑧定喘贴：适用于支气管哮喘、小儿哮喘。将白芥子、细辛、半夏、延胡索、甘遂研成粉末，加姜汁调和，小儿用量减半，贴敷于大椎、肺俞、膏肓、膻中、气海。每10天贴1次，3次为1个疗程。寒饮伏肺加风门、太渊；痰热壅肺加曲池、太白；肺脾气虚加脾俞、足三里；肺肾气虚加肾俞、关元、太溪。

⑨减肥贴：适用于单纯性肥胖。取大黄、莪术、三棱、冰片共研细末，取用米醋调成膏状，均匀贴敷于气海、关元、中极等穴。1个月为1个疗程，治疗3个疗程。

⑩降压贴：适用于原发性高血压、血压不稳等。将天麻、菊花、牛膝、钩藤、水蛭共研细末，取用醋调成膏状，均匀贴敷于涌泉、神阙穴，每次贴敷时间为6～10小时，间断时间不超过48小时，4周为1个疗程。

⑪面痛贴：主要用于三叉神经痛。取细辛、当归、薄荷、白芷（或细辛、全蝎、当归、防风、蒲公英、川芎、樟脑）研成细末，取用温水调成糊状，均匀贴敷，每日更换1次。眼支取太阳、阳白、攒竹；上颌支取四白、下关；下颌支取地仓、颊车。

⑫活血止痛贴：适用于关节痛症。将白芥子、芦荟、白芷、细辛、川乌、草乌、皂角、桃仁、红花、杏仁、草决明、白胡椒、山栀子、使君子、甘遂、冰片共研细末，用姜汁调成膏状备用。取穴时，坐骨神经痛取命门、腰阳关、环跳、大肠俞、风市、外丘、地五会等穴，肩周炎取肩井、肩髎、肩贞、天宗、大椎、手三里等穴，踝关节痛取三阴交、申脉、解溪、商丘，腰痛取命门、阳关、大肠俞等，或阳关及腰骶部，网球肘、足跟痛、

足背痛等可用敷于疼痛部位。每日更换 1 次，3 次为 1 个疗程。

⑬风湿骨痛贴：适用于类风湿关节炎。用草乌、独活、羌活、防风、延胡索、细辛、冰片共研细末，取生姜汁加月桂氮酮调成糊状，均匀贴敷。后背取风门、脾俞、肾俞；肩部取肩井、肩髃、肩贞；上肢取曲池、外关、合谷；下肢取风市、血海、内外膝眼、昆仑；可联合疼痛部位阿是穴。每日更换 1 次，连续治疗 15 天为 1 个疗程。

⑭暖宫贴：适用于痛经。取丁香、肉桂、细辛、川芎、红花、延胡索、甘草、乳香、没药等药研成细末，取用鲜姜汁、香油调成糊状，均匀贴敷于中极、神阙、次髎、三阴交。气滞者加太冲；伴有恶心、呕吐者加足三里；手脚发凉者加归来；两胁胀痛者加阳陵泉。经前 1 周开始贴敷，每日 1 次，经来 2 日停止。3 个月经周期为 1 个疗程。

⑮乳癖贴：适用于乳腺增生。将乳香、没药、黄柏、金银花、冰片共研细末，取用醋调成糊状，均匀贴敷于关元、气海、肝俞、胆俞、肾俞及乳房局部阿是穴。肝郁气滞加期门、太冲、丰隆。冲任失调加太溪、三阴交。3 天治疗 1 次，10 次为 1 个疗程，共治疗 2 个疗程。

⑯明目贴：适用于缓解视疲劳、黑眼圈、眼部细纹、眼睛浮肿、眼睛干涩及疼痛，以及近视、远视、花眼及流泪等不适症。将枸杞子、菊花精油、薄荷精油、石决明、桑叶共研细末，取用蜂蜜调成糊状，均匀贴敷于太阳、瞳子髎、球后，每 3 日更换 1 次。

⑰鼻炎贴：适用于鼻炎、流涕。将白芷、细辛、丁香、苍耳子、荆芥、辛夷、延胡索、甘遂等研成粉末，取用姜汁调成膏状，均匀敷贴。取穴：肺俞、胃俞、志室；脾俞、风门、膏肓俞；肾俞、定喘、心俞。每次 1 组穴位，3 组交替使用。夏季初起 10 天贴 1 次，每次贴药 1～2 小时。治疗 3 个疗程。

⑱排石贴：适用于尿路结石、肾结石、胆结石。取小茴香、金钱草、蓖麻子、食盐共研细末，用鲜姜汁、香油调成糊状，均匀贴敷于神阙。尿路结石配膀胱俞；肾结石配肾俞；胆结石配胆俞。每日1次。

⑲痔疮贴：适用于痔疮、痔疮术后。乳香、没药、茜草、大黄、冰片制成饼剂。贴敷于长强、承山。每日1贴，保持每次用药时间大于8小时。

⑳痛风贴：适用于痛风。将黄柏、苍术、大黄、青黛、冰片共研细末，取用蜂蜜调成糊状，均匀贴敷于涌泉、三阴交。每日更换1次，3次为1个疗程。

37. 历代医家对九六补泻法的论述如何？操作的要点是什么？

九六补泻法是在天、地、人三部行针的一种补泻方法。其主要以《周易》理论为基础，以奇数1、3、5、7、9为阳数，以偶数2、4、6、8、10为阴数。在应用中九六补泻法选9、6两数与针刺补泻中的捻转、提插相结合形成复式补泻手法。九六补泻法在《黄帝内经》中未见载述。用于针刺手法的记载，较早见于明代《针灸大全》《针灸聚英》《针灸大成》《医学入门》等书，尤其在《针灸大全》《医学入门》中记载得更为丰富全面。在上述著作中，将九阳、六阴之数与其他补泻手法相结合，构成各种复式补泻。

在九六补泻法中，"6"为阴数，属泻法、"9"为阳数，属补法，九阳数分为初九、少九、老九，六阴数分为初六、少六、老六（表3）。

九六补泻法的基本方法为提插法、捻转法与九阳、六阴相结合应用。

表3　九六补泻法

	初	少	老
阳数	9	$3 \times 9 = 27$ $7 \times 7 = 49$	$9 \times 9 = 81$
阴数	6	$3 \times 6 = 18$ $6 \times 6 = 36$	$8 \times 8 = 64$

（1）徐凤九六补泻法

徐凤在《金针赋》中首次提出了"治病八法"，如"烧山火""透天凉""阳中引阴""阴中引阳""子午捣臼""进气之诀""留气之诀""抽添之诀"，加之夹杂叙述的"龙虎交战"实为九法。上述针刺补泻法中都有九六补泻法的操作。此处以"烧山火""透天凉"两法为例进行论述。

补法：烧山火法为强补法，针刺操作时在天、人、地三部的基础上三进三退。三进，即针刺时按天、人、地三部的深度由浅入深逐步进针，在每一步分别进行9阳数的提插或捻转手法。三退，即针刺进入地部行针9阳数后，逐层退至逐步人部、天部，每部分别进行9阳数的提插或捻转，最后出针。

泻法：透天凉法为强泻法，针刺操作时在天、人、地三部的基础上三出三入。三出，即针刺时针尖直刺入地部，按地、人、天三部从地部逐层退到人部，再退到天部，每一部分别进行6阴数的提插或捻转。三入，即针刺先进入天部，行针6阴数后，逐层向人部、地部深入，每一部仍行6阴数的提插或捻转法。

操作要点：九六补泻法必须与提插、捻转相结合。补法为9及9的倍数（亦可用少阳数的 $3 \times 9 = 27$、$7 \times 7 = 49$ 或老阳数的 $9 \times 9 = 81$）；泻法为6及6的倍数（亦可用少阴数的 $3 \times 6 = 18$、$6 \times 6 = 36$ 或老阴数 $8 \times 8 = 64$）。在操作时，应明确属于阴阳的六九数的老、少、初。针刺的深度由浅入深即天、地、人三部，多在人部和地部进行行针手法。

（2）李梴九六补泻法

《医学入门》："凡言九者，即子阳也；言六者，即午阴也。但九六数有多少不同，补泻提插皆然。言初九数者，即一九也。然亦不止于一九便了，但行至一九少停，又行一九，少停又行一九，三次共三九二十七数，或四九三十六数。言少阳数者，七七四十九数，亦每次七数，略停。老阳数者，九九八十一数，每次二十七次，少停，共行三次。言初六数者，即一六也。然亦不止于一六便了，但行至一六少停，又行一六少停，又行一六，三次共三六一十八数。言少阴数者，六六三十六数，每次一十八数，少停，共行二次。言老阴数者，八八六十四数，每次八数，略停。或云：子后宜九数补阳，午后宜六数补阴。阴日刺阳经，多用六数补阴；阳日刺阴经，多用九数补阳。此正理也。但见热证即泻，见冷证即补，舍天时以从人之病者，权也，活法也。"

补法：针刺行针时配合提插或捻转，用九阳数。①初九数行针，即在行针中行三至四个初九数，共三九二十七数或四九三十六数，均为行初阳数补法，每行一九数，中间可稍停留约 10 秒再行下一九数；②少阳数行针，是在提插或捻转时以七数计算，共行针七七四十九数，每行针七数，可稍停留约 15 秒，再行下一七数；③老阳数行针，亦在提插或捻转的同时，配以九数行针，总数为九九八十一数，每次行针 27 次，稍停留约 30 秒，再刺，共行针 3 次。在补法中还根据时辰、阴阳日、阴阳经进行阳数的选择使用。如子时至午时用九阳数进补，阳日刺阴经用九阳数进补。

泻法：在行针提插或捻转时用六数，六数即午阴数。①一六数行针，即为初六数，在行针中行三个初六数，共三六一十八个数，为行初阴数泻法，每行一个初六数，中间可稍停留约 10 秒，再行下一六数；②少阴数刺法行针，是在提插或捻转时以六数计算，共行针六六三十六数，每次行针 18 次，分 2 次行针，每次稍停留约 20 秒，再行下一次；③老阴数刺法行针，是在提插或捻转时以八数计算，共行针八八六十四数，每次行针 8 次，分八次行针，每次稍停留约 10 秒，再行下一次。在泻法中也根据时辰、阴阳日、阴阳经进行阴数的选择使用。如午时至子时用六阴数而泻，阳日刺阴经用六阴数而泻。

操作要点：李梴九六补泻法主要应根据时辰、阴阳日、阴阳经而采用不同的形式进行补泻。总之，技术要领要掌握 3 点：一是先浅后深或先深后浅；二是施术数量均以九、六为基数；三是需要配合使用捻转法或提插法。

(3) 杨继洲九六补泻法

《针灸大成》载："伸者，提也，按者，插也。如补泻不觉气行，将针提起空如豆许，或再弹二三下以补之……若邪盛气滞，却用提插，先去病邪，而后通其真气。提者自地部提至人部、天部，插者自天部插至人部、地部。病轻，提插初九数；病重者，或少阳数、老阳数，越多越好……泻者先深而后浅，从内引持而出之。补者先浅而后深，从外推内而入之。乃是因其阴阳内外而进退针耳。"

将针刺施术部位分为天、人、地三部，针刺时要求得气，如若不得气则采用轻提法或弹针二三下的催气手法以求得气，得气后再行补泻手法。杨继洲九六补泻技术是在天、人、地三部施针，以下插为补，上提为泻，配合提插的九、六数分为补和泻。

补法：①施针时先浅后深，由外推气入内；②得气后，按天、人、地三部逐层将针尖刺入深层；③上提后反复提插，提插数可为初阳数（提插 9 次），病重者取少阳数（提插 $3 \times 9 = 27$ 次或 $7 \times 7 = 49$ 次）或老阳数（提插 $9 \times 9 = 81$ 次）。

泻法：①施针时先深后浅；②深部得气后，从内引气外出；③按地、人、天三部逐层将针尖由地部提至天部，下插后反复提

针医百问（第 2 版）

插，提插数可为初阴数（提插 6 次），病重者取少阴数（提插 $3 \times 6 = 18$ 次或 $6 \times 6 = 36$ 次）或老阴数（$8 \times 8 = 64$ 次）。

操作要点：下插为补，上提为泻，分为天、人、地三部，采用提插的九、六数分为补和泻。

补泻手法是根据《灵枢·经脉》"盛则泻之，虚则补之"这一治病的基本理论原则而确立的两种不同的治疗方法。《灵枢·九针十二原》载："虚实之要，九针最妙。补泻之时，以针为之"。九六补泻针法提示针刺刺激借 9、6 之数为基础的量变，达到阴阳之质变，从而实现补虚泻实的目的。目前针灸文献记载的众多针刺手法中，不单以九六之数补泻，而是以不同的刺激量实现补泻。

古代医家引《周易》九六之质变之义来命名而创立了九六补泻法，《医学入门》中说："凡言九者，即子阳也，言六者，即午阴也，但九六数有多少不同，补泻提插皆然"。"子后宜九数补阳，午后宜六数补阴。阴日刺阳经，多用六数补阴。阳日刺阴经，多用九数补阳"。李梴在针刺补泻中灵活运用 9、6 之数，在临床应用中将 9、6 作为质变之数，效如桴鼓。后世医家在此基础上，巧妙地将九六补泻法与其他补泻法结合，组成复式手法，如《金针赋》中的烧山火、透天凉等。因此，在使用九六补泻法时，不可机械，不可拘泥，需灵活运用。

参 考 文 献

[1] 龚东方，陈妙玲. 九六补泻法临床应用特点之现代文献研究［J］. 长春中医药大学学报，2012，28（4）：626－627.

[2] 陆寿康. 针刺手法 100 种［M］. 北京：中国医药科技出版社，1988：93－94.

[3] 郑伟峰. 明代医家针刺补泻手法的文献研究［D］. 长春：长春中医药大学，2010.

［4］高颖，董锐，王富春. 九六补泻法针法技术对比分析［C］//第四届
中医药现代化国际科技大会·针灸研究与国际化论文集，吉林：王富
春，2013：117.

［5］李梴. 医学入门［M］.北京：人民卫生出版社，2006.

［6］杨继洲. 针灸大成［M］.北京：人民卫生出版社，1980.

［7］刘农虞. 九六补泻法刍议［J］.南京中医学院学报，1992，8（1）：
40－41.

38. 如何理解杨继洲的交经针法技术？

杨继洲是明代著名的针灸医家，著有针灸发展史上的重要著作——《针灸大成》。杨继洲在《针灸大成》中传承徐凤的针法并总结其他医家的操作方法，首次提出了五脏交经、隔角交经、通关交经、关节交经4种交经方法。交经针法是用不同的选穴方法将经气与脏腑、病灶交互沟通，与另一段经脉交接从而提高治病效果的方法。

（1）五脏交经针法技术

《针灸大成》："五脏交经须气溢，候他气血散宣时，苍龙摆尾东西拨，定穴五行君记之，凡下针之时，气行至溢，须要候气血宣散，乃施苍龙左右拨之可也。五行定穴分经络，如船解缆自通享，必在针头分造化，须交气血自纵横。"

该法的选穴原则是"虚则补其母，实则泻其子"，即先确定病脏，再根据病脏的五行属性选配各脏腑五输穴的有关穴位，如肺气实则取本经的子穴、水穴、合穴尺泽，或取肾经的水穴、合穴阴谷（肾经为肺经的子经，阴谷为肺经的子经肾经上的子穴），如肺气虚则取本经的母穴、土穴、输穴太渊，或取脾经的土穴、输穴太白（脾经为肺经的母经，太白为肺经的母经脾经上的母穴）。

该针法使用慢捻转进针法或快速进针法使针尖刺至皮下，再

行慢捻转手法使针尖直达病所，行针得气使针感的直径达到 15 ~ 20 cm，再行"苍龙摆尾"法，用押手阻断他行针感，使针感沿经络至病所。在针感转向或传至病所以后，再次行施"苍龙摆尾"法，行针 1 分钟，留针 10 ~ 15 分钟，将针退至皮下浅层，待针感基本消失后出针。

（2）隔角交经针法技术

《针灸大成》载："隔角交经，相克相生，凡用针之时，欲得气相生相克者，或先补后泻，或先泻后补，随其疾之虚实，病之寒热，其邪气自泻除，真气自补生。隔角要相生，水火在君能，有症直任取，无病手中行，仰卧须停稳，法提气调均，飞经疗入角，便是一提金。"

隔角交经，是指经络循行中相隔一个或几个脏腑相生相克的交经传导。另外，凡经脉相关联的脏腑，在治病上均可互相采用各经的腧穴。例如，从胃经传入肺经，在经脉循行上应是胃经传入脾经，脾经传入心经，心经传入小肠经，小肠经传入膀胱经，膀胱经传入肾经，肾经传入心包经，心包经传入三焦经，三焦经传入胆经，胆经传入肝经，到肝经后才到肺经入肺。因此如欲通过肾经的穴位治疗肺经的病，按经脉循行的顺序从胃经到肺经的传注途径是漫长的，但应用隔角交经的方式则取捷径，即是胃属土，肺属金，土生金即可达到。肺经有病，可直取胃经穴，此为相生，虚则补其母。肝经有病，可直取肺经穴，此为相克。

该针法使用慢捻转进针法或快速进针法使针尖刺至皮下，再行慢捻转手法使针尖直达病所获得针感，针感的强度视脏腑的虚实及所取经络而定。若脏腑虚，根据五行相生，宜用轻缓刺激 1 ~ 3 分钟以补其母；若脏腑实，根据五行相克，宜用急重刺激 3 ~ 15 分钟以泻其子。通过倒针、捻针等手法阻断他行针感，使针感传向病所。如若出现针感不向病所传导的情况，可采用激发针感传导的手法，如深呼吸、隔断、循、按压等。针感到达病所

刺法灸法篇

后使其维持 10~15 秒，泻法时不留针，补法时留针 15 分钟后将针退至皮下浅层，针感消失后再出针。

（3）通关交经针法技术

通关交经针法是医家为了在临证中提高针感、得气并气至病所，使经气能够通过关节顺利到达病所所探索出的一种针刺方法。

《灵枢·九针十二原》中指出"刺之要，气至而有效。效之信，若风之吹云。"《针灸大成·经络迎随设为问答》提及"有病道远者，必先使气直到病所"，说明针刺是否起效的关键在于是否得气且得气后针感能否直达患处。故临床中会使用一些行针手法促使和引导经气上下出入，引导经气传向患处，但是经常会出现四肢关节处针感传导阻滞。为解决这一问题，杨继洲结合自己的经验总结出通关交经针法技术。

《针灸大成·三衢杨氏补泻》中描述"通关交经法"为："苍龙摆尾，赤凤摇头，补泻得理。先用苍龙摆尾，后用赤凤摇头，运入关节之中，后以补则以补中手法，泻则用泻中手法，使气于其经便交。先用苍龙来摆尾，后用赤凤以摇头，再行上下八指法，关节宣通气自流。"《针灸大成·三衢杨氏补泻》描述"苍龙摆尾"法："凡欲下针之时，飞气至关节去处，便使回拨者，将针慢慢扶之。如舡之舵，左右随其气而拨之，其气自然交感，左右慢慢拨动，周身遍体，夺流不失其所矣。"《针灸大成·三衢杨氏补泻》描述"赤凤摇头"法为："凡下针得气，如要使之上，须关其下，要下须关其上，连连进针，从辰至巳，退针；从巳至午，拨左而左点，拨右而右点，其实只在左右动，似手摇铃，退方进圆，兼之左右摇而振之。"

该法要求针刺入皮下后入天部，采用"苍龙摆尾"法，激发针感，使其扩散范围达 10 cm 以上，再行"白虎摇头"手法，再次激发针感，使其扩散范围直达 10 cm 以上。若出现四肢关节处针感传导阻滞，可采用催气法激发和诱发针感前行，促使针感通过关节传至病所。行补法时，维持针感传导 10 秒并留针 15 ~ 30 分钟；行泻法时，维持针感传导 30 秒并留针 10 分钟后将针退至皮下浅层，针感消失后取针。

（4）关节交经针法技术

《针灸大成》载："关节交经。气至关节，立起针来，施中气法。凡下针之时，走气至关节去处，立起针，与施中气法纳之可也。关节交经莫大功，必令气走纳经中，手法运之三五度，须知其气自然通。"

操作该针法可使针感传入关节内。选取关节周围的穴位，快速透皮进针，再用捻转慢速进针法使针尖达天部（第一针感层），使针感传导至关节处，再立起针身，施以中气法，倾斜针身行苍龙摆尾和白虎摇头法，使经气流行针感传导至一定范围后留针一定时间，再将针退至皮下，针感消失后起针。

杨继洲的交经针法技术起效的关键在于取穴方法及操作方法。其中五脏交经针法取穴依据为五行相生规律；隔角交经针法取穴依据为五行相生相克规律。通关交经针法取大关节以下的穴位；关节交经取关节附近的穴位。手法激发针感方面，五脏交经针法技术主要选用苍龙摆尾手法；隔角交经针法主要通过倒针、捻针等手法使针感传导至病所；通关交经针法先行苍龙摆尾再行白虎摇头手法，并结合实际情况配合相应补泻及辅助手法；关节交经针法是卧针行苍龙摆尾法，再行白虎摇头手法。五脏交经针法及隔角交经针法主要用于治疗内脏疾病及脏腑寒热虚实等；通关交经针法主要用于头面部及胸腹部疾病的治疗；关节交经针法主要用于治疗关节疾病。

参 考 文 献

[1] 刘成禹，王富春．论杨继洲交经针法技术［J］．长春中医药大学学报，2010，26（2）：173－174．

[2] 杨继洲. 针灸大成 [M]. 2 版. 北京：人民卫生出版社，1983：
　　93－95.

[3] 杨兆民. 刺法灸法学 [M].上海：上海科学技术出版社.1996：90.

[4] 郑伟峰. 明代医家针刺补泻手法的文献研究 [D].吉林：长春中医药
　　大学，2009.

[5] 薛宏升，方晓丽. 浅谈杨继洲"通关交经"针法的操作和临证应用
　　[J].中国针灸，2009，29（3）：209－211.

39. 历代医家对营卫补泻针法的论述如何？

营卫补泻是一种单式补泻手法，也叫荣卫补泻法，是根据营气、卫气运行分布规律的不同而确立的补泻方法。首载于《黄帝内经》，明于《难经》，彰于元明。卫气来源于水谷精微，具有温养内外脏器、保卫肌肤腠理的功能，属阳，其气散于经脉浅部，运行于外；营气亦来源于水谷精微，具有营养和化生血液的功能，属阴，其气布于经脉深部，运行于内。营卫之气相互为用、相互转化、相互制约，两者周而复始运行并交会。营卫补泻针法是针灸补泻的基本法，其在调气的基础上根据营、卫之气的循行逆顺、分布浅深、气血盛衰作为判断补泻手法的确立依据。此处总结历代营卫补泻针法的操作要领与特点，以期更好地服务于针灸临床。

（1）《黄帝内经》营卫补泻法

《黄帝内经》首次提出营卫补泻的概念，《灵枢·寿夭刚柔》云"刺营者出血，刺卫者出气"，说明刺营与血有关，刺卫与气有关。《灵枢·官针》曰："脉之所居，深不见者，刺之微内针而久留之，以致其空脉气也。脉浅者，勿刺，按绝其脉乃刺之，无令精出，独出其邪气耳。"该法刺营时，针刺标准为出血，即刺营时停留在深部营分，刺入脉内，并长时间留针，是在深部行针的方法，即刺营者出血；该法刺卫时，针刺标准为出气，即刺

卫时，停留在浅部卫分，在浅部行针，要求不能出血，要将血管按压空虚，待脉内血液减少时再刺，以防出血，故出针时只出气而不出血。即刺卫者出气。《黄帝内经》营卫补泻法是以出血和不出血为针刺的原则，技术要点是刺脉内的营和刺脉外的卫。

（2）《难经》营卫补泻法

《难经·七十一难》与《难经·七十六难》分别阐述了两种不同的营卫补泻法。

《难经·七十一难》云："经言，刺荣无伤卫，刺卫无伤荣，何谓也？然：针阳者，卧针而刺之；刺阴者，先以左手摄按所针荣俞之处，气散乃内针。是谓刺荣无伤卫，刺卫无伤荣也。"该法刺卫分时要求卧针斜刺或沿皮横刺，针尖到达皮下层，不可伤及皮下静脉，即刺卫无伤荣。刺营分时要求先用押手按压穴位，使浅层的卫气散开后，再直刺穴位，防止伤及卫气，即刺荣无伤卫。

《难经·七十六难》云："何谓补泻？当补之时，何所取气？当泻之时，何所置气？然：当补之时，从卫取气；当泻之时，从营置气。"该法中补法是以毫针由浅而深入针，从浅层卫分取得卫气后徐推卫气进入脉内。泻法则是毫针直达深层营分，由深层提针以毫针在深部营分取气之后反复做上提动作，将脉内之气散于脉外。

（3）《医学入门》营卫补泻法

李梴是旴江医学代表人物之一，明代著名医家。其代表作《医学入门》中明确阐述了针刺补泻之法如迎随补泻之法、呼吸与捻转相结合的补泻手法、从卫取气与从荣置气之法、提插补泻手法与凉热手法、龙虎交战、龙虎交腾、子午捣臼及青龙摆尾等通经接气之法。《医学入门·针灸》："补则从卫取气，宜轻浅而针，从其卫气随之于后，而济益其虚也；泻则从荣弃置其气，宜重深而刺，取其荣气迎之于前，而泻夺其实也。"该法提示从卫取气要浅刺，动作要轻缓，得气后再深刺，然后将针退回至浅层，卧倒针身，调节针尖向经脉循行方向而刺，为补法，也叫随补针法。从营取气要深刺，重急而刺，针刺深层后将针退回至浅层，调节针尖逆经脉循行方向而刺，为泻法，也叫迎泻针法。李梴营卫补泻法是在营卫深浅取气的基础上，融入迎随经脉的针尖方向而构成。

（4）《针灸大成》营卫补泻法

杨继洲出生于医学世家，临证重视经络理论，溯源穷流，集针灸诸家之大成，建立了比较规范和实用的针刺手法体系，著成《针灸大成》。杨氏十分重视针刺得气，认为"宁失其时，勿失其气"，根据操作顺序得气手法分为候气、取气和行气。候气："用针之法，候气为先。须用左指，闭其穴门，心无内慕，如待贵人，伏如横弩，起若发机。若气不至，或虽至如慢，然后转针取之。转针之法，令患人吸气，先左转针，不至，左右一提也。"取气："呼尽内针，静以久留，以气至为故者，即是取气于卫；吸则纳针，以得气为故者，即是置气于荣也"。行气："弹而努之者，是用指甲弹针，令脉气满，而得疾行至于病所也"。该法提示呼气为阳，吸气为阴，呼吸与营卫之气有关。《针灸大成》云："刺阳部者，从其浅也，系属心肺之分；刺阴部者，从其深也，系属肾肝之分。凡欲行阳，浅卧下针，循而扪之，令舒缓，弹而努之，令气隆盛而后转针，其气自张布矣。以阳部主动故也。凡欲行阴，必先按爪，令阳气散，直深内针，得气则伸提之，其气自调畅矣。以阴部主静之故也。"杨氏在营卫补泻针法浅取卫分、深取营分的基础上增加呼吸方法。补法为浅卧下针，采用扪、循等法，在患者呼气尽时进针达浅层，行弹、弩手法激发经气再捻转针体使经气散布，吸气时出针。泻法为进针前先按压局部，使局部阳气散开，患者吸气尽时进针，得气后刺入营部深层，行提插泻法，呼气时出针。呼气为阳，吸气为阴。呼气纳针而针入卫分，吸气时出针为补；吸气纳针而针入营分，呼气时出针为泻。

营卫补泻针法，总的原则是浅刺卫分和深刺营分。在此基础上，《黄帝内经》营卫补泻针法以出血和不出血为针刺的原则，技术要点是刺脉内的营和刺脉外的卫。《难经·七十一难》加以卧针、直刺等要求刺荣无伤卫，刺卫无伤荣。《难经·七十六难》中补法从卫取气，得气后徐推卫气进入脉内；泻法从营取气，得气后反复做上提动作，将脉内之气散于脉外。《医学入门》营卫补泻法在营卫深浅取气融入迎随经脉的针向；《针灸大成》营卫补泻法加入了呼吸方法，呼气纳针而针入卫分，吸气时出针为补；吸气纳针而针入营分，呼气时出针为泻。各家营卫补泻法要领见表4。

表4　各家营卫补泻法要领

《黄帝内经》	《难经》之一	《难经》之二	李梴	杨继洲
刺卫分：①选穴后按压局部血管；②浅刺不出血；③刺卫分出气	刺卫分：①斜刺或横刺；②刺至皮下层；③不伤及皮下静脉	补法：①速刺入浅层；②行针得气；③由浅入深入脉中；④迅速出针	补法：①刺入卫分得气；②深进后行针至浅部卧针；③顺经络循行方向斜刺	补法：①采用扪循等法使气舒缓呼气尽进针；②于浅部用弹弩等法；③气隆盛时捻转针体；④吸气尽时出针

《黄帝内经》	《难经》之一	《难经》之二	李梴	杨继洲
刺营分：①选穴后直刺入脉；②深刺出血；③留针时间长	刺营分：①左右按压穴位；②浅层卫气散开；③直刺深入营分	泻法：①慢进入深层；②行针得气；③反复紧提慢按动作；④慢慢出针	泻法：①深刺至营分得气；②推针至浅层卧针；③逆经络循行方向斜刺	泻法：①按压局部使阳气散；②吸气尽进针；③得气后于深部行提插；④呼气尽时出针

参 考 文 献

[1] 董锐，高颖，王富春. 古代营卫补泻针法技术对比分析 [J]. 山东中医杂志，2008，27（4）：251-253.

[2] 冯文林，贺松其，余娅娅，等. 《针灸医籍选读》（9版）中《黄帝内经》选读中的几个问题 [J]. 长春中医药大学学报，2017，33（6）：1019-1021.

[3] 郑伟峰. 明代医家针刺补泻手法的文献研究 [D]. 长春：长春中医药大学，2009.

[4] 潘鑫，李丛，冯倩倩. 《医学入门》针灸学术思想探微 [J]. 江西中医药，2016，47（2）：12-14.

[5] 李梴. 医学入门 [M]. 乌鲁木齐：新疆人民卫生出版社，2014.

[6] 戴铭，林怡，李成文. 杨继洲针灸学术思想述要 [J]. 中华中医药杂志，2011，26（10）：2205-2207.

40. 历代医家对龙虎交战针法的论述如何？

龙虎交战针法首载于徐凤的《针灸大全·金针赋》，是医者在针刺得气后施行的一种补泻兼施的复式针刺手法，手法以在毫针行针过程中左转、右转反复交替进行并配合九六频次（左捻九右捻六）为主。该复式手法是一种以增加镇痛疗效为主的针刺手法。龙，为左，指苍龙，指左转捻针，为补法；虎，为右，指白虎，指右转捻针，为泻法。

（1）古代医家对龙虎交战针法的论述

①徐凤龙虎交战针法技术：明代徐凤《针灸大全·金针赋》曰："龙虎交战，左捻九而右捻六，是亦住痛之针。"指扎针得气之后，先施左转9次（青龙行），达9阳数足，再行右转6次（白虎行）达6阴数足，两者交替反复进行，可用于治疗各种痛症。明代高武《针灸聚英》曰："天降真龙从此起，克木白虎真全体，反复离宫向北飞，消息阴阳九六里。"更加形象地解释了本法是以捻转和九六补泻相结合进行。

②汪机龙虎交战针法技术：汪机在《针灸问对》有"下针之时，先行龙而左转，可施九阳数足；后行虎而右转，又施六阴数足，乃首龙尾虎以补泻。此是阴中引阳，阳中引阴，乃反复其道也"的论述，指针刺深部得气后，先左捻9进81次，右捻6退36次，再左捻9进81次，右捻6退36次，该操作方法先青龙后白虎以补泻，达到阴中引阳、阳中引阴的目的。又云："先于天部施青龙摆尾，左盘右转，按而添之，亦宜三提九按，令九阳数足；后于地部行白虎摇头，右盘左转，提而抽之，亦宜三按六提，令六阴数足。"该法将施术部位的针刺深度分为3层，首先施术部位在天部的针予青龙摆尾操作，即针尖在天部环周向左盘行，向右捻转针柄，分3次上提针身，分9次下插针身，达81次。后将针刺入地部予以白虎摇头操作，即针尖在地部右环周盘行，向左捻转针柄，分3次下按，6次上提针身，达36次，最后出针。

③李梴龙虎交战针法技术：李梴在《医学入门》有"治疟

疾先寒后热，一切上盛下虚等症，先浅入针，行四九三十六数，气行觉热，深入行三六一十八数，如疟疾先热后寒，一切半虚半实等症，先深入针，行六阴数，气行觉凉渐退，针行九阳数，此龙虎交战法也，俾阳中有阴，阴中有阳气也，盖邪气常从正气而行，不交战，则邪不退而正不胜，其病复起"的论述。李梴根据疟疾患者的寒热虚实选定行龙行虎（左捻转右捻转），操作分浅深两层进行，以患者自身感觉（凉、热）为临床疗效参考标准，明确了该法治病的机理是扶正除邪，扩大了该法的临床应用。治疗先寒后热的疾病先浅入针，得气后左捻36数，再进入深部，得气后右捻18数。治疗先热后寒的疾病先刺入深部，得气后右捻转针，行六阴数，再将针退至浅层，得气后左捻转针，行九阳数，再出针。

④杨继洲龙虎交战针法技术：杨继洲《针灸大成》有"龙虎交战手法，三部俱一补一泻……凡用针时，先行左龙则左拈，凡得九数，阳奇零也；却行右虎则右拈，凡得六数，阴偶对也。乃先龙后虎而战之，以得气补之，故阳中隐阴，阴中隐阳，左捻九而右捻六，是亦住痛之针，乃得返复之道，号曰龙虎交战，以得邪尽，方知其所，此乃进退阴阳也"的记载。杨继洲详细描述了本法的操作，强调分层施术（天、地、人三部），在不同分层分别行一补一泻的手法。现在天部行针得气后左捻转针9数，再右捻针6数。针进入人部、地部操作同天部，反复进行操作。其详细论述对龙虎交战针法的进一步发展做出了巨大贡献。

（2）现代医家对龙虎交战针法的论述

①陆瘦燕龙虎交战针法技术：陆瘦燕提出龙虎交战针法可对气血产生双向调节作用，其操作要点为先左后右即先大指向前左行九阳之法，后大指向后右转行六阴之数，一补一泻，反复捻转。龙虎交战一左一右，一正一反地反复捻针。该特殊操作可对气血产生一推一拉的双向影响，具有更佳的疏通气血、住痛移疼

的作用。其在发展徐氏之法的同时阐明了针刺治痛的机制。

②陆寿康龙虎交战针法技术：陆寿康在徐氏针法上进一步发展，提出左右手交替捻针可促使经气运行直达病所。陆氏将龙虎交战法手法总结为得气后先使九阳数足再使六阴数足。先左捻转针、后右捻转针为先补后泻；先右捻转针、后左捻转针为先泻后补。

③管遵惠龙虎交战针法技术：管遵惠在徐氏和汪氏之法基础上进一步发展，将龙虎交战法操作部位分为天、地、人三部分，先行九阳数足再行六阴数足，再根据患者病情确定先补后泻或先泻后补，重复交替运行操作。

④奚永江龙虎交战针法技术：奚永江在杨氏手法基础上进一步发展，提出龙虎交战法在得气后先以左转捻转九数为主，再以大指向后用力捻转六数，针刺深度分浅、中、深三层重复进行。

⑤李志明龙虎交战针法技术：李志明等发展杨氏手法，认为针刺行手法操作时应使患者产生凉热感，并根据凉热感出现的先后顺序不同制定不同的操作步骤，且在前人基础上提出施行龙虎交战手法时应注意的相关事项。

⑥朱明清龙虎交战针法技术：朱明清等认为龙虎交战手法临床操作时应以凉热感觉为度，如一次操作无凉热感产生可重复施行手法，直至产生凉热感，在此基础上提出"简化龙虎交战手法"。

龙虎交战针法对临床上常见的痛症及虚实寒热夹杂证具有良好疗效，具有良好的调和阴阳、宣通营卫气血、疏通经络的功效。该法因住痛移疼的疗效确切而流传并运用至今。操作关键点在于向左捻针九数和向右捻针六数，这也是徐凤龙虎交战针法的基本方法，宜反复操作，并结合提插、青龙摆尾、白虎摇头等手法构成复式手法。龙虎交战针法是毫针操作中刺激最强烈的手法之一，要求医者手法应熟练，以免增加患者痛苦。患者宜仰卧位，以免发生晕针，且身体虚弱者不宜采用。

参考文献

[1] 郑伟峰. 明代医家针刺补泻手法的文献研究 [D]. 长春：长春中医药大学，2009.

[2] 徐凤. 针灸大成 [M]. 北京：人民卫生出版社，1987：126.

[3] 高武. 针灸聚英 [M]. 北京：中国中医药出版社，1997：57.

[4] 汪机. 针灸问对 [M]. 南京：江苏科技出版社，1986：72.

[5] 李梴. 医学入门 [M]. 上海锦章图书馆，民国十四年春，卷一：41.

[6] 杨继洲. 针灸大成 [M]. 北京：人民卫生出版社，1989：495.

[7] 陆瘦燕. 针灸论著议案选 [M]. 南京：人民卫生出版社，1984：87.

[8] 陆寿康. 针刺手法 100 种 [M]. 北京：中国医药科技出版社，1988：116 - 117.

[9] 管遵惠. 管氏针灸经验集 [M]. 北京：人民卫生出版社，2002：32.

[10] 奚永江. 针法灸法学 [M]. 上海：上海科学技术出版社，1985：44.

[11] 李志明，魏明峯. 试谈针刺"龙虎交战"补泻手法 [J]. 江苏中医，1964（6）：26 - 28.

[12] 朱明清，彭云芝. 浅谈针刺手法"龙虎交战"的操作 [J]. 上海中医药杂志，1983（1）：35.

41. 头针体系主要包括哪几种，有何异同？

（1）头针体系种类

头针又称头针疗法，是指利用毫针或其他针具刺激人体头部的特定区、点、带等以治疗疾病的一种方法。头针疗法起源于20 世纪 50 年代，许多专家根据大脑皮层功能定位理论开始研究头皮与全身各处的对应关系。根据不同医家使用头穴的实践经验和治疗角度的不同、在头部腧穴的定位不同、全息象的不同、理论基础的不同等，目前已发展形成多个流派，如方云鹏头针、焦顺发头针、于致顺头针、汤颂延头针、林学俭头针、朱明清头针、俞昌德颅针、刘炳权头针、日本山元敏胜头针、王新明

"头发际象"等，但是不同流派之间又有相通与重合之处。

（2）不同体系头针的起源、定位与功能主治

①方氏头针：是由方云鹏先生于 20 世纪 70 年代创立的一种新针疗法，方氏头针穴区为大脑皮层神经功能在头皮的投影区，由"伏脏""伏象""倒脏""倒象" 4 个中枢刺激区（"伏脏"区即前额部特异刺激点连线形成左右两侧与人体左右相对应的半侧人体内脏，为总感觉中枢，共两个穴区；"伏象"区即刺激点连线像人体的缩形伏于冠状缝、矢状缝和人字缝的位置上；"倒脏"穴区位于中央后回部位，为感觉中枢，共两个穴区；"倒象"穴区位于中央前回部位，为运动中枢，共两个穴区）和 11 个皮层功能刺激穴组成。方老采用飞针直刺进针法，轻捻、重压、震颤三联行针手法，针刺手法独特，可有效减轻患者痛苦。方氏头针可有效治疗内、外、妇、儿、皮肤、五官等各科疾病，对神经系统疾病及神志相关疾病疗效尤佳，具有简、便、验、廉的特点。

②焦氏头针：1971 年焦顺发先生首次提出焦氏头针。焦老将大脑皮层功能定位对应头皮区划分为 16 个区，如运动区、感觉区、舞蹈震颤控制区等，该定位划分的理论依据为大脑皮层的机能定位，各个治疗区根据功能主治进行命名，以针刺为手段进行治疗，在针刺方法上提出进针快、捻针快和起针快的"三快针刺术"。焦氏头针在治疗脑血管意外、脑外伤及后遗症等脑源性疾病中有非常显著的疗效。1971 年焦老出版的《头针疗法》标志着头针成为一门独立的针灸体系用于治疗疾病。

③于氏头针：于致顺教授在运用头针治疗脑血管病后瘫痪取得良好效果后，结合临床经验及科学研究提出"针场学说"。该学说认为针具刺入头皮以后，针具本身、针具与组织间的作用、组织被破坏等产生的物理、化学变化会产生一个"场"，这个"场"作用于大脑皮层及有关部位改善神经细胞的兴奋性从而改

善这些部位的病理变化。于老将"针场"理论与大脑皮层功能结合将头部腧穴分为7个区：顶区、顶前区、额区、枕区、枕下区、颞区、项区。以透刺、丛刺、长留针和间断捻转为针刺手法，主治病证为中风、脑性瘫痪、头痛、儿童多动症、癫痫等脑源性疾病。

④汤氏头针：是汤颂延先生在焦氏头针的基础上结合自己的临床经验总结而成。汤氏头针将中医阴阳、脏腑学说及生物全息理论与大脑皮层相结合，设计了意象头针模式。汤颂延认为人体的额部和头部有全身的缩影，以"阴阳点"为中心进行划定，阴阳点前面为阴，意象人体仰卧于头部；后面为阳，意象人体俯卧于头部。汤氏头针在应用时注重整体观念及辨证施治。治疗时采用多针、短针、沿着头皮刺，手法以提插、不捻转、久留针为主，主要用于脑源性疾病（如小儿脑瘫、中风、失眠等）的治疗。

⑤林氏头针：是林学俭先生在中医学和现代脑科学理论基础上发现并创立的一套头针体系。林老认为运用中国传统的针灸手法刺激头皮上的特定穴区具有完善大脑皮层网络和促进脑神经细胞再生从而预防和治疗脑源性疾病的作用。林老认为大脑皮层的9个联络区在头针中具有重要作用，准确定位了大脑皮层联络区与功能定位区在颅表投影的位置，发现了小脑新区，填补了头皮针选区和治疗上的空白。林老善用平刺贴骨进针手法及抽气运针法进行穴区大面积刺激，善用提插法运针并成90°角直刺至骨膜以用于穴区阳性反应点的刺激，林老强调久留针以提高疗效。主要用于小儿脑瘫、神经性耳聋、小脑共济失调、中风后遗症等脑源性疾病的治疗。

⑥朱氏头针：是朱明清教授运用中西医两种理论而研究创立的一组特定取穴的针灸疗法。该针法以中医理论为指导，结合脏腑、经络学说，在西医颅部解剖和神经学及"头针穴名标准化

方案"的基础上采用独特的针刺操作手法，如"抽气法""进气法"，根据不同病证配合不同的引导、吐纳等治疗措施，通过对特定的穴位和适量的刺激激发经络本身的功能，以达到疏通气血、防治疾病的目的。朱氏针头以百会为中心点、督脉为中心线，将治疗部位划分为9条治疗带：额顶带、额旁1带、额旁2带、顶颞带、顶枕带、顶结前带、顶结后带、颞前带、颞后带。朱氏头针在危急重症、神经系统疾病、疼痛性疾病的治疗方面具有一定优势。

⑦俞氏头针：是俞昌德先生将临床经验与现代医学颅骨解剖结构特点相结合而提出的一种颅骨缝针法，以颞缝、矢状缝、人字缝、冠状缝为针刺部位，因颅骨缝在发育闭合后仍有导血管或小导静脉通过，与之伴行的有复杂的神经和感受器，为其治疗脑血管疾病、中风后遗症提供了解剖基础。

⑧刘氏头针：是刘炳权教授潜心钻研子午流注、灵龟八法和现代时间医学而提出的一种针法，并将其运用于针灸临床取得显著效果。刘老善将九宫八卦学说和头部腧穴相结合，首创了八卦头针，八卦头针是以头部的某个穴位或骨性标志为中心，从旁开适当距离的前、后、左、右、左上、左下、右上、右下呈八卦向中心透刺，形成一个八卦阵。主要用于中风后遗症、偏瘫的治疗。

⑨日本山元氏头针：是山元敏胜博士在了解并熟知中国头皮针后自创的新头皮针法，经过多年研究后改用大脑的十二对周围神经匹配中医的十二对经脉，这是在方氏头针之后的另一类头针体系。山元敏胜发现以神庭穴为中点，针刺部位向两侧做相应改变时，针感部位随之改变。山元氏头针主治中枢神经系统疾病、关节病、疼痛与感觉障碍。

⑩王氏头针：王新明在临床中发现前额发际是人体头面部的缩影，发现头部对应上、中、下焦，整个头皮像一个人体俯卧在

头上，从而提出"头发际象"，其针刺部位为头面区、颈项区、上肢区、上背区、胁区、胸区、下背区、胁肋区、上腹区、腰区、季肋区、下腹区、骶髂区、少腹区、下肢区，按整个人体的缩影来划分。王新明头针主治精神病证、五官科疾病、痛证、关节病等。

（3）各头针体系的异同之处

各流派头针存在一定的相似之处，如主治病证的相似之处：于氏头针、林氏头针、俞氏头针和刘氏头针以治疗脑源性疾病为主；方氏头针、焦氏头针、汤氏头针、朱氏头针、山元式头针、王氏头针都以治疗神经系统疾病为主。针刺角度与深度相似：方氏头针和林氏头针涉及直刺，其他各头针流派针刺角度以斜刺为主。

当然，各头针体系也存在着一些不同之处，如穴位定位方法的不同、针刺手法的不同、同穴区主治病证的不同。且各头针体系没有统一的进针角度、行针手法、留针时间，使得一些医者在运用时因定位不准确、手法不规范而影响治疗效果，从而对该流派头针的推广与运用产生一定的影响。头针体系众多、理论丰富、各具特色，应加强其临床研究，优化治疗方案、制定标准化方案对技术的推广与发展具有重大意义。

参 考 文 献

［1］贾春生，冯淑兰．针灸学［M］.北京：科学出版社，2017.

［2］许建敏．浅谈头针体系［J］.针灸临床杂志，1996，12（1）：1 - 2.

［3］方云鹏．头皮针［M］.西安：陕西科学技术出版社，1982：3 - 4.

［4］张子迪，王锐卿，刘敬萱，等．头针不同流派比较与分析［J］.针刺研究，2021，46（9）：809 - 814.

［5］韩超，孙忠人．"心身同治"法治疗不寐疗效分析［J］.长春中医药大学学报，2017，33（5）：760 - 762.

针医百问（第2版）

[6] 邹伟, 冯秀娟, 朱春燕. 头穴丛刺对脑梗死大鼠脑内 MMP-9 变化的影响 [J]. 中国康复医学杂志, 2009, 24 (2)：146 – 149.

[7] 贺静松. 汤氏头针疗法 [J]. 上海针灸杂志, 1998, 17 (3)：3 – 5.

[8] 王海丽, 吴九伟, 林学俭. 林学俭运用头皮针治疗部分脑源性疾病经验 [J]. 中国针灸, 2005, 25 (10)：729 – 732.

[9] 朱明清, 萧慕如. 朱氏头皮针医学实践丛书：基础学分册 [M]. 北京：人民卫生出版社, 2015：10 – 14.

[10] 关振雄. 刘炳权主任医师八卦头针治瘫经验 [J]. 针灸临床杂志, 1997, 13 (12)：10 – 12.

[11] 王凯军. 王新明独特针灸经验真传 [M]. 北京：中国医药科技出版社, 2018.

42. 如何理解《黄帝内经》"徐而疾则实"？

对于《黄帝内经》"徐而疾则实"一说有两种。第一种是指笔者细究《灵枢·九针十二原》前后文句及《黄帝内经》有关篇章，认为本句话也论补泻，是论述针刺补虚泻实中脉象上的反应，由徐转疾或由疾转徐的补泻过程，论述如下。

《灵枢·九针十二原》是在叙述治疗原则"虚则实之""邪胜则虚之"后引用"徐而疾则实，疾而徐则虚"的。后面紧接着："言实与虚，若有若无；察后与先，若存若亡；为虚与实，若得若失。虚实之要，九针最妙。补泻之时，以针为之。泻曰……补曰……"很明显，文章在这里才提出用针来补泻，而且认为针刺是补泻的最佳手段，并叙述了补泻的具体不同的针刺方法。

"徐而疾则实"，不论从语气还是语法结构，都可以理解为有一个先"徐"后"疾"的过程，得到一个"实"的结果。"疾而徐则虚"亦然。"徐"和"疾"是相对的两个概念；"徐而疾"和"疾而徐"是相反的两个过程；"则实"和"则虚"是两个不同的结果。以"徐而疾则实"为例，这句话阐述了

"实"这个概念，论述"怎样是实"，也是对前面治疗原则中"虚者实之"的"实之"进行补充解释，而尚未涉及具体针法。类似的论述在《黄帝内经》中出现多处。如《素问·宝命全形论》"刺虚者须其实，刺实者须其虚"也是这种意思。《黄帝内经》中还有一处说得更清楚，《灵枢·终始》"补则实，泻则虚"。"补则实""刺虚者须其实""徐而疾则实"三者都是论述一个概念，是同一个意思，即"实"为针刺虚证的目的，补的结果，也是"徐而疾"所要达到的目的和结果。"疾而徐"和"则虚"的关系也一样。

既然"徐而疾"不是指"补"的具体针刺方法，它又是指怎样的"先徐后疾"的过程？是如何体现"治疗虚证"和"补"的？临床实际又是怎样的呢？《黄帝内经》多处用"徐"和"虚"来描述脉象。如《素问·脉要精微论》"来疾去徐……为厥巅疾，来徐去疾……为恶风也"；《灵枢·终始篇》"……脉动而实且疾者疾泻之，虚且徐者则补之"。不但以"徐""疾"言脉，而且与虚实之性质联系起来。笔者涵泳文义，结合临床揣摩，认为"徐而疾则实，疾而徐则虚"也是指脉象，而且是通过观察和对比治疗前后脉象的动态变化，来判断是否达到了补泻的目的，体质是"变实了"还是"变虚了"，同时也说明治疗的性质是"补"还是"泻"。如果脉象从"徐"到"疾"的过程则说明是体质是"变实了"，也就是达到了"补"的目的，治疗的性质是"补"。反之则是"泻"。

《灵枢·终始》的论述更能说明这种方法。"泻则益虚。虚者，脉大如其故而不坚也。坚如其故者，适虽言故，病未去也。补则益实，实者，脉大如其故而益坚也。夫如其故而不坚者，适虽言快，病未去也。故补则实，泻则虚，痛虽不随针，病必衰去。"治疗前脉象徐缓不坚，治疗后脉象劲疾有力，这也就是"徐而疾"的过程，这个过程的性质是"补"，其结果即"则

针医百问（第2版）

实"。反之，治疗前脉象劲疾有力，治疗后脉象徐缓不坚，这也就是"疾而徐"的过程，这个过程的性质是"泻"，其结果即"则虚"。这段文字也强调了治疗前后对脉象的诊察，以及从脉象的动态变化来预测疾病的转归。

这样，我们就更容易理解"言实与虚，若有若无；察后与先，若存若亡；为虚与实，若得若失"的意思了。整句话强调了治疗前后的对比观察，尤其是治疗前后脉象的徐疾、疾徐转化，反映了人体不同的虚实变化，从而来阐明治疗全过程"补"或"泻"的性质。

"徐而疾则实，疾而徐则虚"反映了一个临床过程，即从治疗前后脉象的徐疾变化来说明不同的治疗性质——"补"或"泻"，脉象从"徐"到"疾"的过程说明治疗的性质是"补"，也就是补虚的结果；反之是"泻"的性质，也就是泻实的结果。笔者在临床上运用这种方法来判断针刺手法是否达到了补或泻的目的，也运用这种方法对治疗效果和预后做出判断。原广州中医学院司徒铃教授用脉象仪自体对照观察 111 例患者针刺前后的脉象图变化。发现适当的针刺手法后，患者的脉象图有相应显著的改变，而且脉象和症状的结果基本相符。现今一些针灸大家，如陆瘦燕等，临证中也确实很注重治疗前后诊察脉象，以判断是否达到了补泻的目的。这种方法对我们正确判断预后和疗效很有价值，临床过程中值得重视。

第二种认为"徐而疾则实，疾而徐则虚"是针刺补泻之大法。对此，《灵枢》和《素问》解释不尽相同。

《灵枢·小针解》载"徐而疾则实者，言徐内而疾出也；疾而徐则虚者，言疾内而徐出也"，意指缓慢地进针，快速地出针，使虚者实，乃为补法；快速地进针，缓慢地出针，使实者虚，乃为泻法。此为疾徐补泻之义，后世医家多遵循于此。

《素问·针解》曰："徐而疾则实者，徐出针而疾按之；疾而徐则虚者，疾出针而徐按之。"后世医家多以留针时间长短，按闭穴位的快慢予以解释，并认为属开阖补泻之义。笔者认为，这种解释不合《黄帝内经》原意，起码从语法上讲就不符合。如文中的"之"字为代名词，那么纵观"针解"篇全文，并无腧穴之义，而只有"针"字，因此，"之"为"针"的代名词。"按之"乃按其针，非按其穴。所以"疾出针而徐按之"即紧提慢按之义；"徐出针而疾按之"即慢提紧按之义。这是进针后的一种补泻手法，属于提插补泻。正如《医学入门》所云"凡提插，急提慢按如冰冷，泻也，慢提急按火烧身，补也。"

另外，关于开阖补泻，《灵枢·始终》已有论述，即"一方实，深取之，稀按其痏，以极出其邪气；一方虚，浅刺之，以养其脉，疾按其痏，无使邪气得入"。所以，《素问·针解》不可能再做同样的解释。总之"徐而疾则实，疾而徐则虚"为针刺补泻之大法。《灵枢》和《素问》中的解释分别指的是徐疾补泻和提插补泻。

参 考 文 献

[1] 王富春.《内经》"徐而疾则实"浅议 [J].中国针灸，1989（3）：53－54.

[2] 周夫瑞.也论"徐而疾则实，疾而徐则虚" [J] 中国针灸，1996（1）：56.

[3] 张晨光，陶广正，谢衡辉.再辨"徐而疾则实，疾而徐则虚" [J].中国针灸，2007，27（5）：387－390.

43. 《黄帝内经》五刺法治疗五痹的理论依据是什么?

针灸治疗中的"五刺法"源于《灵枢·官针》中的一种治疗方法。其中包括半刺、豹文刺、关刺、合谷刺、输刺5种。它们以其特有的操作手法，相对于不同的病证，临床上有其独到的治疗效果。

痹，有闭阻不通的意义，是由风、寒、湿、热等外邪侵袭人体，闭阻经络，气血运行不畅导致。以肌肉、筋骨、关节发生酸痛、麻木、重着、屈伸不利，或关节肿大灼热等为主要临床表现的病证均可称为痹证。古代医家很早就对此病进行了详细的观察和记载。《黄帝内经》中对痹证的病因、发病病机、证候分类及其演变等均有"论述"并根据其病证所处的形体部位之不同，进行了各种分类，其中包括筋痹、皮痹、脉痹、肌痹、骨痹等多种不同的痹证。

在临床治疗上，根据痹证患者不同的临床表现，将其分类为"五痹"。结合"五刺法"的特殊治疗效果，以不同的刺法治疗不同的痹证患者，取得了较好的治疗效果。下面将其总结如下。

（1）半刺治疗皮痹

《素问·痹论》曰："痹……在于皮则寒。"《灵枢·刺节真邪》曰："虚邪之中人也……搏于皮肤之间……留而不去，则痹。卫气不行则为不仁。"风寒湿邪侵于皮肤，则发为皮痹，多发于秋季，临床症见局部皮肤疼痛、麻木不仁等，如皮神经炎、带状疱疹等症。《灵枢·官针》曰："半刺者，浅内而疾发针，勿针伤肉，如拔毛状。以取皮气，此肺之应也。"半指浅而言，浅内而疾发针，以得皮毛之气，应于肺。临床应用时，取半寸毫针，采用飞针法将针迅速刺入皮下，针身约进入1/5左右，然后快速拔针，在病变周围或某个穴位上反复施针。笔者应用半刺法治疗带状疱疹患者共5例，均取得了满意的临床疗效。其方法是用半寸毫针在疱疹周围轻轻点刺，以患者能够耐受为度，然后点刺疱疹中心严重部位，每日1次。当日或2～3日后，疼痛可明显减轻，此时要适当加大针刺的强度，一般治疗8～10次患者痊愈。

（2）豹文刺治疗脉痹

《素问·痹论》有"以夏遇此者为脉痹""在于脉则血凝而

不流"的记载。风寒湿痹侵于血脉为脉痹，主要表现为血滞不通，多发于夏季。临床常见瘀血所致的疼痛病证，如脉管炎、静脉炎等病证。《灵枢·官针》："豹文刺者，左右前后针之。中脉为故，以取经络之血者，此心之应也。"该刺法是以所刺穴位为中心，左右前后针之，即在其周围多针散刺，中脉为故，以取经络之血者，刺时以中经络为佳，可适当加用摇摆针柄等手法，以促其得气，出针后见血为好，无须用棉球按压止血。因心主血脉，所以和心气相应，此种刺法因其穴位周围刺后出血点多如斑斓的豹皮，故称为豹文刺法。但在应用此法时应将其针具及皮肤严格消毒，以防止感染。笔者应用豹文刺法治疗5例下肢静脉曲张患者，取得良好的效果。其治疗方法是在曲张静脉远端部位严格消毒后，用较粗毫针或三棱针，按上、下、左、右、中的顺序点刺出血，每次可针刺1~3处，限1~2天治疗1次，每5次为1个疗程。患者经1~2个疗程，病情均有很大程度的缓解。

（3）关刺治疗筋痹

《素问·痹论》："以春遇此者为筋痹"。《素问·长刺节论》："病在筋，筋挛节痛，不可以行，名曰筋痹，刺筋上为故，刺分肉间，不可中骨也。"筋痹主要症状为筋脉挛急，多发于春季。临床常见关节屈伸不利、疼痛，如肩周炎、网球肘等。《灵枢·官针》："关刺者，直刺左右尽筋上，以取筋痹，慎无出血，此肝之应也。"由于肝主筋，筋会于节，故该针刺法是取筋腱关节附近的穴位，用以治疗筋痹，与肝气相应。针刺时，可根据相应的穴位进针达到一定的深度，也可采用透刺法，并应用提插捻转等手法行针候气。但是由于关节周围动脉丰富，并有关节囊等组织，进针较深，注意防出血，以免伤及动脉及关节囊。笔者用关刺法治疗20例肩关节周围炎患者，临床疗效较好。其方法是在患处局部取穴，以指按压找出其敏感处或分肉之间，以毫针直刺，应用提插捻转等手法候气，以能达到得气或针感沉紧为佳。

但行针时，不可盲目进针，以免造成出血和损伤。

（4）合谷刺治疗肌痹

《素问·痹论》曰："以至阴遇此者为肌痹。"《素问·四时刺逆论》曰："太阴有余，病肉痹，寒中。"其临床主要特征为肌肉顽固性麻木或疼痛，多发于夏季，以肌肉丰满处多见，如坐骨神经痛、梨状肌综合征等。《灵枢·官针》曰："合谷刺者，左右鸡足，行于分肉之间，以取肌痹，此脾之应也。"据《黄帝内经太素》杨上善注："刺身，左右分肉之间，痛如鸡足之迹，以合分肉之气，故曰合刺也"，"合刺"意为三向刺入，停针于分肉之间，合攻肌肉痹痛之证。因脾主肌肉，故应于脾气。此刺法是将针进到一定深度后，再提到分肉间，向左右两侧各刺一针，从针所经过的通路来看，就如同鸡足一样，用以治疗肌痹，这是和脾相应的刺法。此法一般用于肌肉丰厚之处。笔者应用合谷刺法治疗梨状肌综合征患者 3 例，效果较为满意。其方法是于局部选定的穴位上，行合谷刺后留针，其间每隔 5 分钟按合谷刺法行针 1 次，行针时手法由轻到重，以患者能耐受为准，每次治疗留针 20 分钟左右。

（5）输刺治疗骨痹

《素问·痹论》曰："以冬遇此者为骨痹。"《灵枢·刺节真邪》曰："虚邪之中人也……其入深，内搏于骨，则为骨痹。"风寒湿邪侵于骨形成骨痹，多发于冬季，临床症见以身体沉重为主，伴有疼痛重着、遇寒加重等表现，多为骨关节病变，如类风湿关节炎、肋软骨炎、骨质增生等症。《灵枢·官针》曰："输刺者，直入直出，深内之至骨，以取骨痹，此肾之应也。"此种刺法是以毫针直刺进针，直出拔针，即直入直出。刺时应深刺至骨，可施用提插手法以行针候气，是用以治疗骨痹的一种方法。因肾主骨生髓，故应于肾。笔者应用输刺法治疗颈椎病骨质增生患者多例，均有满意疗效。其方法是取颈椎夹脊穴，以 2 寸毫针直刺，以达到骨关节处为佳，施以轻度提插，得气即可，一般不必留针。但针刺不可过猛，以免造成损伤。

"五刺法"治疗"五痹"，是《内经》中治疗痹证的一种方法。根据邪气所伤之处，皮、血、筋、脉、骨部位的不同，分而论之。在其皮者，用"半刺"；在其血者，用"豹文刺"；在其筋者，用"关刺"；在其肌者，用"合谷刺"；在其骨者，用"输刺"。

以五刺来应五脏，根据经气流注的不同，来调节五脏。肺主气司呼吸，外合于皮毛，用"半刺"调肺气，以治皮部之痹。心主血脉，"肺朝百脉"，用"豹文刺"调心气以治血之痹。肝主筋，藏血利节，用"关刺"调肝血以治筋之痹。脾主肌肉、四肢，输谷合营。用"合谷刺"调脾气以治肌之痹。肾主骨生髓，藏精益阳，用"输刺"调肾气以治骨之痹。

以五刺来应五时，五时之气，应其五脏，经气在身，深浅表里，各有所主。秋时阳气收，邪搏于皮肤，故用"半刺"以治之。夏季阳气盛，邪搏于血脉，故用"豹文刺"以治之。春季阳气升，邪搏于筋经，故用"关刺"以治之。长夏阳气隆，邪搏于肌肉，故用"合谷刺"以治之。冬季阳气藏，邪搏于骨髓，故用"输刺"以治之。

综上所述，可以看出针刺治疗中的"五刺法"，对于临床上常见的以各种疼痛为主的痹证有着很好的治疗效果。笔者在长期的临床应用中得到了很大的收获，取得了较好的临床效果。同时深深体会到，临证治疗时，要在辨证准确的基础上，掌握病邪所在之处、脏腑盛衰情况，考虑季节所应，了解疾病本质，进而灵活应用与之相应、有效的治疗方法，并要善于集中古法之特点，方能取得满意的临床疗效。同时不能拘泥于古人之方，生搬硬套。中医学博大精深，其中有很多好的经验和方法等着我们去了解应用，只有通过不断地努力探索，真正做到古为今用，发挥其更好的疗效，才能让中医学更放异彩。

[1] 许淑芬．王富春教授治疗五瘿的经验［J］．上海针灸杂志，2001，20（5）：32－33．

44. 如何理解针刺"得气"？

所谓得气，即是指进针后施以一定的行针手法，使针刺部位产生经气的感应，这种针下的感应称之为"得气"。现代临床中又有称为"针感"者。针刺得气时，患者在针刺部位有酸胀重麻感，有时还出现不同程度的感传现象，向远处传递。医者持针的手上也会感觉到针下有沉重紧涩的现象。历代医家均认为得气是针刺产生效应的关键，甚为重要。

得气是机体受到针刺刺激而产生的感应，不同的人针刺得气的感应也不尽相同。身体强壮而实者，反应强烈，出现感应的速度也快；反之，身弱而虚者，反应可能不明显，而且出现感应的速度也慢。

针刺得气与疗效的关系也很密切，古人有云"气至而有效""气速至而效速，气迟至而效差，气不至而不已"。这都说明得气与否是治疗成败的关键。一般说来，得气迅速，疗效就好；得气迟缓，疗效就差，如不得气，则可能无效。因此，在针刺过程中，如果得气较慢，甚至不得气，就要分析不得气的原因。或因取穴定位不准确，手法运用不当；或因针刺角度有误，深浅失度。对此就应重新调整腧穴的针刺部位、角度、深度，运用必要的行针手法，这样再次行针时，一般即可得气。

此外，得气与治神、守神、候气、守气、行气也有密切的关系，得气只有在治神、守神、行气等方法的基础上，才能产生感应、取得疗效。所以有人说得气并不能直接取得疗效，但却是获得疗效的基础。

刺法灸法篇

所谓治神，是要求医者既要观察患者的疾病表现，又要了解患者的思想情绪，设法促使得气，取得预期效果。

所谓守神，要求医者在针刺治疗中，精力集中，全神贯注地体会针下感应和观察患者的反应。《灵枢·九针十二原》曰："神在秋毫，属意病者。"要求医者在进针时必须做到"必一其神，令志在针"（《灵枢·始终》），行针时做到"目无外视，手如握虎，心无内慕，如待贵人"（《标幽赋》）。

所谓候气，《灵枢·九针十二原》曰："刺之而气不至，无问其数。"《针灸大成》云："用针之法，候气为先。"因此，若不得气，则应留针候气，若仍不得气，则应用提插、捻转等各种行针手法，以促使得气。

所谓守气，即指守住已得之气，慎守勿失，使针感保持一定强度和持续一定时间。在针刺过程中，操作时不随意变动针刺方向，行针过程中，在有强烈针感时，将拇指、示指紧握针柄，按针不动，使针感扩散，以至病所。

所谓行气，是指运气之法，下针得气后，调节控制针刺感应向一定方向扩散传布的针刺方法，也称调气，很好地运用行气之法，使针感直达病所，会更好地增加疗效。

针刺得气与补泻的关系。得气的强弱、扩散、传导、持续时间，必须严格控制，做到恰如其度，适中病机。对于体弱和初次针刺者，应以针感轻松舒适为度，不宜强刺激。如果针后经气久而未至，即使施以各种补泻手法也难以奏效；同样，针刺得气后不适当的补泻也会影响疗效。因此，只有在得气的基础上，施以相应的补泻手法，才能达到治疗疾病的目的。

同一种得气，《黄帝内经》还提出须分辨邪气，还是正气。《灵枢·经始》指出："邪气来也，紧而疾；谷气来也，徐而和。"一般说来，正常人得气感应是满实徐和而不紧涩，即在捻针和提插过程中，也仅觉指下有一种沉重感觉，一般无行针困难现象。如果是邪气盛实之人，针刺得气感应往往紧涩而疾，行针也较困难。当然医者操作不熟练、捻转太紧、单方向地大幅度捻转也可出现此种感应，这全是肌肉缠绕针身之故，须另当别论。因此一位高明的针灸医师，通过针下得气感应，就可辨别病者的正邪盛衰，这是长期苦练才能得出的一种经验。

参 考 文 献

[1] 王富春，何南芙．如何理解针刺"得气"[J].吉林中医药，1993（2）：35.

45.《理瀹骈文》中，穴位贴敷的增效方法有哪些?

膏主通治，或通治一因之病，如清阳膏主之表里俱热之证；或通治某脏之疾，如清肺膏、温肺膏专主肺脏病证。然而人体是一个整体，五脏六腑表里络属，气血相通，病有相移相传，膏方穴位相互兼顾，敷贴亦要根据患者脏腑虚实及与相关脏腑的关系选择膏方和穴位治疗病证。

膏方贴法，"则视病所在，上贴心口，中贴脐眼，下贴丹田。或兼贴心俞与心口对，命门与脐眼对，足心与丹田应。外症除贴患处外，用一膏贴心口以护其心，或用开胃膏使进饮食，以助其力"。吴氏膏方敷贴，常常几膏同用，或攻或补，或攻补兼施。

邪在不同脏腑选用不同膏方，如清阳膏主一切火热之证，鼻衄属肺火，膏贴心口、背心，以清上焦热邪；兼胃热者，加清胃膏贴中脘；兼肾热者，加滋阴膏贴丹田。小儿内热，用朱砂、黄连掺膏贴心口、背心，若为食积，与金仙膏参用。病邪性质不同选用不同膏药，如金仙膏为解郁之方，通治六郁五积之证。然夏时多暑湿之证，湿热邪盛偏于热者，宜行水膏通利三焦湿热；湿热邪盛偏于湿者宜金仙膏。体虚湿盛者加贴健脾膏以固其本。

刺法灸法篇

147

外感风寒暑湿，头痛发热，用清阳膏贴两太阳，金仙膏贴胸口。

症状病因不同选用不同膏方，胃中虚冷者，宜用温胃膏掺丁香、砂仁、益智仁、胡椒、官桂末贴胃口；反胃暮食朝吐、朝食暮吐、酸臭不化者，乃下焦无火，用温胃膏贴胸口，扶阳膏掺附子、干姜末贴脐上并后命门穴；咳喘属肺寒者用温肺膏；肺胃两虚、气上逆者，用温胃膏；肺肾两虚、不纳气者，用温肾固真膏。

适其病所，《素问·至真要大论》曰："气有高下，病有远近，证有中外，治有轻重，适其至所为故也。""膏药治脏腑均妙者，盖见病则治，不走迂途，中病即止，亦无贻患。"汤药治病从口而下，渐至病所，穴位敷贴治疗疾病，视病之所在，见病治病。头病贴于头，脚病贴于脚，心肺有病，贴膻中、心口；脾胃有病，贴中脘、脐中，肝肾有病，贴脐下、肚脐。如胸膈饱闷，用金仙膏贴胸口痛处并脐上；养元固本暖腰膏贴腰部；芙蓉膏贴脐上及丹田，能固精保元，暖肾补腰膝，祛寒湿。就其病所，选其主穴而敷贴，使药效直达病处所在，是膏方应用的一大特点。

穴位敷贴的理论基础是中医理论中的整体观，以阴阳为核心，以"气"为万物本质，将人与自然联系起来。天地间的阴阳消长、气机的升降出入影响人体的气血运行、脏腑功能，变化药物气味。天之六气，地之五行，药之性味，人之脏腑，相系相通，相感相应。

穴位敷贴的膏方用药，需辛窜之味开经通络，透达之品以引药深入，味厚之药祛邪安正。膏方配伍效汤方组法，而用药广略以取胜。另有掺药、敷药以补膏方不足，增膏方之效。取穴之法，遵守针灸选穴原则，而有三焦之法。三焦分治，各有主穴，以统治三焦病证。穴位敷贴膏方的贴法辨病因、病位、病邪性质不同，或用一膏，或多膏同贴，并无定法，全在医理明晰、药性

针医百问（第2版）

通彻之上灵活运用。就病治病，适其病所是穴位敷贴治病直接有效的一大特点。穴位敷贴可用于疾病从预防到治疗，从防复发到调体质的各个方面，凡汤丸针灸应用之处，敷贴皆可起效，而无汤丸之苦、针刺之痛。然用膏之时亦需谨辨病证虚实寒热，对证用膏，虚虚实实，若辨证错误膏方亦可害人。

穴位敷贴的研究和临床应用中仍有需待完善之处。《理瀹骈文》以"外治之理即内治之理"来概括包括穴位敷贴在内的外治法的理论，文献中对外治理论的探讨也只以此一句话带过。理论指导临床，外治之理指导外治之用，现代文献多从机制上探讨，而未从理论上深入，吴氏强调理通治亦通，指出治病必知内治之法，然后可用外治之法。"熟读《黄帝内经》经络，又融会乎先贤内治处方用药之理。以之外治皮毛、肌肤、筋脉、五脏、六腑，随处皆有神解。一法即千法万法之所生，是在善悟者。"

多法结合：穴位敷贴作为经皮肤给药的一种疗法，其影响因素主要在于外部皮肤的吸收性，药物的选择、穴位的选择都是为了使药气更畅通地渗透。《理瀹骈文》中并没有强调敷贴的时间选择，而是在敷贴的同时运用热敷、炒熨、外摩、灸法等手段配合治疗，都为加强药力渗透。

开创敷贴保健：穴位敷贴在防治疾病中的应用主要是预防哮喘、支气管炎、过敏性鼻炎等反复发作的呼吸系统疾病，其他方面很少涉及，吴氏所言"外治一法，于事亲之道尤宜"，将穴位敷贴推广到亚健康人群及长期慢性病人群进行体质的调理。"破习见而化拘牵"，扩展穴位敷贴应用范围。

参 考 文 献

[1] 吴尚先. 理瀹骈文［M］. 北京：中国中医药出版社，1995.

[2] 田代华. 黄帝内经素问［M］. 北京：人民卫生出版社，2005.

[3] 高濂. 遵生八笺［M］. 四川：巴蜀书社，1988.

刺法灸法篇

[4] 唐容川．本草问答［M］//王咪咪，李林．唐容川医学全书．北京：中国中医药出版社，2005．

[5] 陈嘉谟．本草蒙荃［M］．北京：人民卫生出版社，1988．

[6] 王德深．中国针灸穴位通鉴［M］．青岛：青岛出版社，2004．

[7] 程知．医经理解［M］．上海：上海元昌印书馆，1925．

[8] 张介宾．类经图翼［M］．北京：人民卫生出版社，1965．

[9] 汪昂．本草备要［M］．上海：商务印书馆，1954．

[10] 焦会元古法新解会元针灸学［M］．北京：北京泰山堂书庄铅印本，1935．

[11] 高石国．针灸穴名解［M］．黑龙江：黑龙江科技出版社，1982．

[12] 张璐．张氏医通［M］．北京：中国中医药出版社，1995．

[13] 孙思邈．备急千金要方［M］．北京：人民卫生出版社，1982．

[14] 曾昭铎，刘小斌．吴尚先《理瀹骈文》版本考［J］．广州中医学院院报，1985，2（4）：37－38．

[15] 刘光明．兼收并蓄　独树一帜——吴师机内病外治法的特点及其渊源［J］．上海中医药杂志，2001（11）：42－43．

[16] 赵石麟．破习见而化拘牵——纪念吴尚先逝世100周年感言［J］．陕西中医学院院报，1987，10（2）：48－49．

[17] 林廉洁．良工不废外治——吴师机外治法探析［J］．上海中医药杂志，1983（2）：39－41．

[18] 金丽．《理瀹骈文》应用膏药的理法．福建中医学院院报，2001，11（1）：55－56．

[19] 刘菊妍，彭毓美，蔡建伟．《理瀹骈文》外治膏药方用药特点初探［J］．湖南中医学院院报，1991，11（4）：5－6．

[20] 阮克奋．《理瀹骈文》眼科学术思想和成就初探［J］．中国医药学报，2001，16（5）：13－15．

[21] 狄忠，姜硕，马玉侠，等．《理瀹骈文》脐疗法浅析［J］．河南中医，2009，29（3）：244－245．

[22] 秦雪梅，漆小梅，杨春荣，等．《理瀹骈文》中的鼻药疗法［J］．中医外治杂志，1997（5）：38－39．

[23] 刘新功.《理瀹骈文》论述中药膝关节冲洗疗法考辨［J］.中医药学刊，2002，20（4）：440.

[24] 林良才.《理瀹骈文》对中医皮肤病学外治法发展的贡献之分析与研究［D］.广州：广州中医药大学，2005.

[25] 高雪，曲敬来.中药穴位贴敷法治疗支气管哮喘机理探讨［J］.针灸临床杂志，1998，14（8）：36－37.

[26] 张洁，吴强，林栋，等.论药物的四气在穴位贴敷疗法中的作用［J］.中国针灸，2006，26（1），74.

[27] 王树凡.冬病夏治中药穴位贴敷法的临床运用［J］.光明中医，2007，22（4）：16－18.

[28] 陶翠玲，赵桂芝.浅谈穴位贴敷给药法［J］.针灸临床杂志，2006，16（2）：3－4.

[29] 陈传江，吴强，林栋.经络假说与穴位贴敷作用机理浅探［J］.福建中医学院院报，2006，16（1）：26－28.

[30] 张艳宏.穴位贴敷疗法的理论基础及目前应用现状［J］.甘肃中医，2007，20（2）：1－3.

[31] 袁海溶.浅述激经气［J］.中医外治杂志，1997（5）：5－6.

[32] 邢建伟.中药穴位敷贴疗法临床研究进展［J］.江西中医药，2006，37（279）：20－21.

[33] 袁燕萍.穴位贴敷疗法的临床研究近况［J］.针灸临床杂志，2004，20（12）：53－55.

46. 搓法的操作要领有哪些？有何临床意义？

针刺手法是激发经气、影响补泻、提高针灸疗效至关重要的一环。搓法作为针刺辅助手法的一种，是将针柄朝一个方向捻转，使肌纤维适当缠绕针体，有催促经气速至针下、加强针感的作用。近年来，人们对搓法越来越重视，相关临床研究也日益增多，为了使后世学者更好地继承与发展，笔者将部分古文献中关于搓法的内容归纳总结如下。

（1）搓法的操作要领

《黄帝内经》未直接讨论搓法及其相关论述。《灵枢·官能》言："泻必用员，切而转之……补必用方……微旋而徐推之。""转""旋"似有搓法的雏形，围绕针体横向捻转，但根据原文难以看出是单向捻转还是往复捻转。《类经》言："所谓转针者，搓转其针，如搓线之状，慢慢转之。"此处表明"转"为"搓转"，即如搓线一样单向捻转。《素问识》言："转针……故曰捻针。"此处捻针即转针，参考《类经》，实为现代搓法。《针经指南》言："捻者，以手捻针也，务要识乎左右也。"《普济方》言："于合谷穴用针，左转发寒，右转发热。"既然需要区分左右，那么必然为单向旋转针体。《刺法灸法学》规定，捻转法为来回捻转，刺激强度小，搓法为单方向，如搓线之状，刺激强度大，用于催气。由此可见，在部分古文献中，虽未直言搓法，但其中的"转针""捻针"，表达为单向旋转针体的操作手法均是搓法。

（2）搓法的作用

①催气：得气是针灸取效的基础，正如《灵枢·九针十二原》言："刺之要，气至而有效，效之信，若风吹之云。"搓法是聚气、调整针感的重要操作手法之一，可加快针刺感应速度，增强针刺感应。《金针赋》对于"气不至者"手法操作为进针后以手循经，用指甲掐切穴位，摇动针体，继而实施搓法、弹法、"直待气至"，可见搓法在此起到催促经气速至针下的作用。《神应经》言："细细动摇进退，搓捻其针，如手颤之状，谓之催气。"即掐切取穴，随咳进针，用右手拇指、示指持针，摇动针体，然后提插搓法可以达到催气的效果。"用示指连搓三下谓之飞"，飞法作为针刺辅助手法，其操作术式中包含搓法，即临床上针刺不得气时，先用右手示指、拇指捻搓针柄，然后迅速如飞鸟展翅般张开两指，反复数次可使得气。《针灸大成·兰江赋》

言："按定气血病人呼，撞搓数十把针扶。战提摇起向上使，气自流行病自无。"所谓"气自流行"即得气，较前强调搓法的次数，配合提插、摇法和按法，使气血充盈，激发经气，但不宜单方向捻转过多，造成滞针。

②搓法是复式手法的基础手法：《金针赋》在描述烧山火、透天凉时提出"皆细细搓之，去病准绳"，其后的阳中隐阴也强调"犹如搓线，慢慢转针"，可以看出在烧山火、透天凉、阳中隐阴等复式手法中，搓法是关键手法，拇指、示指捻搓针体，催促经气速至针下，促进针凉热感的产生和维持。《针灸神书》中升阳法、升阴法为提、按、搓、伸多个单式手法组成的复式手法，阅读古籍观之，升阳法和升阴法皆以搓法作为基础手法，以更好地调整机体阴阳平衡，达到治疗寒热证的目的。在现代针灸临床中，也呈现出很多以搓法为主的复式手法，如彭静山等研究的甩针挂钩疗法，以搓法为基础，经颊车穴用长针刺入地仓穴，单方向搓针数次，然后将针向外甩，对于医治面瘫后口㖞有较好疗效。郑魁山的"热补法"与"凉泻法"均是单方向捻针，令针下沉紧后，再施行后续针法操作。

③补泻手法：搓法作为单式手法的一种，临床上行具体操作可达到补虚泻实的作用。《针灸大成》言："搓而转者……转者左补右泻，以大指次指相合，大指往上，进为之左；大指往下，退为之右，此则迎随之法也。"其根据针体的旋转方向分为补法和泻法，补法的操作为右手常规持针，拇指向前，向左单方向捻转针体；泻法操作是示指向前，向右单方向转，在搓针时应注意切勿捻转太过，造成滞针，加大患者的针刺痛苦。刘喆运用热补法治疗阳虚肩凝症，拇指、示指持针，针尖朝向肩贞，在天宗穴处快速进针，向左单向捻转，操作完成后，患者肩部疼痛明显减轻，活动度大幅增加。

综上所述，在部分古文献中，虽字为捻转，表达之意实为搓法，医师在阅读学习时，应深入分析，以更好地指导临床。搓法作为辅助手法之一，其操作主要元素是旋转，针体的单方向旋转对腧穴产生一定的刺激，是众多复式手法的基础手法，可以聚气，促使针下得气，以取得良好的针刺效应。搓法补泻，即顺时针捻动针柄为补，逆时针为泻。搓转针体时勿使肌肉缠针造成滞针，不仅临床疗效差，造成患者疼痛，还有可能出现弯针、断针等危险。搓法补泻具有较高难度，针灸临床医师需要经过长期练习才能熟练掌握。搓法具有丰富的内涵，临床上值得推广学习，而搓法是否比其他手法作用更强，有待临床进一步验证。

参 考 文 献

［1］东贵荣，马铁明．刺法灸法学［M］．北京：中国中医药出版社，2012：26.

［2］张义，郭长青．捻转刺法溯源［J］．中国针灸，2013，33（7）：615－618.

［3］黄子泰．针灸神书针刺手法规律研究［D］．南京：南京中医药大学，2010.

［4］彭静山，费久治．针灸秘验［M］．沈阳：辽宁科学技术出版社，1985.

［5］方晓丽，王芬，郑俊江．郑魁山教授创新针法"热补"法与"凉泻"法［J］．中国针灸，2012，32（1）：35－38.

［6］吴泽民，金巧丽，刘喆．刘喆教授运用搓针手法的临证经验［J］．广西中医药大学学报，2016，19（4）：29－31.

47.《黄帝内经》中的浅刺针法有哪些？有何临床意义？

影响针刺疗效的因素有很多，其中针刺深浅对针刺疗效的影响就很大。《素问·刺要论》中记载"病有浮沉，刺有浅深，各至其理，无过其道"，说明古人对针刺深浅极为看重。《黄帝内经》所记载的浅刺针法就有 9 种，其中"络刺""豹文刺""赞刺""缪刺"同属浅刺出血的方法；而"毛刺""扬刺""浮刺"

"直针刺""半刺"可归为浅刺得气的方法。那这些浅刺针法又有哪些特点及临床意义呢?

（1）络刺

《灵枢·官针》说"络刺者，刺小络之血脉也。"络刺是浅刺体表瘀血的细小络脉使其出血的一种针刺方法，以其刺及络脉，故名络刺。现在临床上使用的三棱针刺法和皮肤针刺法即络刺。

操作方法：医师用左手拇、示指固定需要针刺的腧穴或充盈的小络脉，刺手持粗毫针或三棱针对准穴位或小络脉迅速刺入 3～5 mm，立即出针，并挤压针刺处，使之出血数滴后，用消毒干棉球压迫止血。临床上对络刺的应用有了拓展，各种浅刺放血法，如三棱针、皮肤针重刺出血法也是络刺法的延伸。络刺具有活血化瘀、通络止痛、泻火解毒、启闭开窍之功。临床多用于实证、热证，多用于四肢末端的针刺，如十宣、十二井穴的刺法。

（2）豹文刺

《灵枢·官针》中"豹文刺者，左右、前后针之，中脉为故，以取经络之血者，此心之应也。"这是一种围绕中心的穴位，实施散刺出血的刺法。豹文刺的特点为，针刺后有较多的出血点，这些出血点的痕迹如同豹纹一般，所以称为豹文刺。《灵枢注证发微·官针》中记载："豹文刺，因多其针，左右前后刺之，故曰豹文，中其脉以为故，悉取经络中之血，盖心主血，故为心之应也。"五脏之中，心主血脉，豹文刺法可以与心气相应，所以此法能治疗红、肿、热、痛等症。

操作方法：将需要针刺的部位（一般在近心端），用橡皮管或胶带扎紧，从而使浅表的络脉充盈浮现，以粗毫针或三棱针对准充盈的纵横分布的多支络脉缓缓刺入 3 mm 左右，快刺出针，令四周多支络脉出血。现代临床发展为三棱针缓刺法、刺络法，用于治疗红、肿、热、痛诸症，临床上应用豹文刺法可治疗多种疾病，如不寐、急慢性胃炎、颈椎病、腰痛、膝骨性关节炎等病证，还可以治疗内、外、妇、儿多科疾病，治疗效果显著。

（3）赞刺

赞刺属于《灵枢·官针第七》所记载的"十二刺"中的一种，"赞刺者，直入直出，数发针而浅之出血，是谓治痈肿也"，是在患处直入直出，刺入浅而进针、出针速度较快，连续分散浅刺出血，以消散局部瘀血的针刺法。

操作方法：固定肿痛部位，以粗毫针或三棱针对准欲刺部位快入快出，刺入数针，刺入深度较浅，令针刺部位出血。现代临床发展为三棱针散刺法，用于治疗痈肿、丹毒诸证；临床上三棱针赞刺配合普通针刺具有较好的止痛效果，可以帮助患者缓解疼痛并缩短疼痛的持续时间，还可以治疗偏头痛、带状疱疹、肛门直肠痛等疾病。

（4）缪刺

后世医家将其定义为病在络脉而左病取右，右病取左的一种针刺方法。而《素问·缪刺论》载："凡刺之数，先视其经脉，切而从之，审其虚实而调之，有痛而经不病者，缪刺之，因视其皮部有血络者，尽取之，此缪刺之数也。"指出病痛未伤及经脉，要看皮肤是否有瘀血的络脉，而在其络脉浅刺，把瘀血刺出，所以缪刺也属于浅刺出血的针法。

缪刺适用于身形疼痛，但邪客于络脉，病情较浅的疾病。临床上多用于治疗痛证效果更佳，包括落枕、挫伤、关节扭伤、偏头痛等病。

（5）毛刺

毛刺属古代九刺法中的一种，《灵枢·官针》曰："毛刺者，刺浮痹皮肤也。"它是毫针浅刺皮肤，不计针数的一种针刺方法，因浅刺在皮毛，故称毛刺。与络刺不同，毛刺的针孔略见血点，但血不外流。浮痹是指邪气留于皮毛之间，导致机体皮肤麻木，但病势所在部位较浅，还未深入的疾病，所以毛刺法多用于治疗邪气较浅留于皮毛之间的疾病。

毛刺的针刺手法可以减轻针刺强度，目前临床上毛刺法多用于治疗感冒、面肌痉挛、带状疱疹后遗神经痛以及小儿特发性面神经麻痹急性期，均具有显著效果。

（6）扬刺

扬刺是古代针法十二刺之一。《灵枢·官针》中所叙述的"扬刺者，正内一，傍内（纳）四而浮之，以治寒气之博大者也"，说明扬刺法是指先在需要针刺的穴位中心针刺一针，然后在此穴四周较分散地各浅刺一针。本法适用于治疗寒气所在部位较浅，但是涉及的面积较大的痹证。近代扬刺法逐渐演变出一些特殊针法，如皮肤针疗法、多针浅刺法、围刺法等。

操作方法：在病变部位的主要穴位或阿是穴处，先刺一针，捻转得气后，在其四周各浅刺四针，针尖朝向中心针，捻转得气后，留针20～30分钟，每隔十分钟捻转一次。临床上扬刺法五针齐下，多针聚刺，相辅相成，可大大增强针感，激发经络之气；研究表明，扬刺法可通过扩大治疗范围，增强刺激强度，促进炎症吸收，消除水肿。用于治疗肱骨外上髁炎、腱鞘囊肿、肩周炎等疾病。

（7）浮刺

《灵枢·官针》说："浮刺者，傍入而浮之，以治肌急而寒者也。"浮刺，是从旁斜针刺浮浅的肌表，可以治疗寒邪侵袭所致的肌肉挛急的病证，浮刺属于十二刺法的一种。这种斜针浅刺针法经过不断发展，演变出其他针刺方法，如皮内针法。

操作方法：医者用毫针斜刺进针，到达穴位的浅层筋膜层，使针尖到达肌层，或使针体横刺入筋膜层。现代临床研究表明，浮刺疗法可以缓解局部疼痛，用于治疗肌肉软组织的急性疼痛，如肩手综合征、肩痛、急慢性肌筋膜炎等疾病。

（8）直针刺

《灵枢·官针》："直针刺者，引皮乃刺之，以治寒气之浅者也。"直针是指针身刺入皮肤后针刺方向不再改变，就是针刺时将穴位处的皮肤提起，然后将毫针沿皮肤刺入，但不刺入肌肉的针刺法，用于治疗寒气比较广泛的疾病。这种刺法多用于肌肉浅薄的地方，针行于皮下且刺皮不刺肉，也属于浅刺针法。直针刺强调针尖指向病所，得气后针感直达病所。

临床直针刺法可用于泄浅表的邪气以治疗寒邪广泛但稽留部位较浅的病证，现代应用的眼针、腕踝针就是由本法演变而来。直刺法常被用于治疗部分眼部疾病，以及高血压、中风等。

（9）半刺

"半刺者，浅内而疾发针，无针伤肉，如拔毛状，以取皮气，此肺之应也。"以短毫针快速轻浅地刺入皮肤，如拔毛状快速出针，入针极浅，不刺入肌肉，使皮肤产生针感，此为五脏刺法之一。

现代依此法发展为皮肤针刺法，皮肤针重刺法即属此类。其特点是进针浅、速度快、手法轻、刺激量小。临床用于宣泄皮肤浅表的邪气，如治疗感冒咳嗽、面神经麻痹等疾病；也适用于小儿"肉脆，血少，气弱"的体质，如治疗小儿腹泻。

参 考 文 献

［1］孙建军，朱恒燕．络刺临床应用举隅［J］．中国民间疗法，2005，13（9）：10-11.

［2］温玉洁，张昆，郑君．"新五刺"之"豹文刺"［C］//新时代新思维新跨越新发展—2019中国针灸学会年会暨40周年回顾论文集．中国针灸学会，2019：1481-1483.

［3］孙健．三棱针赞刺治疗偏头痛的临床疗效观察［D］．哈尔滨：黑龙江中医药大学，2017.

［4］饶智颖．基于"菀陈则除之"理论三棱针赞刺治疗功能性肛门直肠痛的临床疗效研究［D］．南昌：江西中医药大学，2021．

［5］江昌明，张曙铃，张卫．《黄帝内经》缪刺法之初探［J］．中华中医药杂志，2020，35（2）：845－847．

［6］寇吉友，陈艳，卫彦，等．毛刺法配合中药治疗带状疱疹60例［J］．广西中医药，2016，39（4）：33－34．

［7］张柏雯．毛刺法治疗小儿特发性面神经麻痹急性期的临床观察［D］．哈尔滨：黑龙江中医药大学，2020．

［8］孔雪姣，张荣贤，曹铁民，等．古典刺法治疗膝骨关节炎的临床研究进展［J］．中国民间疗法，2022，30（8）：108－112．

［9］傅芳芳，陈可爱，翁劲松，等．浮刺结合肌内效贴扎治疗脑卒中后肩手综合征疗效观察［J］．按摩与康复医学，2021，12（24）：18－20．

［10］许宁，武连仲．直刺法针刺角度的研究［J］．中国城乡企业卫生，2021，36（6）：140－142．

［11］魏洪．半刺法结合推拿手法治疗小儿腹泻疗效观察［J］．针灸临床杂志，2016，32（7）：33－34．

48. 什么是"长效针灸"？

　　长效针灸是在经络腧穴理论指导下，运用穴位埋线、耳针、撤针等一些特殊器具治疗疾病的针灸方法，能够对机体产生长久的、持续的、温和的刺激，从而达到保健和治疗疾病的目的。

　　长效针灸是由"留针"发展而来，虽然传统中医文献中并无"长效针灸"的记载，但是对于"留针"的记载不胜枚举。其中《黄帝内经》中就记载了"留针"，尤其是《灵枢·九针十二原》记载"刺之要，气至而有效"，指出了针刺是否有效取决于得气与否，又云"刺之而气不至，无问其数；刺之而气至，乃去之，勿复针"，指出了针刺后不得气，应留针以候气。得气后方可出针。《灵枢·刺节真邪》论述了"留针"候气和调气的作用。《灵枢·终始》说："刺热厥者，留针反为寒；刺寒厥者，

刺法灸法篇

留针反为热。"针刺治疗热厥病或寒厥病时，倘若留针过久反而会使病性发生转变，这是留针过程中调气的表现。又有《素问·离合真邪论》说："静以久留。"《灵枢·终始》云："久病者，邪气入深，刺此病者，深内而久留之。"作为理论基础，经过几千年的发展，"留针"发展为"长效针灸"，以埋代留，以线代针，也就是我们所熟知的针灸治疗方法——"穴位埋线"。

（1）穴位埋线

传统的穴位埋线方法有切开埋线法、注线法等。切开埋线法是在选定穴位处浸润麻醉后，用刀尖刺开皮肤，再用血管钳探入肌层敏感点按摩后，将羊肠线植入肌层，最后用丝线缝合切口的方法。但临床上这种方法创伤较大，患者接受程度差，目前使用相对较少。注线法是用注射器抽取一定的药物后，在针头前端放置一定长度的线，在推注药物的同时将针头前端的线推入组织内。随着现代技术的发展，目前临床改进为"一次性使用埋线针"，这种改变更加便利、规范、创伤小，还大大降低了交叉感染的可能性，实现了微创埋线技术。近年来长效针灸理念不断发展，穴位埋线技术也不断创新发展，埋线针具、线体、操作技术的进步使之具有微创性、可控性、规范性，在临床的应用也更广泛。临床上穴位埋线技术不仅仅局限于减肥，还有更多领域的应用，如穴位埋线治疗早发性卵巢功能不全、多囊卵巢综合征等疾病，以及干预高脂血症。

（2）埋针疗法

利用特制的小型针具固定于腧穴的皮内或皮下，进行较长时间埋藏的一种方法，是目前临床逐渐开展的一种特色治疗方法。《灵枢·官针》曰："浮刺者，傍入而浮之，以治肌急而寒者也。"说明斜针浅刺治法的思想是穴位埋针理论的基础之一；《素问·离合真邪论》中所记载的刺法"静以久留"，提示留针对于治疗疾病具有增强疗效的作用，以二者作为理论基础逐渐发展成为穴位埋针。穴位埋针法存在作用时间长及操作简便等优势，可以根据疾病需求设定埋针时间，留针部位，以及针刺入的方向，对机体的刺激强度会随着时间而发生一定的变化；能够调和患者的气血，平衡机体阴阳，让脏腑功能恢复平衡，提升机体代谢和抵抗力，有利于改善患者神经、内分泌及消化等功能。

耳穴埋针是穴位埋针的一种，属于皮内针，应用揿针刺入耳部穴位，通过对腧穴和络脉产生持续而稳定的针刺刺激，促进经络气血的有序运行，调整经络脏腑功能，激发人体正气，以达到防治疾病的目的。临床上可用于治疗儿童睡眠障碍、抑郁症、月经不调、痛经等疾病。

（3）揿针疗法

揿针疗法也称皮内针疗法，同样体现了长效针灸理念，操作方法是将揿针刺入皮下，揿针是一种形似图钉的针具，针身细，针体短，一般为一至二分；针体只到达浅层组织，不损伤大血管及神经根，且留置时间长，对穴位形成一个微弱而持久的刺激，以达到治疗目的，安全性高，是浅刺法与埋针法的结合。揿针的临床疗效可与传统针刺相媲美，甚至在某些指标上优于针刺疗法，且比传统针刺更安全。目前被广泛应用于临床，主要用于治疗失眠、面瘫、带状疱疹等疾病。

一方面，作为针灸的延伸，长效针灸仍是中医学体系的组成部分，离不开中医基础理论的指导，以经络腧穴等理论基础为重点，辨证论治始终贯穿穴位埋线治疗疾病的全过程。例如，使用穴位埋线法治疗肾虚型月经过少时，首先要对患者进行辨证分型，根据月经色淡暗红，口干咽燥，经期不超过 2 天，或伴有形体消瘦、头晕健忘等症状判断疾病的证型。然后根据证型确定治疗方法，在选取穴位时选择可补脾益肾、培肾固本、补气养血的穴位，如关元、肝俞、足三里、三阴交、肾俞、次髎、血海、太溪。同时可配以滋补肾阴的左归丸一同治疗，达到更好的治疗效果。另一方面，穴位埋线是针灸的创新发展，结合了现代医学成果，如解剖学、生物力学、关节运动的生物力学、软组织的生物力学、软组织外科学等是埋线疗法重要的理论基础。举一个简单的例子，穴位埋线治疗单纯性肥胖时，不仅要对埋线的穴位进行筛选，同时也要注重埋线的层次，而临床实验研究表明，埋线在脂肪层时减肥效果最佳。这就要运用到解剖学的知识，脂肪层在真皮层以下、筋膜层以上，而肌肉层位于脂肪层下；并且脂肪的密度较肌肉的密度小，所以针具到达脂肪层时手下针感松软，而达到肌肉层时会有滞涩感。归纳来说，长效针灸是针灸的延伸和发展，结合了传统中医基础理论和现代医学理论。

参 考 文 献

[1] 方东梅，李登科，杨才德.现代科技进步为长效针灸（埋线）插上了腾飞的翅膀 [C] //2022 年中国针灸学会年会论文集.中国针灸学会，2022：471 - 475.

[2] 刘钧天，任晓艳，王琳，等.国际标准《ISO 22236 一次性针灸埋线针》研制经验与体会 [J].中国针灸，2021，41（1）：85 - 88.

[3] 王鹏博，冯丽媛，王东岩.穴位埋针法结合程序化电刺激治疗周围性面瘫临床研究 [J].针灸临床杂志，2022，38（8）：18 - 24.

[4] 黄水明，黄思聪.穴位埋针治疗脑卒中后失眠患者的效果分析 [J].黑龙江中医药，2021，50（3）：133.

[5] 陈雅芳，俞香玲，庄智芳，等.耳穴埋针联合穴位敷贴治疗气血亏虚型前庭性眩晕的效果评价 [J].上海护理，2022，22（1）：15 - 18.

[6] 井睿智，刘文瑜，陈利江，等.皮内埋针联合吴茱萸贴敷治疗失眠临床研究 [J].新中医，2021，53（22）：167 - 170.

[7] 杨安，张志芳，杨永升，等.揿针在眼科的临床应用 [J].中国中医眼科杂志，2022，32（3）：233 - 236.

[8] 高伟玲，杨才德，李登科.传承创新是长效针灸（埋线）技术进步的动力源泉 [C] //2022 年中国针灸学会年会论文集.中国针灸学会，

2022: 467 - 471.

[9] 杨硕, 陈波, 陈盼碧, 等. 不同层次简易穴位埋线对单纯性肥胖的短期影响 [J]. 辽宁中医杂志, 2016, 43 (2): 376 - 378.

[10] 中华人民共和国国家标准 (GB/T 21709. 10—2008) 针灸技术操作规范 第10部分: 穴位埋线 [J]. 中国针灸, 2009, 29 (5): 405 - 406.

刺法灸法篇

针灸治疗篇

49. 如何理解"合募配穴治疗腑病"？

"合募配穴治疗腑病"其中"合"是指下合穴，又称六腑下合穴，主治内腑，偏于通降；而"募"是指募穴，主治偏重内腑或阳经的病邪。取其二者共性——都是治疗六腑病证的腧穴，以相互协调，增强疗效，即"合募配穴治疗腑病"是一种将本经的下合穴与相应的募穴相配治疗本腑疾病的一种特定穴的配穴方法。许多古代医书中记载了关于特定穴的配伍应用，后世医家也提出了诸多特定穴的配伍应用，而"合募配穴治疗腑病"就是王富春教授首次提出的具有创新性的特定穴配伍理论。王富春教授这一创新性理论对临床、科研以及教学都具有重要意义。

六腑之气下合于下肢足三阳经的腧穴称为"下合穴"，又称"六腑下合穴"。《灵枢·本输》中说"六腑皆出足之三阳，上合于手也"，说明六腑之气都通于下肢，手足阳经在下肢部均有一腧穴与其经气相通，而手三阳经上又有上下相合的关系。胃、胆、膀胱三脏腑的下合穴就是其本经的合穴，而大肠、小肠、三焦三经循行于上肢，不直接深入脏腑，故手三阳经本经合穴对内腑的作用不大，所以又在足三阳经上设立了手三阳经的下合穴。《灵枢·邪气脏腑病形》曰："胃合于三里，大肠合入于巨虚上廉，小肠合入于巨虚下廉，三焦合入于委阳，膀胱合入于委中央，胆合于阳陵泉。"明确说明了六腑各对应的六个下合穴，此六穴属于特定穴范畴，擅长治疗腑病，故常常称其为"治腑六穴"。对于"下合穴"治疗腑病这一说法，《灵枢·邪气脏腑病》提出了"合治内府"，其中"合"就是指下合穴，这一理论的意思是运用下合穴来治疗六腑病证。除《黄帝内经》外，后世诸多医家也对"合治内府"有各自看法。《针灸甲乙经》载："大肠有热，肠鸣腹满，侠脐痛，食不化，喘，不能久立，巨虚上廉主之。"《黄帝内经太素》言："五脏六腑，荥输未至于内，故但疗外经之病。此言合者，唯取阳经属内腑者，以疗内腑病也……下取六合之输，疗内腑法也。"进一步说明了下合穴对六腑疾病有特殊治疗作用。从下合穴的分布来看，都处于下肢膝关节及以下，位于六腑之下，具有引导六腑之气向下的作用，与六腑功能相应，六腑以通为用，以降为顺，故下合穴可使六腑之气顺降和调，这是下合穴善于治疗腑病的理论基础。例如，上巨虚是大肠的下合穴，可通调肠腑，理气和胃，主要作用为调节胃肠功能，临床上可用于治疗便秘、腹胀、腹痛。从下合穴与六腑经气相同的特点来看，六腑出现病变时，相应的下合穴会有阳性反应或压痛，如胆道疾病在阳陵泉上有压痛；肠痈患者在上巨虚处有压痛，临床上可用于辅助诊断。现代临床上常用足三里治疗胃脘痛；上巨虚治疗痢疾；下巨虚治疗小腹；委中、委阳治疗淋证、遗尿。

"募"意为聚集、汇合，穴之在胸腹者为募，经气之所结聚也，"募穴"是指脏腑之气输注于胸腹部的腧穴，又称为"腹募穴"。五脏、心包络及六腑各有募穴一个，共 12 个。募穴始见于《素问·奇病论》，有曰"故胆虚，气上逆而口为之苦，治之以胆募、俞"，指出胆失却正常功能，胆汁循经上泛导致口中发苦，治疗时应取胆之募穴日月和背部的胆俞穴。同样《素问·通评虚实论》说"腹暴满，按之不下，取手太阳经络者，胃之募也"，意思是腹部突然胀满，按之不下应取胃的募穴治疗，但并未详细记载募穴的名称、位置；经后世医家不断发展补充，十二募穴相关记载逐渐完善。十二募穴位于胸腹部位，每个募穴与它所对应的脏腑在体内的位置相应。一部分募穴分布在其脏腑所属的经脉上，还有一部分在其他脏腑所属经脉。在任脉上的募穴为单穴，在其他经脉上的募穴成对出现。分布于肺经的有本脏的募穴——中府穴；分布于胆经的有本腑的募穴——日月穴，肾脏的募穴——京门穴；分布于肝经的有本脏募穴——期门穴，脾脏募穴——章门穴；分布于胃经的有大肠募——天枢穴，这些都属于一名双穴。其余都分布于任脉，有心包——膻中、心募——巨阙、胃募——中脘、三焦募穴——石门、小肠募穴——关元、膀胱募穴——中极，这些募穴只有一个。《难经》中说"腑者阳也"，说明腑病相对于脏病位置较浅，属表阳；又有《难经·六十七难》载：五脏募皆在阴……阳病行阴，故令募在阴（腹曰阴，募皆在腹），说明阳性病证，其病气多行于阴分，募穴分布于胸腹部即阴分，所以治疗腑病应取募穴"从阴引阳"以调整经气而引邪外出。临床上募穴也被应用于腑病的治疗，如治疗胃病多取中脘穴，治疗大肠病取天枢穴等。

在临床上合募配穴也是常用的一种配穴方法，现代临床实验研究表明，"下合穴"与"募穴"的配伍对于治疗腑病有协同增效的作用；募穴在上，与脏腑横向联系，下合穴在下，与脏腑纵向联系，二者相配属上下局远相配穴的方法，一升一降，升降相合，纵横协调，气机调畅，阴阳相续从而达到治疗疾病的目的。王富春教授在临床运用合募配穴法治疗功能性腹泻时选用大肠下合穴上巨虚与其募穴天枢相配以调肠止泻，胃之下合穴足三里与其募穴中脘相伍以健脾助运。诸穴合用，合募相配，上下相合，故气机通畅，共奏健脾助运、调肠止泻之功。临床上采用"合募配穴针法"治疗急性胃肠炎疗效显著，上巨虚、天枢两穴相配，一合一募，攻补兼施，标本兼顾，具有调和阴阳、健脾和胃、扶正祛邪的功效，共同达到止痛、止泻、止呕的作用。并且以往的实验研究验证了天枢穴对肠道功能的影响以及合募配穴法对实验动物腑病的治疗作用，通过针刺天枢、上巨虚能调节胃肠蠕动，改善胃肠微循环。

参 考 文 献

[1] 申治富，佘天薇，王亚楠，等．"合治内府"的理论溯源 [J]．中国中医基础医学杂志，2018，24（5）：569 – 570.

[2] 伍春燕，曹洋，王富春．王富春运用合募配穴法治疗功能性腹泻经验 [J]．中国民间疗法，2021，29（22）：12 – 14.

[3] 萨仁，王晓民，李铁，等．"合募配穴针法"治疗急性胃肠炎 60 例临床观察 [J]．中国热带医学，2010，10（9）：1137 – 1138.

50. 如何理解"配伍"与"配穴"？

腧穴配伍和配穴是两个不同的概念，腧穴配伍是针灸学理论，配穴是针灸学方法。

（1）配伍

《灵枢·五乱》载："气在于头者，取之天柱、大杼；不知，取足太阳荥输。"意思是说在治疗疾病时，仅针刺首穴不能达到疗效，要及时配伍其他穴位，以便达到治疗疾病的效果。这句话表明古人对腧穴配伍的重视性。临床上我们遇到的疾病通常十分复杂，会有数病相兼、虚实寒热错杂的情况。如果仅仅选用单个穴位治疗并不能达到理想的效果，这就需要采用配伍的方法。基于中医理论，在针灸选穴原则的指导下，结合临床和腧穴的主治特性，选择 2 个或 2 个以上作用相同的腧穴进行配伍，发挥腧穴的协同增效作用，以达到特定治疗效果，提高临床疗效，达到治疗效果，此法即为腧穴配伍。

常见的腧穴配伍方法可分为按部位配伍、按经脉配伍及按特定穴配伍。

①按部位配伍：包括以腰部为界的上下配伍；在人体的腹面及背面取穴的前后配伍；根据经络有左右对称或左右交叉的特点，取双侧或对侧腧穴的左右配伍。上下配穴是指将腰部以上或上肢腧穴与腰以下或下肢腧穴配合应用的方法。《灵枢·终始》载："病在上者，下取之；病在下者，高取之；病在头者，取之足；病在腰者，取之腘"，提出了上下配穴的思想。上下配穴法在临床上应用广泛，上肢的内关穴配伍下肢的足三里穴可以治疗胃病；手部合谷配足部内庭配伍可治疗牙痛；头顶百会穴配伍长强穴可治疗脱肛或子宫脱垂。临床上前后配穴广泛应用于治疗脏腑疾病，并且治疗效果显著。例如，腹部的中脘穴和梁门穴搭配背部的胃俞穴可以有效地治疗胃痛；取胸前部的天突、膻中配伍腰背部的肺俞、定喘用来治疗哮喘病等。左右配穴法可纠正人体左右阴阳之偏颇，维持人体气血运行，使周身气机通常，其在维持人体气血阴阳的平衡中发挥着不可替代的作用。临床应用时，左右两穴同用治疗效果更明显，如取左右两侧心俞和内关治疗心病；取左右两侧的胃俞、足三里治疗胃病效果更佳。另外，也可以同时选用左右不同名的腧穴，如左侧面瘫取左侧颊车、地仓，配合右侧合谷等。

②按经脉配伍：包括选择本经脉上的腧穴配伍治疗该脏腑病或经脉病的本经配伍；选择相为表里的经脉上的腧穴配合本经腧穴的表里经配伍；根据"同气相求"的理论，选用手足同名经的腧穴配合使用的同名经配伍；在相交会的经脉上选取腧穴的交会经配伍；根据脏腑、经络的五行属性，按照"虚则补其母，实则泻其子"的原则，选取五输穴的子母经腧穴配伍。

③特定穴配伍：包括俞募配穴法、原络配穴法、俞原配穴法、合募配穴法、八脉交会配穴法、郄会配穴法等配伍方法，因其与上述配伍方法相比往往所选腧穴相同，只是配伍思想、形式有别，故与上述方法之间有诸多交叉之处。此外，还有子午流

注、灵龟八法、飞腾八法等配伍法，是将特定穴与经气流动的时间规律相结合使用的配穴方法。腧穴配伍理论发展的研究，更多来自对后世医家著作中腧穴配伍规律的总结，涌现出了诸如"俞原配穴治疗脏病""合募配穴治疗腑病""郄会配穴治疗急症""接经配穴法"等腧穴配伍的理念与方法总结。例如，镇静安神针法，即天地人三才配穴治疗失眠，取四神聪、神门、三阴交配伍使用，对原发性失眠疗效确切。

（2）配穴

配穴的概念是相对主穴而言，是针对辨证或兼症选取的以辅助主穴起到治疗效果的腧穴。主穴与配穴是处方的基本要素，共同构成针灸处方的腧穴部分，故欲掌握配穴的概念必先对主穴及处方有整体的把握和了解。针灸处方是在辨证论治的基础上，集理、法、方、穴、术于一体的主穴与配穴的组合。针灸处方与中药方剂一样，注重主穴、配穴的先后主次轻重之分，主穴、配穴的确定是影响临床疗效的关键因素，犹如对症下药，药不对症无以起疴，穴不对病无以疗疾，徒增痛楚。"方从法出，法随证立"，证候是以主症为核心、病证发展到一定阶段时所有症状的总称，是辨证论治的基础，也是对引起主症病因病机的客观体现；兼症是主症发展和变化过程中出现的继发症状，或同时出现的相关症状。在制定针灸处方过程中，应辨清错综复杂的临证表现以确定主穴和配穴，使主次分明，条理清楚，标本兼治，顾全整体。例如，治疗胃虚受寒型胃脘痛，以背俞、任脉经穴、脾俞、中脘、气海为主穴，按症状取内关、足三里、三阴交、公孙为配穴。在治疗慢性前列腺炎时，以中极、膀胱俞、三阴交、阴陵泉、太冲为主穴；脾虚湿困、脏腑气化不利者加中极、足三里、支沟、曲泉等；肝胆湿热、下注膀胱者可加曲池、丰隆、中渚等。

处方中的主穴与配穴，是在整体观念和辨证论治指导下确定的，主穴中有配伍，配穴中也可包括配伍。配穴可以体现配伍理论，配伍理论也可指导配穴。

参 考 文 献

[1] 哈丽娟，李铁，王富春. 腧穴配伍与配穴辨析［J］. 中国中医基础医学杂志，2016，22（7）：945－946，1000.
[2] 张国雪，刘昊，王富春. 论腧穴配伍与针灸处方［J］. 中国针灸，2014，34（10）：987－990.

51. 如何理解针灸临床的对症治疗思想?

"对症治疗原则"也就是根据病证的具体表现来取穴以治疗疾病的原则。

对症治疗就是医者必须首先解决患者的危急症状。中医辨证论治是针灸临床上需遵循的基本规律，而在很多临床情况下，针灸的临床思维是以症状作为治疗的切入点，再根据辨证来进行后续的治疗，故有对症治疗和对症选穴思想；根据腧穴所具有的特殊作用，针对疾病的病因、病性、病位以及疾病过程中出现的症状选取恰当的穴位。一般用于全身性疾病或多经受病，脏腑功能失调所形成的阴阳偏盛偏衰、虚实错杂的证候。这种方法相对容易滥取泛刺。想要追求面面俱到，其实我们只要细审其病因、病性，辨明病所，并且分清标本缓急，同样可以精简疏针，取得良好的疗效。如眼病取睛明、球后；口齿病取承浆、大迎；耳病取听宫、听会、翳风；咳嗽取肺俞、太渊；痰多取丰隆；喉痒针天突；胃病取中脘、梁门等；妇人崩漏取隐白；失血取膈俞；痛经取血海、三阴交、气海；白带异常取带脉、白环俞；遗精取命门、志室、肾俞、三阴交；呕吐取中脘、内关、足三里等。

相对于病因来说，症状为标，是患者的主观感受，是患者求诊、急盼以解决的首要原因和问题，患者在治疗后所缓解的程度也是临床疗效好与坏判定的重要指标，所以不论病情的缓急，治标应是临床处方的首要目的和根本动力，也就是说对症治疗是医者们首先要解决的问题，但这并不是说不遵循"缓则治其本"了，治本的目的也是消除患者的症状，具体方法有3个：①选"头痛医头、脚痛医脚"的阿是穴，即痛点选穴。临床应用时除了局部压痛点外，还可以选择其他不适处，如麻木、酸胀之处，这些重要临床表现，是医患双方首先应该解决的问题。阿是穴的止痛效果也是比较好的，所以《黄帝内经》云"以痛为腧""在分肉间痛而刺之"，《针灸聚英·肘后歌》说"打仆伤损破伤风，先于痛处下针攻"，这就很好地证明了首选阿是穴。临床上应用局部压痛点治疗扭伤、击仆、痹证等疼痛，以及在瘿气、瘰疬等病灶部针灸，均取得了较好的效果。②近部取穴：是指在疾病疼痛的局部或邻近部位选取穴位，这是根据每一腧穴都能治疗所在部位及其邻近部位的病证这一规律所提出的，这些穴位对缓解症状有很大的帮助。如眼部疾病取睛明、球后；口齿取承浆、大迎；耳部疾病取听宫、听会、翳风；胃病取中脘、梁门等皆属于近部取穴，应用得也十分的广泛。当然这些穴位也有一定的对因和辅助治疗的作用。③特异取穴：就是选一些对症状缓解有特殊作用的穴位，如大椎穴退热、神门穴可安神、胃病取梁丘、乳痈取肩井、腰痛取腰痛穴、安眠治失眠、人中醒厥等。

对症治疗是以缓解或消除症状或体征为目的的治疗方法，但因它不能或不是以消除病因为目的，就像我们经常用的止痛、退热等方法，所以常常被看作是权宜之计，但其也是临床中不可或缺的一种治疗方法，在医学治疗学中占有重要地位。大家一般都认为对症治疗是西医学的治疗方法，而中医历来是讲究辨证论治的，不讲对症治疗。其实不是这样的，"急者治其标，缓者治其本"之说是中医历来就有的。《黄帝内经》中对对症治疗也有所论述。《素问·标本病传论》有"先热而后生中满者，治其标"

"先病而后先中满者，治其标""小大不利，治其标"，"治其标"的实质就是针对"中满"和"小大不利"症状的对症治疗。把对症治疗纯当为"头痛医头、脚痛医脚"，这既不符合经典旨意，也不符合临床实际与科学精神。无论是在理论上还是临床上，"治其标"之对症治疗仍具有不可否定的地位。对症治疗不是偏离辨证论治的方法，它是对辨证论治的有利补充，我们应该提升加强中医对症治疗的能力，使其成为中医诊治体系的有机组成部分。

对症原则还包括根据辨证的结果给予不同的针法和手法。对症治疗在很多方面与辨证治疗相同。如症的发生时间、时辰、季节、症的阴阳寒热属性，症的所在经络区域与相关联系的脏腑等，根据其具体情况选择不同的方法和手法。对症的五体位置和症的局部形态及反应施法常为辨证治疗所忽视，应当为临床对症治疗所重视。而对症之肢体局部位置治疗的意义在于强调施治方法的选择和针刺的深度、角度和方向等。

在临床上，无论是中医、西医的病名，对于患者来说，都是医师们的主观思维对疾病进行区分的标志，想尽一切办法尽快解除自身的痛苦症状是患者最大的愿望和要求。患者的症状不一定是主诉，也不一定是诊断疾病的主要依据，但却是患者的主要痛苦，有些症状的缓解与否，与疾病的预后甚至没有任何关系，但是却为患者及其家属的主要治疗诉求。临床上有一部分案例，审不清是何因，诊不明是何病，辨不准是何证，可选择的也仅仅只能进行以对症治疗来缓解症状。针对"疾病本质"的治疗固然重要，但"头痛医头，脚痛医脚"，虽然为权宜之法，但也是必不可少的。我们要从临床实际出发，客观、全面地认识和运用对症治疗，才有利于中医针灸诊疗体系的建立与完善。

参 考 文 献

[1] 赵卫，彭进. 针灸处方配穴另解［J］. 针灸临床杂志，2003，19（8）：70－79.

[2] 马冠军. 辨证论治并非"全能"［N］. 中国中医药报，2012－11－15（3）.

[3] 马冠军. 四维一体才是中医完整的辨治体系［N］. 中国中医药报，2010－11－30（4）.

[4] 王富春，洪杰. 针灸对症治疗学［M］. 北京：科学技术文献出版社，2008.

52. 如何理解"镇静安神针法"治疗失眠的取穴思路？

失眠，属于中医"不寐""不得眠""目不瞑"的范畴。其表现主要为入睡困难、睡眠深度或频度过短、早醒及睡眠时间不足或睡眠质量差等。常见于西医学的神经衰弱、神经官能症以及贫血等疾病。但随着社会经济不断发展，现代人的工作和生活压力不断增加，失眠的发病率不断上升。根据流行病学调查显示，全世界 10%～15% 的人正遭受着失眠的困扰，另有 1/3 的人群经历过短暂性失眠；西方发达国家失眠症的发病率为 15%～35%；我国城市人口有 38.5% 存在不同程度的失眠症状，同时失眠还伴发抑郁症、过度焦虑等并发症，严重地影响人们正常的工作和生活质量。

早在《黄帝内经》中便指出睡眠的发生与人体阴阳二气的运动变化密切相关，即卫气日行于阳经，阳经气盛，阳主动则寤；夜行于阴经，阴经气盛，阴主静则寐。根据多年的临床实践，王富春教授又对"阴阳不调，阳不入阴"的失眠病机进行了进一步阐发，提出失眠的"三因学说"，即"阳不入阴，神不守舍"为主因，"气机逆乱，营卫失和"为次因，"精髓不足，脑失所养"为辅因，并认为失眠一症病因虽繁，但终不离情志过极，暗耗心血，致心失所养，阴阳失调这一基本病机。

中医学认为，本病的病位在心。凡思虑忧愁，操劳太过，损伤心脾，气血虚弱，心神失养；或房劳伤肾，肾阴亏耗，阴虚火旺，心肾不交；或脾胃不和，湿盛生痰，痰郁生热，痰热上扰心神；或抑郁恼怒，肝火上扰，心神不宁等均可导致失眠。

王富春教授首创"镇静安神"针法治疗失眠，其选穴为四神聪、神门、三阴交。镇静安神针法具有选穴精简、组方科学、疗效确切、便于推广的特点。"镇静安神"针法治疗失眠以其病机关键"阳不入阴"为根据，综合考虑失眠的主因、次因和辅因，以天、地、人三才取穴为原则，结合患者具体病情，确定选穴的基本思路，取穴思路如下。

（1）循经取穴

脑为元神之府、诸阳之会，是调理失眠的关键部位。四神聪为经外奇穴，其位于头部百会穴前后左右各旁开1寸，前后两穴均在督脉循行路线上，《难经·二十八难》曰："督脉者，起于下极之俞，并于脊里，上至风府，入属于脑。"督脉直通于脑，又有支脉络肾贯心，而心脑所藏之神乃失眠之核心，肾之精气充盈是保证睡眠的重要因素。有研究证实督脉安神定志治疗失眠的优越性。此外，四神聪的左右两穴紧靠膀胱经，膀胱经络肾，与阴阳跷脉关系密切，跷脉入脑之后与眼睑的第2次联系可表现在司眼睑开合而主睡眠。故针刺四神聪以统调气血、引阳入阴、镇静安神。

心为元神之府，君主之官，为失眠发病所属之脏，心经原穴神门，具有宁心安神、宽胸理气之功。神门首见于《针灸甲乙经》，意即出入之处为门，位于少府之下，为心气出入之门户，针此可开心气而散郁结。《素问·咳论》曰："治脏者，治其俞。"《灵枢·九针十二原》曰："五脏有疾，当取之十二原。"精神意识、思维等高级中枢活动，皆由心所主持。亦有研究表明神门穴治疗失眠的有效性，故针刺神门可以疏通心经之经气，养心安神。

肝、脾、肾三脏与周身之气血、阴阳、心之关系密切，三阴交为足太阴、足少阴、足厥阴之交会穴，三经之枢纽。"脾主中，肾肝主下，中下焦一穴可以尽之。"三阴交既能健脾胃，助运化，又能养血柔肝、滋阴益肾，为调理肝、肾、脾三脏病证的要穴。其具有健脾和胃、清热除湿，调节冲任、补肾填精，养脑安神、镇惊止痉，舒筋活络、行气止痛的功效，故针刺三阴交可以同调肝、脾、肾三脏，益阴潜阳。

（2）精、气、神取穴

精、气、神是构成人体和维持人体生命活动的基础，三者密不可分，相互依存、相互为用，为人身之"三宝"。《素问·金匮真言论》载"夫精者，身之本也"；《难经·八难》述"气者，人之根本也"。三者同源而共生，对于人体的正常生理具有极为重要的作用。

四神聪在头应天主气，神门在手应人主神，三阴交在足应地主精，故谓精气神取穴。四神聪穴居人体最高处，位于三阳五会之百会穴周围，百会属督脉，督脉统诸阳，总督一身之阳经，调畅气机，引诸气上行，充养脑窍；神门位于腕关节附近，在手应人主神，心为元神之府，元气出于神门，取之可以通心经以调心养神，其穴五行属土，为本脏之子穴，又可取"实则泻其子"之意，直降心火，交通心肾；三阴交居人体之下，踝关节附近，在足应地主精，为肝、脾、肾三条阴经的交会穴，同调肝、脾、肾三脏，脾肾先天与后天同调，肝、脾、肾共奏调气养血之功，滋养阴血、填精益髓。三穴相配，精气神取穴，阴精既充，阳气得涵藏之处，神方归其所，阴阳复其常律。诸穴相合，上抑下引，阳趋缓，入于阴则得寐矣。

（3）阴阳相协

"调理阴阳，使卫阳入于营阴"为治疗失眠之基本要义。从取穴部位来看，头部为阳，手足为阴；四神聪穴居头顶为阳，神门、三阴交各两穴，位四肢腹面为阴，阳部与阴部取穴之比为1：1。针刺阳部四神聪可重镇潜阳、宁静精府。神门、三阴交阴部腧穴相配，补益心、脾二经，助气血生化之源，以达养心安神、益气补血、增液敛阳之效。八穴配伍达阴阳相合、刚柔相济之目的。

参 考 文 献

[1] 宋媛，赵仓焕，朱小华.从督脉论治失眠症 [J].四川中医，2005，23（12）：11–12.

[2] 马恰恰，李艳，曹莲瑛，等.试述失眠从督脉论治 [J].江苏中医药，2014，46（5）：9–10.

[3] 张璞璘，高希言，魏玉龙，等.针刺四神聪穴治疗失眠的多中心随机对照研究 [J].中医杂志，2008，49（8）：712–714.

[4] 白妍，金春玉，东贵荣.神门穴为主针刺治疗失眠症56例临床观察 [J].针灸临床杂志，2004，20（4）：41–42.

[5] 王晓惠，陶翠玲.针刺神门穴为主治失眠68例 [J].针灸临床杂志，2000，16（3）：57.

[6] 周艳丽，高希言，王培育，等.针刺不同腧穴对失眠大鼠下丘脑 γ -氨基丁酸和 γ -氨基丁酸 A 受体的影响 [J].针刺研究，2012，37（4）：302–307.

[7] 王全仁，王朝社，齐翠兰，等.针灸三阴交治疗失眠168例临床观察 [J].中国针灸，1995，15（4）：29–30.

53. 如何理解针灸处方与腧穴配伍的联系和区别？

针灸处方是现代针灸治疗过程中用于指导临床的治疗方案体系，腧穴配伍在针灸处方过程中起着极其重要的作用。但是，从古代文献来看，并没有腧穴配伍与针灸处方关系的相关记载，现有的研究也没有系统地论述这一问题。提及针灸处方，多以"处方配穴"的字样进行论述，这就经常误导人们针灸处方即是腧穴配伍，两者意思相同。但从针灸临床实际情况分析针灸处方不能等同于腧穴配伍，二者存在很大的差异性。

（1）针灸处方和腧穴配伍的联系

①腧穴配伍是针灸处方的基本要素：腧穴配伍与针灸处方中的穴位组成关系密切，是构成针灸处方的基本要素，有时腧穴配伍就是处方中的穴位部分，这一现象在古代文献中尤为明显，是古人取穴精炼的表现，这也是造成现代人混淆腧穴配伍与针灸处方的原因所在。在内容上，两者都是以腧穴为基本单元所构成，但是腧穴配伍的组成结构较为单一，而针灸处方中的穴位组成所包含的内容更加丰富，临床治病应以"根据主症取主穴，辨证、兼症取配穴"的原则选取相应腧穴。临证配穴一定要避免医者从简的思想。单纯的腧穴配伍多为针对某一症状的穴位选取，而针灸处方中穴位的选取不仅包括针对某一症状的配伍，还应该包括针对整个疾病病因和兼症的辨证选穴。相对于腧穴配伍而言，针灸处方的内容更加广泛和复杂，腧穴配伍应从处方整体出发。

②针灸处方是腧穴配伍的具体应用：腧穴配伍是根据病证选取有效的穴位，是针灸处方中穴位组成的重要元素，其最终目的是为针灸治疗疾病提供方案，这也正是针灸处方的目的所在。腧穴配伍在临床的应用，必须依赖于针灸处方的其他要素，脱离具体治疗方法的腧穴配伍无法达到其治疗疾病的目的，即针灸处方是腧穴配伍的具体应用方案。例如，补合谷、泻三阴交可活血祛瘀通经，泻合谷、补三阴交可调气养血固经，这都说明了处方中治疗方法的重要性。腧穴配伍只有存在于完整的针灸处方中才能具体地应用到临床。

（2）针灸处方和腧穴配伍的区别

①腧穴配伍的概念及内涵：腧穴配伍是基于中医理论，在针灸选穴原则的指导下，结合临床和腧穴主治特性，选择两个以上作用相同的腧穴进行配伍，发挥腧穴的协同增效作用，以达到特定治疗效果、提高临床疗效的一种方法。

常见的腧穴配伍方法可分为按部位配伍、按经脉配伍及特定穴配伍。按部位配伍包括以腰部为界的上下配伍；在人体的腹面及背面取穴的前后配伍；根据经络有左右对称或左右交叉的特点，取双侧或对侧腧穴的左右配伍。按经脉配伍包括选择本经脉上的腧穴配伍治疗该脏腑病或经脉病的本经配伍；选择相为表里的经脉上的腧穴配合本经腧穴的表里经配伍；根据"同气相求"的理论，选用手足同名经的腧穴配合使用的同名经配伍；在相交会的经脉上选取腧穴的交会经配伍，以及根据脏腑、经络的五行属性，按照"虚则补其母，实则泻其子"的原则，选取五输穴的子母经腧穴配伍。特定穴配伍包括俞募配穴法、原络配穴法、俞原配穴法、合募配穴法、八脉交会配穴法、郄会配穴法等配伍方法，因其与上述配伍方法相比往往所选腧穴相同，只是配伍思想、形式有别，故与上述方法之间有诸多交叉之处。此外，还有子午流注、灵龟八法、飞腾八法等配伍法，是将特定穴与经气流动的时间规律相结合使用的配伍方法。腧穴的配伍是历代医家临床经验的结晶，历代医家在临床治疗时都非常重视腧穴的配伍与应用。开始自《黄帝内经》时期，指导腧穴配伍的理论主要为阴阳学说、五行学说、经络学说、脏腑辨证和病机理论。长期的临床实践证明，绝大多数情况下腧穴配伍的应用效果往往优于单穴。随着临床实践经验的积累，以及针灸理论的不断丰富，腧穴配伍理论也在丰富与细化，同时也不断在临床工作中运用针灸处方，使其经受医疗实践的检验。腧穴配伍理论发展的研究，更多来自对后世医家著作中腧穴配伍规律的总结，涌现出了诸如

"俞原配穴治疗脏病""合募配穴治疗腑病""郄会配穴治疗急症""接经配穴法"等腧穴配伍的理念与方法总结。如镇静安神针法，即天、地、人三才配穴治疗失眠，取四神聪、神门、三阴交配伍使用，对原发性失眠疗效确切。

②针灸处方的概念及内涵：针灸处方是针对患者的病证情况，在辨病辨证基础上，提出的具体治疗方案，主要涵盖穴位组成和治疗方法两大部分。

针灸处方中穴位和治疗方法是根据患者的病证情况，如主要症状、发病原因、发病机制、病情缓急等选取的。根据主症选主穴，根据辨证、兼症选配穴，由此选取相应腧穴，构成主穴和配穴的针灸处方。针灸处方中治疗方法主要包括所选疗法、操作手法、治疗时间等内容。针灸治疗方法种类繁多，主要有毫针刺法、艾灸、火针、拔罐、刺络放血、皮肤针、耳针、穴位注射、穴位贴敷等，临床可根据不同病证选取适宜的治疗方法。操作手法主要指补泻方法，如补法、泻法或平补平泻，应根据所要达到的治疗目的选取。相同的穴位采用不同的操作手法可产生不同的治疗作用，如"补合谷、泻复溜能发汗"，反之"泻合谷、补复溜则能止汗"。治疗时间主要指每次治疗的时间、疗程天数、治疗间隔等内容，此部分内容关系到针灸疗法的刺激量，不可忽视。完整的针灸处方应有明确的穴位组成和治疗方法，二者缺一不可。

综上所述，腧穴配伍与针灸处方概念不同、内涵不同，但两者关系紧密。两者的关系是：腧穴配伍是针灸处方的基本要素，针灸处方是腧穴配伍的具体应用。明确腧穴配伍和针灸处方的概念、内涵及关系有利于规范针灸治疗方案，使中医针灸得到更好的传承与发扬，对针灸学的发展意义深远。

[1] 陈滢如，朱江，宋佳杉，等．刍议针灸处方的选穴配伍［J］.中国针灸，2012，32（1）：65－68.

[2] 赖新生，伦新．实用针灸处方学［M］.北京：人民卫生出版社，2004：11－25.

[3] 张承舜，代晓琴，范亚朋．腧穴配伍研究进展［J］.实用中医药杂志，2013，29（2）：147－149.

[4] 王富春，景宽．特定穴在临床中的配伍应用［J］.辽宁中医杂志，1989（10）：34－35.

[5] 张鸥．浅谈接经配穴及应用［J］.中国中医基础医学杂志，2001，7（6）：77－78.

[6] 严兴科，张燕，于璐，等．"镇静安神"针法对心脾两虚型失眠患者匹兹堡睡眠指数的影响［J］.针刺研究，2010，35（3）：222－225.

[7] 邱茂良，孔昭退，邱仙灵．针交治法与处方［M］.上海：上海科学技术出版社，2009：3－5.

[8] 丁德艳．针刺补泻手法初探［J］.针灸临床杂志，1996，12（9）：13－14.

54. 何为"主穴"？主穴与配穴的区别和联系是什么？

腧穴是人体脏腑经络之气输注于体表的特殊部位，既是疾病的反应点，又是针灸治疗的刺激点。选穴是针灸处方的关键所在，是医者医术水平的集中体现，也是处方临床疗效的决定性因素。穴位的选择与配合是否合理，直接关系着针灸的临床疗效。主穴，顾名思义是针灸处方中起主要治疗作用的腧穴，也是针对疾病主症而选取的一组腧穴。配穴是相对主穴而言，针对辨证或兼症选取的。

主穴与配穴是处方的基本要素，共同构成了针灸处方的腧穴部分，所以要掌握其概念必须先对主穴、配穴及处方有整体的把握和了解。针灸处方是在辨证论治的基础上，集理、法、方、穴、术于一体的针灸治疗方案。针灸处方与中药方剂一样，注重主穴、配穴的先后主次轻重之分，主穴、配穴的确定是影响临床疗效的主要因素。"方从法出，法随证立"，证候是以主症为核心、病证发展到一定阶段时所有症状的总称，是辨证论治的基础，也是对引起主症病因病机的客观体现；兼症是主症发展和变化过程中出现的继发症状，或同时出现的相关症状。在制定针灸处方过程中，应辨清错综复杂的临证表现以确定主穴配穴，使主次分明，条理清楚，标本兼治，顾全整体。

主症选主穴，即抓住疾病的主要症状和体征，针对性选取治疗这类主症的腧穴作为针灸处方中的主穴。主症是指病证的主要症状与体征，反映了疾病的主要矛盾，与疾病的本质有着十分密切和直接的联系，能够表达病变的主要方面。主症是疾病基本病理变化的主要外在体现，每一种病证都有其具有特异性的主症，可能是一个症状，也可能由若干个症状组成，而这一个症状或几个症状就是疾病的中心环节。抓主症的根本目的，就是围绕主症进行辨病辨证，识别病证本质，进行针对性治疗，以求提高临床疗效。主穴是指针灸处方中起主要治疗作用的腧穴，与配穴共同构成针灸处方，主穴对于治疗疾病具有较强的靶向性，因此医者必须熟练掌握腧穴主治范围，以求迅速明确治疗主症的腧穴。

古代医家就已有抓主症、选主穴的意识，如《针灸资生经》云："凡有喘与哮者，为按肺俞，无不酸疼，皆为缪刺肺俞，令灸而愈。"《针灸大成》云："大便泄泻不止，中脘、天枢、中极。"现代针灸临床中特别注重针对主症的治疗，如失眠患者往往以夜间入睡困难、睡时易醒或早醒、醒后难以入睡为主症，一般选取百会、四神聪、神门、照海、申脉、安眠为主穴以安神定志；又如胃痛选公孙、内关、中脘、足三里为主穴以和胃止痛。此外，在现代针灸学教材中，对各病证的主穴也都有明确的界定，如石学敏《针灸学》中治疗腰痛主穴选取阿是穴、大肠俞、委中，治疗便秘主穴选取大肠俞、天枢、归来、支沟、上巨虚等。

辨证选配穴，即是在确定了主症之后，结合疾病的次要症状即兼症，分析疾病的证型，再根据证候类型及特点确定配穴。配穴用以增强主穴的治疗作用，或协助主穴治疗伴发症状。

辨证论治是中医基础理论的主要特色之一，是中医治疗疾病的灵魂，针灸选穴同样要遵循辨证的原则，其中尤以经络、脏腑辨证应用最广。运用经络、脏腑辨证，对病情进行具体分析，确定病变属于何经、何脏腑，同时辨别疾病寒、热、虚、实的性质，从而做出临床诊断，并明确治疗方法，然后根据治法，结合腧穴的主治作用，进行临床取穴配穴，再结合针灸的性能确定宜针宜灸、当补当泻的针灸处方。经络辨证是针灸治疗疾病的颇具特色的辨证方法，尤其对头面、肢节、皮外科病等病位较明显、局限的疾病最为适宜，如头痛一证，阳明头痛位于前额部，取局部穴印堂配阳明经穴合谷；厥阴头痛位于头顶，取局部穴百会配厥阴经穴太冲；太阳头痛位于头项部，取局部穴风池配太阳经穴后溪等。脏腑辨证主要适合于以全身症状为主要表现的脏腑病和一些无明显局限病变部位的疑难病，在确定脏腑病位基础上辨别证候是关键，如胃脘痛，其病位在胃，主穴选取中脘、足三里，肝气犯胃者加太冲，饮食伤胃者加梁门，脾胃气虚者加气海。此外，还需利用八纲辨证对疾病的阴阳、表里、寒热、虚实等疾病性质进行分析研究，综合判断，才能进一步确立合理的针刺手法等。

古代典籍中对辨证选配穴也早有记载，如《针灸甲乙经·妇人杂病第十》中治疗痛经："女子胞中痛，月水不以时休止，天枢主之……小腹胀满，痛引阴中，月水至则腰脊痛，胞中瘕，子门有寒，引髋髀，水道主之……妇人少腹坚痛，月水不通，带脉主之。"《玉龙经》："眩晕呕吐者，针风府；头眩善呕烦满者取神庭、承光；头旋耳鸣取络却；头晕面赤不欲言，泻攒竹、三里、合谷、风池。"

参 考 文 献

[1] 孔红兵，燕炼钢，汪瑛，等. 针灸治疗失眠症 52 例临床观察［J］. 中医药临床杂志，2011，23（12）：1040–1041.

[2] 李志方. 温针灸治疗脾胃虚寒型胃痛的临床效果［J］. 临床合理用药杂志，2017，10（7）：105–106.

[3] 石学敏. 针灸学［M］. 北京：中国中医药出版社，2002.

55. 腧穴配伍的目的和机制是什么？

（1）腧穴配伍的目的

腧穴配伍的目的是提高临床疗效，腧穴配伍时往往可达到协同增效作用。协同增效作用又称协合作用或相生作用。不同穴位之间相互协作产生的效果大于单个穴位的治疗作用。使用多个腧穴治疗疾病时，如果所治疗器官功能低下，治疗时兴奋作用的因素占有优势，并使其兴奋作用优于针灸其中单个腧穴或腧穴组合，那么这些腧穴之间的配伍将呈现出协同增效作用。反之，对于器官功能亢进者，如果抑制作用占有优势，并使抑制作用优于针灸其中单个腧穴或腧穴组合，那么这些腧穴之间的配伍也将呈现出协同增效作用。腧穴配伍产生协同增效作用主要是由于完全相近或相同的 2 个或 2 个以上腧穴相配伍后产生疗效的增加。如天枢配大肠俞，天枢为胃经腧穴，乃本经脉气所发，具有理气健脾、调中和胃、疏调大肠、扶土化湿的功效。大肠俞为膀胱经腧穴，为大肠之气转输、输注的处所，具有调理肠胃、泄热通便的功效。古代医籍中大量的配穴原则与针灸处方都是从协同互用的角度立意的，如《灵枢·官针》"偶刺"法及《素问·奇病论》

所载"口苦者……此人者，数谋虑不决，故胆虚，气上逆而口为之苦，治之以胆募、俞"是为前后配穴之法，《灵枢·终始》中所述"从腰以上者，手太阴阳明皆主之，从腰以下者，足太阴阳明皆主之"是为上下配穴之法，《灵枢·五乱》中提到的"气在于肠胃者，取之足太阴、阳明，不下者，取之三里"是为表里经配穴之法，还有目前临床常用的合募配穴法、原络配穴法等，皆以"协同"为方法、以"增效"为目的。

（2）腧穴配伍的机制

①增加"效值"：效，即效果、疗效；值，即数值。腧穴配伍增加"效值"，表示既有疗效，又有指标数值的变化，即治疗前后相关评价指标的变化所反映出的良性治疗效果及治疗优势，这种变化既可以是升高，也可以是降低，但对机体产生的影响始终是正向的、积极的。效值越大，则疗效越显著。效值是具象的，可通过具体的数值来体现。

医学评价量表评估值。量表作为一种测量工具，主要用于将主观的或是抽象的概念进行定量化测量。医学评价量表一般由若干题项构成，或构成一个复合分数，用来描述患者对于病情的主观感受或疾病的临床特征，如考察某个症状是否存在，或者是评价症状的严重程度，还可以用于追踪症状的变化。石志敏等采用胃肠症状评估量表，观察子午流注刺法与辨证体针针刺治疗腹泻型肠易激综合征的临床疗效及差异，结果显示治疗后子午流注组与辨证体针组主要临床症状评分均低于空白对照组，且相较于辨证体针组，子午流注组该评分更低，提示子午流注刺法能够明显改善腹泻型肠易激综合征患者的临床症状，效果优于辨证体针针刺。可见，治疗前后医学评价量表评估值的变化，能够直接反映腧穴配伍的作用效应或作用趋势，正向的改变即为"效值"增加，临床疗效较好；反之则为"效值"减少，临床疗效较差。

临床客观检测指标值。临床客观检测指标值是指应用现代化医疗设备与技术获取的与患者病情密切相关的检测结果，其具有客观性和精确性，能够直接反映病情的转变。罗海鸥等研究显示，中脘、胃俞配伍针刺可有效升高消化性溃疡患者血浆一氧化氮（nitric oxide，NO）含量，提示中脘、胃俞俞募配伍法针刺治疗消化性溃疡的疗效可能与 NO 含量呈正相关。在这里，治疗后临床客观检测指标值的变化即作为"效值"，合理的腧穴配伍方案能够有效提升"效值"，更好地发挥临床作用优势。

实验研究检测指标值。实验研究检测指标值是指为评价研究结果，借助某种仪器或工具准确测量得到的数值。李亚勤等观察单穴针刺与腧穴配伍针刺对糖尿病胃轻瘫模型大鼠胃窦 Cajal 间质细胞（interstitial cells of Cajal，ICC）的影响，结果显示与模型组比较，足三里组、中脘 + 足三里组大鼠胃窦 ICC 数量升高，且中脘 + 足三里组胃窦 ICC 数量高于足三里组，结合大鼠症状改善程度，认为腧穴配伍组对糖尿病胃轻瘫的改善作用优于单穴组。可见，干预前后实验研究检测指标值的变化同样可作为"效值"，用以阐释针灸作用机制及腧穴配伍的优势。

②扩大"效域"：域，意为区域、范围。扩大"效域"，即扩大疗效范围。合理的腧穴配伍相较单穴或一般组穴而言，能够发挥更广泛的治疗作用，这种治疗作用可归纳为两个方面：一是效应靶点的增加，腧穴配伍能够同时作用于疾病网络中的多个靶点，对各靶点的作用可以产生协同效应，使其总效应优于单穴治疗的效应，从而改善更多的临床症状；二是效应范围的扩大，即腧穴配伍通过广泛激活脑部功能区域参与机体的功能调节，从而发挥治疗优势。

效应靶点增加。靶点，在医学上一般是指治疗的关键点，往往具有针对性、集中性。此处所说的效应靶点，主要是指能够反映治疗效果的作用关键，效应靶点的增加以症状的改善为主要表现。针灸治疗疾病，往往是对症施治，以腧穴配伍的方式尽可能更多、更好地改善临床症状，是针灸发挥疗效的重要途径之一。蒋海琳等观察单穴电针与腧穴配伍电针治疗原发性失眠的临床疗效差异，结果显示治疗后单穴组（神门）患者入睡时间、夜间苏醒频次、比期望的时间早醒、总睡眠时间、总睡眠质量评分较治疗前降低；而配伍组（百会＋神门＋三阴交）治疗后不仅入睡时间、夜间苏醒频次、比期望的时间早醒、总睡眠时间、总睡眠质量评分较治疗前降低，白天情绪、白天身体功能评分也有所降低，该组在治疗后与随访期均表现出显著的治疗优势，可见配伍组效应靶点多，疗效范围广。

效应范围扩大。效应范围是指针灸引起脑区功能活动对机体所产生的影响。相较于单穴，腧穴配伍能够更为广泛地激活脑部功能区域，或通过信息整合引起脑部功能区域间新的网络联系，从而发挥更好的针刺治疗效应。李晓陵等总结既往关于合谷配太冲与单穴激活脑功能区域相关研究，发现针刺合谷配太冲引起脑区的变化，不是合谷和太冲单穴脑激活区的简单叠加，而是更广泛地激活了大脑功能区域并产生相应的特定疗效，这可能是中枢系统脑血流动力学和葡萄糖代谢重新分布的结果。蔡荣林等观察针刺胃俞、中脘俞募配穴与胃俞、中脘单穴对胃扩张受试者大脑自发神经活动低频振荡振幅（amplitude of low frequency fluctuations，ALFF）的影响，发现与针刺前比较，三组针刺后引起了不同的大脑自发神经活动 ALFF 值变化，而俞募配穴相比单穴针刺引起了更多、更广泛的脑区改变。可见，腧穴配伍相较于单穴能够广泛激活脑部功能区域并参与机体的功能活动，即扩大了"效域"，从而发挥腧穴配伍协同增效的作用。

协同增效是腧穴配伍的最终目的，而增加"效值"和扩大"效域"是腧穴配伍发挥协同增效作用的重要途径，同时也赋予了腧穴配伍理论新的内涵。"效值"与"效域"既是腧穴配伍效应的具体体现，又反映了针灸作用的关键机制，通过"效值"

与"效域"概念的引入,不仅有助于研究人员更好地搭建研究框架,从多个角度验证和阐释腧穴配伍的治疗优势,同时也为临床工作者有关腧穴配伍疗效的观察比较提供了指引。

参 考 文 献

[1] 黄慧. 浅谈腧穴配伍在临床治疗中的作用 [J]. 时珍国医国药, 2011, 22 (6): 1536 – 1537.

[2] 石志敏, 李雪青, 吴艳红, 等. 不同腧穴配伍针刺治疗腹泻型肠易激综合征的平行对照研究 [J]. 针灸临床杂志, 2017, 33 (5): 8 – 11.

[3] 罗海鸥, 唐勇, 陈瑾, 等. 中脘、胃俞配伍针刺对消化性溃疡患者血浆一氧化氮的影响 [J]. 针灸临床杂志, 2003, 19 (4): 50.

[4] 李亚勤, 于波, 李铁, 等. 针刺单穴及腧穴配伍对糖尿病胃轻瘫大鼠胃窦 Cajal 间质细胞影响 [J]. 世界中医药, 2016, 11 (2): 214 – 218.

[5] 蒋海琳, 刘成禹, 王富春, 等. 电针单穴与配伍腧穴治疗原发性失眠的临床疗效观察 [J]. 中华中医药杂志, 2019, 34 (5): 2266 – 2269.

[6] 李晓陵, 刘阳, 王丰, 等. 基于 fMRI 的针刺"四关"穴治疗机制研究进展 [J]. 山东医药, 2020, 60 (20): 88 – 90.

[7] 蔡荣林, 申国明, 武红利, 等. 胃俞募配穴针刺对胃扩张状态下受试者静息态脑功能磁共振成像低频振幅的影响 [J]. 中华中医药杂志, 2018, 33 (5): 1821 – 1826.

[8] 蒋海琳, 徐晓红, 赵晋莹, 等. 腧穴配伍效应——增加"效值"与扩大"效域" [J]. 中国针灸, 2023, 43 (11): 1275 – 1278.

56. 如何理解"俞原配穴治疗脏病"?

俞即是背俞穴,脏腑经气输注于背腰部腧穴。《灵枢·背腧》云:"……肺俞在三焦之间,心俞在五焦之间,膈俞在七焦之间,肝俞在九焦之间,脾俞在十一焦之间,肾俞在十四焦之间,皆挟脊相去三寸所。"背俞穴包括肺俞、厥阴俞、胆俞、脾俞、胃俞、三焦俞、大肠俞、小肠俞、膀胱俞、肾俞、肝俞、心俞共 12 个腧穴。

明代张介宾在《类经》中云"十二俞皆通于脏气";《图注八十一难经辨真》又曰"阴病行阳，当从阳引阴，其治在俞"。说明背俞穴接近内脏，在临床上皆能反映五脏的盛衰，张景岳云："五脏属于腹中，其脉气俱出于背之足太阳经，是谓五脏之俞。"背俞穴位于背部属阳，脏属阴，在《难经·六十七难》中有"阴病行阳"之说，即五脏有病，当取其相应背俞穴治之。"脏者，人之神气所舍藏也"，即肝藏魂，肺藏魄，心藏神，脾藏意与智，肾藏精与志。五脏主宰人体生命活动，背俞穴主要调整五脏功能，从而达到对机体的整体调整作用。

原即十二原穴，位于四肢腕踝关节附近，是脏腑原气所经过留止的部位。其首载于《灵枢·九针十二原》："五脏有六腑，六腑有十二原，十二原出于四关……五脏有疾，当取之十二原，十二原者，五脏之所以禀三百六十五节气味也"。《难经·六十四难》云："经言肺之原，出于太渊；心之原，出于大陵；肝之原，出于太冲；脾之原，出于太白；肾之原，出于太溪；少阴之原，出于兑骨；胆之原，出于丘墟；胃之原，出于冲阳；三焦之原，出于阳池；膀胱之原，出于京骨；大肠之原，出于合谷；小肠之原，出于腕骨。"十二经中阳经各有其原穴，阴经则以输代原。

《难经·六十六难》载："脐下肾间动气者，人之生命也，十二经之根本也，故名曰原。三焦者，原气之别使也，主通行三气，经历于五脏六腑。原者，三焦之尊号也，故所止辄为原。"三焦为原气的别使，通行上、中、下三气，经历五脏六腑，记氏对上中下三气进行了详解："下焦所具有的真原之气也就是原气，或称下焦之气。原气上行至中焦，中焦接受由食物消化后所化生的精悍之气，变化成营卫之气。上焦就是呼吸器官里的气，

针医百问（第2版）

也就是心肺之气或宗气。"原穴代表原气，对经络和内脏的治疗具有十分重要的作用。针刺原穴可以维护机体正气，抗御病邪，调整脏腑、经络功能。

在临床应用中，俞原配穴法可以治疗五脏病。"治寒热，深专者，刺大脏，迫脏刺背，背俞也""五脏有疾者，当取之十二原"都分别强调了背俞穴和原穴都主治五脏病，古代文献中对俞原配穴的记载有很多，最早在《针灸甲乙经》中应用过"俞原配穴"即"肺胀者，肺俞主之，亦取太渊……肝胀者，脾俞主之，亦取太冲；肾胀者，肾俞主之，亦取太溪"。但并没有提出"俞原配穴"这样的名词，直到 20 世纪 80 年代王富春教授卓有新意地提出了"俞原配穴"，将背俞穴和原穴这两个功能相似的特定穴联合应用，加强单一特定腧穴对脏病的治疗作用。王富春教授在教学临床实践中还多次提到针灸治疗疾病的"三大要素"，即辨证、取穴、手法。三者相辅相成，贯穿针灸治疗疾病的始终。俞原配穴就是这三要素之一，在针灸治疗时还应将其与其他要素结合应用。这些配穴方法在指导针灸临床、提高疗效方面无疑起到了特殊的重要作用。

俞原相配是将本经脏腑所属的原穴与其背俞穴相配，取其原穴与背俞穴在主治上的共性，相互协调以增进治疗效果的一种配穴方法，虽然两者皆可治疗脏病，但其对于主治性而言，原穴擅于扶正祛邪，用以调脏气之实质，俞穴偏调和阴阳，以调脏气之功能，二者相互配合功效显著，对于各脏腑之虚实、邪气之盛衰均有调节作用。俞原配穴还可以辅助诊断五脏疾病的应用。背俞穴为脏腑经气汇聚之处，原穴为原气经过留止之处。"有诸内必行于诸外"通过背俞穴和原穴穴位相应阳性反应可以辅助诊断疾病。《素问·缪刺论》载："邪客于足太阳之络，令人拘挛背急，引胁而痛，刺之从项始，数脊椎夹脊，疾按之应手如痛。"《灵枢·九针十二原》对原穴反应病证记载为："五脏有疾也，应出十二原，十二原各有所出，明知其原，睹其应，而知五脏之害也"。这些都是古代医家通过长期实践经验总结的精华所在。现代医家通过大量实验证明，当邪犯机体时，往往在其所犯、相应脏腑背俞穴、原穴可以出现压痛或条索状结节等阳性反应，在实验针灸的经络电阻测定实验中，可以观察到有内脏疾病的患者背俞穴、原穴会出现低电阻现象。

57. 如何理解"郄会配穴治疗急症"？

"郄"为空隙之意，是各经之气深聚的部位，"郄"作为针灸治疗部位名称在《黄帝内经》中首次提出，并在多个章节中提到。《素问·刺疟》载："足太阳之疟，令人腰痛头重……刺郄中出血。"又载："先腰脊痛者，先刺郄中出血。"《素问·刺腰痛》云："中热而喘，刺足少阴，刺郄中出血。"郄穴含气血出入较深的部位之意，在经脉循行路线上气血汇聚，如灌注于孔隙之中。八会穴是指人体的脏、腑、气、血、筋、脉、骨、髓八种精气汇聚的部位，均有一腧穴称为八会穴，在《黄帝内经》中提到过八会穴的单穴，但并未记载其名称，如《素问·刺疟》云："疟脉满大急，刺背俞，用中针傍五俞各一，适肥瘦，出其血也。"其中"背俞"注解为"大杼"，但并未说明大杼为骨会。

《难经·四十五难》中记载了八会穴名称："经言八会者，何也？然，腑会太仓，脏会季胁，筋会阳陵泉，髓会绝骨，血会膈俞，骨会大杼，脉会太渊，气会三焦外，一筋直两乳内也。"其中太仓为中脘穴，季胁为章门穴，气会为膻中穴。从此这八个穴位为后世医家所沿用。这八个腧穴，除了悬钟外，均属特定穴，除了各自原有的功能以外，对脏、腑、气、血、筋、脉、骨、髓的生理功能还有着特殊的关系。如中脘胃之募穴，六腑皆取禀于胃，故为腑会；章门为脾之募穴，五脏皆禀受于脾，故为脏会；阳陵泉为胆经合穴，胆与肝合，肝主筋，且位居膝下，膝为筋之腑，故为筋会；绝骨属胆经，胆主所生病骨。骨生髓，故为髓会；心主血，肝藏血，膈俞位居心俞之下，肝俞之上，故为血会；大杼当项后第一胸椎棘突两旁，第一胸椎称脊骨，又名杼骨，诸骨自此擎架，连接头身肢体，故为骨会；太渊属肺，肺朝百脉，位于寸口，寸口为脉之大会，为中医侯脉之处，故曰脉会；膻中位于两乳之间，内部为肺，肺主气，诸气皆属于肺，故为气会。

在 20 世纪 80 年代，王富春教授根据其临床经验在前人对特定穴理论论述基础上，富有创新性地提出了"郄会配穴治疗急症""俞原配穴治疗脏病""合募配穴治疗腑病"等方法，并发表在《辽宁中医杂志》上。经过多年临床观察，这几种新的配穴方法以其取穴少、痛苦小、疗效高，为针灸界同仁所认同。其中"郄会配穴"法在治疗急症方面疗效独特，现论述如下。

郄穴的名称和位置首载于《针灸甲乙经》。郄穴是各经脉在四肢部经气深聚的部位，大多分布于四肢肘膝关节以下，只有胃经的郄穴梁丘在膝以上，十二经脉、阴阳跷脉和阴阳维脉各有一个郄穴，合为十六郄穴。

郄穴的定义，各教材中所述不尽一致。在杨甲三主编的《针灸学》中概括以下二说：其一，认为郄穴是各经经气所深聚部位的腧穴；其二，认为郄穴是指经脉气血曲折汇聚的孔隙。现代文献中对郄穴的定义多遵循于第一点。

郄穴的定位，如交信、中都、外丘、阳交、养老等，古今文献记载一直存在分歧，不少学者对此进行了考证。阳跷脉之郄穴交信与复溜并列，两穴的前后关系历来有不同看法。有人认为当在复溜之后，靠跟腱内侧边，从太溪直上二寸取之；针感会向上下放射，上达胯际，下至脚底和五个足趾；并列举使用该穴的临床验案加以证实；有人认为交信在复溜之前；还有人从《针灸甲乙经》原文、经脉循行部位以及交信穴名释义 3 个方面论证，也认为交信在前，复溜在后。目前在新世纪全国高等中医药院校规划教材《针灸学》《经络腧穴学》中规定交信在复溜前0.5寸处。

肝经郄穴中都的位置，夏氏提出应当在内踝上七寸、胫骨内侧面的骨面当中，而不应定位于胫骨前缘或胫骨后缘。杜氏也持相同观点，并据理对杨氏等的"胫骨上无法针刺"的观点提出了异议。

胆经之郄外丘与阳维之郄阳交的前后关系亦有争议，吴氏等着重阐发了《针灸甲乙经》关于阳交穴"斜属三阳分肉间"的含义，认为外丘在前，阳交在后。

小肠经之郄养老的取穴法，一般多嘱患者以掌当胸，尺骨小头桡侧缘骨开有孔即是穴。但盛氏则提出不同看法，认为该穴应在尺骨小头后陷中，无须以掌当胸取穴。

临床上常用郄穴治疗本经循行部位及所属脏腑的急性病证。古代文献对郄穴的主治作用多有记载。归纳起来，阴经郄穴多治血证，阳经郄穴多治急性疼痛。如《针灸大成》和《针灸甲乙经》记载肺经郄穴孔最治疗吐血；大肠经温溜治疗上肢痛、肠鸣痛、口齿痛等病证。王淑琴提出以郄穴点刺出血治疗本经急性淋巴管炎（红丝疗）。此外，当某脏腑有病变时，可按压郄穴进行检查，作协助诊断之用。如刘云鹤所述，以触到结节、条索状物及指下感觉硬胀等为阳性征象，认为孔最主呼吸道、皮肤疾病……中都、地机同时触知者主妇科病及血液病等。在盖国才所编的《穴位诊断法》中，将十二经郄穴作为"定性穴"，再配以某些"定位穴"，并以此来进行穴位辨病定位诊断。如温溜穴诊断为消化道穿孔，配中脘、左承满，则诊断为胃穿孔等。石学敏教授编写的《针灸治疗学》中关于叙述郄穴的临床应用如下：郄穴在生理上为气血深聚之处，在病理上也是脏腑经脉病证的反应点，对本经所属络之脏腑及循行部位之病证，可以切循扪按郄穴，查其"应动"以协助诊断。如心绞痛、胸膜炎患者，往往在患侧手厥阴经郄穴出现压痛等。这些说明郄穴在用于治疗急性病证和协助诊断上有很好的效果。

58. 如何理解针灸中脉诊的重要性?

脉诊是中医诊断疾病的重要手段，在针灸临床实践中，脉诊更是发挥着独特的作用。而历代医家对针刺中诊脉的重要性具有颇多论述，"凡欲针灸，必先看脉"，"每针常须看脉，脉好乃下针，脉恶勿乱下针也"，这种以脉诊指导刺灸的思想应被后世针家关注。

依据古文字籀文对"脉"的描绘，其形状好像河里的水流或者血管里的血流。研究发现，血脉一词在《黄帝内经》中共出现40次，因此发现古人对脉最初的认识是"血管""血脉""气血"。《史记·扁鹊仓公列传》对切脉做了最早的记载并提出阴阳脉理论，从而阐释了脉具有"经脉"的含义。《灵枢·经脉》载"经脉者，常不可见也，其虚实也，以气口知之"，与"经脉"概念的形成关系最为密切的是诊察体表脉动变化，在经行较表浅的部位可以触及脉的搏动，称之为"动脉"。经脉的分支与血管解剖结构相似，都具有多条分支，都是气血运行的场所，反映着人体气血阴阳的盛衰。

针灸是在中医理论的指导下，以经络理论为主导的中医特色诊疗方法，"经"与"络"遍布人体，经络中的气血滋润濡养着机体的每寸肌肤，《灵枢·海论》载"内属于腑脏，外络于肢节"，从而将人体内外系成一个有机的整体。据文献考究，在早期文献中脉诊的记载无不伴随着经脉理论的内容，深刻认识了脉与血液、经脉、脉动的关系，并且对于脉诊手法及脉动次数、形态改变的论述都蕴含着早期凭脉辨病诊断思想，可见，脉诊在早期医疗诊断活动中占有极重要的位置。

文献记载表明，早期的脉诊是对经络的检查，脉诊对针灸有直接的指导作用。《灵枢·九针十二原》论述"凡将用针，必先诊脉，视气之剧易，乃可以治也"，将此作为针刺的基本原则之一。《灵枢·官针》中提到通过诊脉如果发现脉深，则久留针，如若脉浅，担心精气流出，故按脉令绝，然后刺之，使邪气独出，可见诊脉对针刺前具有的重要指导作用。"气至"是判断针灸疗效的关键，而气至与否则需要诊脉以辨别，从而进一步指导针灸补泻手法与留针的时间，《素问·离合真邪论》中强调进针候气，要像等待贵客一样，忘掉时间的早晚，当得气时，要守护好经气，而通过诊脉来判断经脉脉气的状态则显得尤为重要。另外，脉诊对于疾病的预后起着重要的指导作用，《灵枢·终始》载："补则实，泻则虚，痛虽不随针，病必衰去"，可见《黄帝内经》时期非常注重诊脉而不是只从症状来判断疾病的演变与发展。医圣张仲景作为经方家，擅用汤药，而其在著作《伤寒杂病论》中也提出了脉诊对于针灸治疗的重要意义。《伤寒论》原文中第 108 条"伤寒，腹满谵语，寸口脉浮而紧，此肝乘脾也，名曰纵，刺期门"，第 109 条"伤寒发热，啬啬恶寒，大渴欲饮水，其腹必满，自汗出，小便利，其病欲解，此肝乘肺也，名曰横，刺期门"，第 292 条"少阴病，吐利，手足不逆冷，反发热者，不死。脉不至者，灸少阴七壮"，第 343 条"伤寒六七日，脉微，手足厥冷，烦躁，灸厥阴"，张仲景通过脉象辨别经络病变部位，从而提出三阳脉宜针、三阴脉宜灸的指导原则，可见在具体疾病的治疗及其预后中脉诊均发挥着直接的指导作用。

脉诊源于经络诊断，早期脉诊是为确立针灸疗法而服务的，它对于疾病的诊治具有不可替代的关键作用。脉诊与经络系统起源和发展直接相关，经络作为气血的载体，通过脉诊诊断人体"气"的状态，针灸治病不同于汤药，其关键在于"调气"。如《灵枢·刺节真邪》载："用针者，必先察经络之虚实，切而循之，按而弹之，视其应动者，乃后取而下之。"可知并非直接审问疾病症状后下针，而是用针之前必须通过察经等方法对经络的虚实做出诊断。从经脉的整体性上看，当人体发生病变时，经络成为反映病变、传递病邪的通路。根据心经系于目、肝经连于目系可找到发病的标本根结。如心肝藏有火热邪毒，可循经上扰，表现出目赤肿痛等症状。此外，根据经脉循行部位出现的明显压痛、条索、纹理、皮肤变化、毛发的分布等形态改变，有助于判断相关经脉及脏腑的病变。脏腑之间相辅相成，当一个脏腑发生病变时也会传及相关脏腑。另有学者研究发现，当机体某脏发生病变时，其所属络经脉上的特定穴或相应经脉的敏感度也有所差异，虚证时多表现为敏感度降低，实证则多表现为敏感度升高。

脉口是人身内外之窗，通过诊脉而得知脏腑气血的盛衰；《灵枢·经水》中提出："审、切、循、扪、按，视其寒温盛衰而调之"，这5种经络诊法，其"审"相当于四诊中的望诊，通常用来诊察体表络脉及皮肤颜色变化来判断疾病性质。"切"主要指切脉，《黄帝内经》时期医者主要根据人迎气口脉法和三部九候脉诊法来判断疾病性质。"循"指的是循推经络的虚实，通与不通来诊断疾病。"扪"法分扪尺肤和扪"本末"寒温两种，是通过感知皮肤润泽程度及温度来发现疾病的方法。"按"法可以概括为用力按压肌肉、血管、肌腱、韧带。经络的气化作用传递着能量，进行着物质交换，激发着人体的整体气机。可见经络系统的起源和发展与脉诊直接相关，脉诊在针灸的诊疗过程中有着不可撼动的重要地位。

59. 针灸治疗失眠的临床选穴规律是什么？

失眠又称"不寐""不得眠""不得卧""目不眠"，常见于西医学的神经衰弱、神经官能症及贫血等疾病中。中医学认为，本病的病位在心。凡思虑忧愁，操劳太过，损伤心脾，气血虚弱，心神失养；或房劳伤肾，肾阴亏耗，阴虚火旺，心肾不交；或脾胃不和，湿盛生痰，痰郁生热，痰热上扰心神；或抑郁恼怒，肝火上扰，心神不宁等均可导致失眠。

失眠的原因繁多，总的说来，一方面与本身的易感因素包括个性、性别、年龄和遗传素质等有关；另一方面则与外界的特定条件如生活质量、经济条件、人际关系、睡眠环境、睡眠习惯、精神因素和躯体疾病等有关。总的说来，是由于脑部产生正常睡眠的部位和功能发生异常，导致睡眠的结构和进程出现紊乱。现代针灸处方根据不同治疗方法呈现出多样化趋势。现代针灸取穴原则除了循经取穴、辨证和辨病取穴，还有将腧穴作用与现代理论相结合的取穴方法，如按神经节段的分部取穴等。

循经取穴规律：在针灸治疗失眠处方多样化的背景下，腧穴的应用仍存在明显的归经性。有研究结果显示，现代医家治疗本病取穴主要集中在足太阳膀胱经、足阳明胃经和督脉。根据经络理论，督脉为阳脉之海，总督一身之阳，又与任脉相通，故可通调一身之阴阳；背俞穴与五脏六腑密切相关，善于调节脏腑功能；督脉与足太阳膀胱经都"入络脑"，根据"经脉所过，主治所及"，可以用来治疗元神疾病。因此，刺激督脉及足太阳膀胱经穴位，可以调节人体气血阴阳，治疗失眠，目前的研究对此也有证实。脾胃为气血生化之源、后天之本。《素问·逆调论》云"胃不和，则卧不安"；足阳明胃经经别"散之脾，上通于心"，故而现代医家常取足阳明胃经穴治疗失眠。

分部取穴规律：现代医学认为失眠与神经及精神紧张影响大脑皮质功能有关，病位主要在心脑。与睡眠有关的解剖部位主要包括额叶底部、视交叉上部、延髓网状结构抑制区、上行网状系统。刺激头部穴位，除可以解除脑血管痉挛，改善局部微循环外，还能刺激大脑皮质，抑制大脑异常放电，使人体达到真正放松状态而进入睡眠。刺激局部还可以改善大脑血供，缓解头昏、头痛、多梦等症状。手、足部的神经末梢分布十分敏感，刺灸之可产生强烈的感觉，从而引起大脑皮层相应区域的兴奋，这一兴奋可使本证的皮层兴奋点得到抑制而起安眠作用；从全息观点而言，手足与头部相对应，大凡头病均可取手足穴位。而《灵枢·终始》云"病在头者取之足"，故治疗本病所选用的穴位主要集中在下肢部和头部。在按部配穴方面，现代治疗主要应用上下配穴法。

辨证取穴规律：绝大多数现代医家在遵循中医理论的基础上，进行辨证取穴。根据统计结果，针灸治疗失眠常用主穴为神门、三阴交、百会、足三里、太冲、内关，各证型应用四神聪、内关均较多，也可作为常用主穴。因此，肝郁化火型失眠常用配穴为行间、风池等；阴虚火旺型失眠常用配穴为太溪、肾俞等；心脾两虚型失眠常用配穴为心俞、脾俞等；心虚胆怯型失眠常用配穴为胆俞、心俞等；痰热内扰型失眠常用配穴为丰隆、内庭等。在按部配穴方面，现代治疗主要应用上下配穴法。

60. 针灸治疗脱肛的同功穴有哪些？临床如何应用？

脱肛主要指直肠黏膜或直肠全层脱垂，又名直肠脱垂，常见于老人、小儿和多产女性。本病病名记载首见于《神农本草经》。根据其严重程度可分为Ⅰ度直肠脱垂、Ⅱ度直肠脱垂、Ⅲ度直肠脱垂。《疡科心得集·辨脱肛痔漏轮》有曰"治脱肛之证，不越乎升举、固摄、益气三法"，中医的"脱肛"包括现代医学的完全性直肠脱垂和不完全性直肠脱垂。"脱肛"病名首见于《神农本草经》，而脱肛的病因，多以"虚"为主。叶天士在《临证指南医案》指出，脱肛病因有饮食内伤、外感湿邪、劳倦伤脾、久病体虚等。《景岳全书》云："大肠与肺为表里，肺热则大肠燥结，肺虚则大肠滑脱，此其要也。则有久泻、久痢、脾肾气陷而脱者；有因中气虚寒，不能收摄而脱者……有因肾气本虚，关门不固而脱者……"因此，脱肛的发生与脾、肺、肾等脏腑功能失调有关，病因病机为脾虚气陷、湿热下注等。

脱肛的治疗原则为健脾益气，收敛固摄，利湿清热，升阳举陷，临床上常以补中益气汤为主方加减进行治疗。取穴主要为督脉、任脉、足太阳膀胱经、足少阴肾经，督脉为阳脉之海，沟通机体诸阳经气血，且其循行"起于下极之俞""合篡间，绕篡后"，"篡"意即肛门，可发挥"经脉所过，主治所及"的治疗作用。任脉为阴脉之海，沟通机体诸阴经气血，与督脉同起于胞中而出于会阴，循行于机体前正中线，因督脉循行"贯脐中央"，故任督二脉经气可通过脐部间接相通，二脉相伍可平衡阴阳、调节气血、补气固本，有利于治疗久泻久痢、产育频繁、年老体衰等原因所致脱肛。从经脉循行上分析，足太阳膀胱经"别入于肛"，故取该经之承山可治疗脱肛；足少阴肾经与足太阳膀胱经互为表里，督脉"与巨阳中络者合"，故督脉与足太阳膀胱经、足少阴肾经经气相通，由于足太阳膀胱经"别入于肛"，督脉循行"合篡间"，故取足少阴肾经可通过经脉间的相互联系治疗脱肛。从生理功能上分析，《灵枢·经脉》记载足太阳膀胱经"主筋所生病"，治疗"尻"部（骶尾部）病变，故足太阳膀胱经与足少阴肾经的表里沟通，可联合治疗脱肛等相关骶尾部疾病，同时，因足少阴肾经循行"络肾"，故可调节肾脏主司前后二阴的功能，发挥肾经对脱肛的治疗作用。针灸治疗脱肛的同功穴主要为足三里、承山、关元、气海、长强以及百会，其中百会作为三阳经脉与督脉的交会处，可以发挥升阳固脱的功效；承山可以调肠腑、疏经络、疗痔疾；关元具有调气回阳、培肾固本的功效；气海能够补肾虚、调气机，并且与关元配伍，能够治疗元气虚惫；长强可以使肛门约束能力增强；足三里作为足阳明经的一个合穴，具有补气强壮、调节脾胃的功效。通过针刺治疗，不仅能够使直肠脱垂症状减轻，还可以改善肌肉功能，使消化道平滑肌张力增强，从而促进直肠回缩。

腧穴分布部位方面，主要选取背腰部、头面部、胸腹部的腧穴。其中，背腰部多背俞穴和督脉腧穴分布，背俞穴其定位符合"位近气临"的相关理论，基本是按脏腑位置的高低分布的，故取背俞穴可治疗相表里脏腑的疾病。关于其取穴，《灵枢·背腧》有"按其处，应在中而痛解"的论述，强调须用手指在相应部位循经按压，患者有酸软胀痛感或按压之处出现胀痛不适感，经按压后缓解，此处可确定为脏腑背俞穴所在位置。募穴与任脉腧穴多分布于胸腹部，任督二脉腧穴配伍，即俞募穴配伍，可平衡阴阳、补气调血、助阳止泻，从而有效治疗相关脏腑病变。头面部为人体诸阳经交会之处，根据"病在下者，高取之"之理，可通过上下配伍的百会与长强，发挥督脉的升举阳气、固摄中气的主治作用，有效治疗脱肛。在对脏腑的整体调治过程中，要发挥经脉和腧穴补益先天、培补后天的作用。在腧穴选用时，如神阙与十二经脉、奇经八脉直接或者间接相联系，可培补机体先后天之气，平衡脏腑气血阴阳，且该穴具有明显的血管横断面结构，通过微循环促进药物的透皮吸收和灸感的渗透，可为现代运用脐疗治疗脱肛提供思路。又如命门潜藏元气与元阳，可升阳举陷，激发肾气与肾阳，现代研究发现，艾灸命门可推动督脉热能的循经传导，更利于本病的治疗。在归经选择时，如对于足少阴肾经的选择，因肾主二阴，肾气充足，则推动和调控脏腑生理功能的动力充足，既可防止固摄无权而致的大便失禁、久泻滑脱，又可促进大肠的传导，对于虚实便秘均有裨益，有效预防脱肛，体现了中医"治未病"的思想。同时，肾在志为恐，通过对足少阴肾经经气的调理可以安神定志，缓解患者的焦虑与紧张。另一方面，针灸脱肛治疗要发挥特定穴对多个脏腑功能的调节作用。如运用八脉交会穴之公孙与内关，公孙为足太阴经的络穴，其"别走阳明，其别者，入络肠胃"，公孙和内关相伍可借助厥阴为开阖枢纽之理，促进脾胃的升降运动与肠腑的传导。

重视循经取穴与上下配穴，如百会与长强均取自督脉，百会为"督脉、足太阳之会""三阳五会"，《灵枢·逆顺肥瘦》载人体诸阳经均到达头面部，可见百会与人体阳经关系密切，可通过补气固阳、升阳举陷、散寒通脉治疗脱肛。研究发现，长强的深浅两层分布与马尾神经、阴部神经、阴部动静脉、肛周动静脉及神经有密切联系，针刺该穴可提升肛周肌群的收摄力，有效升提脱垂组织。百会与长强配伍，通过上下配穴实现局部治疗与远端治疗的整合作用，又可借助灸法温阳散寒、补气升阳治疗脱肛。另外，针灸治疗重视特定穴的应用，如交会穴可同时发挥腧穴所在经脉和交会经脉的主治作用，百会是督脉、手三阳经、足三阳经的交会穴，具有补气固脱、升阳举陷之功。长强是督脉、足少阳胆经、足少阴肾经之交会穴，故取长强可以助阳止泻，发挥腧穴的近治作用；命门是督脉和带脉的交会穴，可固摄下元，升阳培本。

61. 针灸治疗痫病的同功穴有哪些？临床如何应用？

痫证俗称"羊癫风"，是一种发作性疾病，具有发病突然、自行缓解、反复发作的特点。痫证大发作表现为猝然昏仆、牙关紧闭、强直抽搐、醒后如常，小发作时仅表现为一时性失神，两目直视，短时间内即醒如常人。痫证的发生常与先天禀赋不足、脑部外伤、情志失调、饮食失宜、劳累过度、六淫、虫积等因素有关。本病病位主要在脑，与心、肝、脾、肾关系密切。基本病机为气机逆乱，风、火、痰、瘀上蒙清窍，壅塞经络导致神机失控而发病。痫证的初期多以实证为主，日久反复发作易致脏腑功能失调，出现虚实夹杂之证或虚证，使痫证更易反复发作，形成恶性循环。现代医学称之为"癫痫"，发病机制为大脑神经元突发性异常放电而导致中枢神经系统功能失常，我国癫痫患病率为

5‰，男性患病率高于女性。

针灸治疗痫证在减少发作次数、减轻发作症状、延长痫证发作间隔期和减少西药用量及不良反应方面均具有优势。发作期以开窍醒神为主，治宜豁痰息风、开窍定痫；间歇期以祛邪补虚为主，治宜健脾化痰、清肝泻火。总结 30 部现代针灸教材、古代医籍和现代文献中主治痫证的腧穴规律发现，治疗痫证的同功穴共有 109 个，将使用频次在 24 次以上的腧穴纳入一级谱，共有 17 个：百会、水沟（人中）、脊中、神庭、长强、筋缩、大椎、内关、神门、本神、小海、心俞、上脘、鸠尾、腰奇、丰隆、足三里。其中，水沟、脊中出现频次最高，占比 90%；内关、筋缩、本神、小海次之，各占 86.67%。此 6 穴出现频次共计 158次，共占总频次的 12.23%。针灸治疗痫证的同功穴以督脉腧穴为主，占总腧穴的 20.18%。取穴以头面部和四肢部腧穴居多，腧穴属性以五输穴和络穴为主。

痫证病位在脑，脑为元神之府，古代医家素有"病变在脑，首取督脉"的观点。《难经·二十八难》中载"督脉者，起于下极之俞，并于脊里，上至风府，入属于脑"，指出督脉循行于人体后侧正中，从脊里向上行至项后风府进入脑内，上循巅顶，可见督脉与脑关系密切。现代解剖学证实，脊髓经后项部髓孔与脑脊液相通，与记载相符合。同时，督脉在循行上与诸阳经交会，有"阳脉之海"之称，总督一身之阳，统摄人体阳经，《素问·生气通天论》言"阳气者，精则养神，柔则养筋"，可见痫证的神志异常与筋脉拘急与阳气失衡有关。此外，《素问·骨空论》云"督脉者……入循膂络肾"，督脉络肾，肾主骨生髓，脑为髓海，肾精有生气养神、填补脑髓、激发脏腑功能的作用。因此，治疗痫证同功穴以督脉为主，有形神共养、镇静安神、调和阴阳、舒筋缓急之效，对应"经脉所过，主治所及"的取穴原则。根据标本根结理论，四肢是经脉的"根"和"本"部，对于头身的"结"和"标"部有远道主治作用。所选穴位以头部和四肢部居多，体现出"腧穴所在，主治所在"的基本规律和远部取穴的治疗作用。百会、水沟、脊中、神庭、长强、筋缩、大椎均属督脉，腰奇属经外奇穴，位于督脉。百会与水沟均为急救要穴，对于痫证神昏患者有开窍醒神之功。百会为百脉之会，有安神定志、振奋阳气之效。水沟可醒脑开窍、泄热止搐，现代研究表明，指掐水沟穴可使癫痫发作患者脑电图癫痫样波波幅降低，频率减少，从而减短癫痫发作时间。脊中除了对督脉的调节作用，还具有缓解痫证脊背僵痛、角弓反张的局部治疗作用。神庭是足太阳膀胱经、足阳明胃经和督脉的交会穴，"脑为元神之府"，神庭位于前额部，如脑室之前庭，有醒脑开窍、调阴和阳的作用。长强为督脉之首穴，亦是督脉的络穴，通于任脉，可调和阴阳，联系任督二脉之气。筋缩位于肝俞之中央，与肝气相通，善治两目上视、筋脉拘急之症，可调节肝阳、息风止痉。大椎为手足三阳、督脉之会，刺激该处穴位可以宣通阳气，调节一身之阳。腰奇有通调督脉之功，是治疗痫证的经验有效穴。内关为手厥阴心包经络穴，能够沟通联络心经与心包经两经气血，主治神志病，又为八脉交会穴之一，通阴维脉，能够调节阴阳平衡。神门为手少阴心经之输穴、原穴，能调理脏腑虚实、清心泻火、养血安神，多部古籍中皆记载其可治"大小人五痫"，作用广泛。本神穴属足少阳胆经，具有醒脑启窍、息风安神的作用。小海为手太阳小肠经合穴，经言所入为合，小肠经的经气至此犹如水流注入大海，有清热祛风、疏肝安神之效。心俞为心气输注于背部膀胱经的背俞穴，可治疗心神之疾病，对痫证项背拘急也有近治效果。上脘与鸠尾属任脉腧穴。上脘有化痰降浊、调和阴阳之功。鸠尾是任脉络穴，膏之原穴，古人认为膏为心尖之脂，"心下为膏"，故具有通调任督、清心宁神之功。丰隆与足三里均为足阳明胃经腧穴。丰隆为胃经络穴，沉降胃浊而化痰。足三里为胃经的合穴、下合穴，能够补气养血，健补中焦以绝生痰之源，减少和预防痫证的发生。现代研究认为，针刺治疗痫证的机制主要与抑制痫样放电、调整中枢单胺类和氨基酸类神经递质、保护神经细胞、增加中枢阿片肽的含量、调控相关基因表达、降低 NO 水平等作用途径有关。根据"穴位－脑中枢相关理论"，针灸相应的穴位，可以调节与疾病发生相关神经系统结构的兴奋性，从而达到治疗痫证的目的。

综上，针灸治疗痫证可在中医整体观念和辨证论治思想的指导下，选取主治功效相同或相近的同功穴，使腧穴配伍产生协同增效作用，增强临床疗效，共达开窍醒神、豁痰息风、镇静定痫兼以祛邪补虚为主的治疗目的。同时，强调间歇期治疗与发作期治疗的同等重要性，体现中医"治病求本"的治疗思想。

参 考 文 献

[1] 常琳，王小姗. 中国癫痫流行病学调查研究进展 [J]. 国际神经病学神经外科学杂志，2012，39（2）：161－164.

[2] 徐小茹，王之虹，王富春. 痫证"同功穴"分析 [J]. 辽宁中医杂志，2018，45（8）：1588－1590.

[3] 魏奎，张莉. 指掐人中穴对癫痫发作脑电图的影响 [J]. 中医临床研究，2013，5（3）：45－46.

[4] 刘卫英，彭楚湘. 针刺治疗癫痫的实验研究进展 [J]. 湖南中医学院学报，2006，26（1）：62－63.

[5] 薛小卫. 针刺足三里治疗癫痫的作用机制研究 [D]. 银川：宁夏医科大学，2018.

62. 针灸治疗胃脘痛的同功穴有哪些？临床如何应用？

胃脘痛又称胃痛，是指以胃脘近心窝处疼痛为主症的病证，也可连及胸胁或胃痛彻背、胃脘绕脐痛，或兼见胸部痞满、恶心呕吐、嗳气反酸、食欲不振等症状。本病归属于现代医学消化系统疾病，急慢性胃炎、胃黏膜脱垂、反流性食管炎、胃溃疡、慢性萎缩性胃炎等都属于本病的范畴。中医认为，胃脘痛的病因与感受外邪、饮食所伤、情志不遂和脾胃虚弱有关。病位在胃，与肝、脾等脏关系密切。基本病机是胃失和降或胃失温养。胃气瘀滞，升降失常，不通则痛；或胃失濡养，不荣则痛，常见寒邪客胃、饮食伤胃、肝气犯胃、瘀血停滞等实证，以及脾胃虚寒、胃阴不足等虚证，日久可因实致虚，或因虚致实，形成虚实夹杂证。针灸治疗本病以和胃止痛为主。现代医学对本病的病因尚不明确，可能是药物、饮食、应激反应、自身免疫、幽门螺杆菌感染等因素致使胃黏膜屏障受损，引起胃黏膜发生炎症性改变而引起疼痛的一种疾病。调查显示，我国因慢性胃炎导致胃痛的平均患病率约为20%，本病在男性中发病率较高。大多数患者预后良好，但也有癌变的可能性。

胃脘痛的病程较长，容易反复且难以根治，影响患者的生活质量。针灸治疗本病疗效明显，无不良反应，通过对经络腧穴的刺激，达到气血调和、通络止痛的效果。总结现代针灸教材中主治胃脘痛的腧穴共有54个，将使用频次在24次以上的腧穴纳入一级谱，共有16个，分别为足三里、中脘、胃俞、公孙、内关、梁门、上脘、梁丘、胃仓、建里、不容、承满、大都、曲泽、太白、大陵。其中足三里、中脘、胃俞、公孙、内关、梁门和上脘7个腧穴出现频率为100%，梁丘、胃仓、建里为96.30%，不容、承满、大都为92.60%，曲泽、太白、大陵为88.89%。在归经方面，以足阳明胃经腧穴最多，占总腧穴的24.07%；从腧穴所在部位看，以胸腹部最多，占总腧穴的35.19%。腧穴属性以特定穴为主。

从腧穴使用频次可得知，针灸治疗胃脘痛多选取足阳明胃经上的腧穴。足阳明胃经属胃络脾，本病病位在胃，胃为气血生化之源、后天之本，且足阳明胃经循行"其支者，从大迎前下人迎，循喉咙，入缺盆，下膈，属胃，络脾；其直者，从缺盆下乳内廉，下挟脐，入气街中"，经过胸腹部，体现出"经脉所过，主治所及"的基本规律。大部分同功穴围绕胃区在胸腹部取穴，既直达病所，又可宽胸理气，恢复气机，体现了"腧穴所在，主治所在"的治疗规律。同功穴中，足三里、梁门、梁丘、不容、承满为胃经腧穴，具有调肠胃、降气逆等作用。足三里是胃经合穴、下合穴，"合主逆气而泄"，可治气机失调而上逆下泄之病。"合治内腑"，六腑以胃为先，胃肠疾病皆可取足三里。从脏腑经络分析，足三里五行属土，为土中土穴，土生万物，胃与脾相表里，为气血生化之源，故可以治疗一切脾胃之疾。现代研究认为，针灸足三里能够减少胃黏膜细胞凋亡，降低炎性因子水平。梁门在上腹部，脐中上 4 寸，前正中线旁开 2 寸，能够益阳气以消阴邪，解寒滞而开痞郁，在调节胃经气血循行方面效果显著，具有和胃理气、健脾调中的功效，对于脘腹胀满、两胁胀闷、食饮不下等症状均有一定疗效。有实验研究显示，电针刺激大鼠的梁门能够从多途径、多方面保护胃黏膜，促进病理状态下胃黏膜的愈合。梁丘为胃经郄穴，是胃经经气深聚的部位，具有清热消积、疏肝和胃、通络降逆的功效。"阳经郄穴多治急痛证"，梁丘治疗急性胃痛的即刻镇痛效果明显。不容当脐中上 6 寸，距前正中线 2 寸。《针灸资生经》载："不容，疗腹弦急，不得食。腹痛如刀刺。（内）胁积气膨膨。"常用于治疗呕吐、胃病、食欲不振、腹胀等。承满当脐中上 5 寸。距前正中线 2 寸，有理气和胃降逆的功效。公孙、大都、太白为脾经腧穴。脾连肠胃，不论是从解剖位置还是经络表里关系来看脾与胃肠关系都十分密切；其次，脾气正常升举方可为胃行其津液，作为后天治本的重要脏腑，升降有节方能安谷化精。公孙为脾经络穴，络穴沟通表里两经，既可治本经病，又可治其表里之经的病证，故公孙有沟通脾胃二经气血之能。同时，公孙是八脉交会穴之一，通于冲脉。冲脉起于气街，并少阴之经，挟脐上行，至胸中而散，"冲脉为病，逆气里急"，故取公孙能健脾和胃、理中降逆。大都为脾经的荥穴，善治热病、胃痛、呕逆等诸症。太白具有匡扶正气、安定内部之意，且太白为原穴，有"五脏有疾，当取十二原"之说。"中焦主化"，针刺大都、太白两穴可培土生金、健脾和胃。上脘、中脘、建里同属任脉，分布于胸腹正中线上，有局部取穴、近端取穴之意，近治可调理中焦、理气健脾。上脘是任脉、足阳明与手太阳经交会穴，具有健脾和胃、和中降逆之功。中脘有健运中州、调理胃气之效，为胃之募穴。募穴位置与脏腑所在的部位相对应，是脏腑之气结聚于胸腹部的腧穴，脏腑病变可在相应募穴上出现疼痛或过敏反应点，故中脘也可作为胃脘痛的疼痛反应点。中脘是八会穴之腑会，可治疗一切腑病，也是任脉、手太阳、少阳、足阳明经的交会穴，不但能治疗本经疾病，还能兼治疗所交经脉的病证，故中脘具有治疗胃、胆、胰、大小肠之效。建里指建设人体内部中焦之气，是补中之要穴，为水谷流入于胃所经过之处，中焦之里气得以建立。胃俞、胃仓属足太阳膀胱经腧穴。胃俞是胃的背俞穴，可解胃腑表里之证。胃仓外散胃腑之热，现代常用于治疗胃痉挛、胃炎等。内关、曲泽、大陵属手厥阴心包经。内关为心包经之络穴，别走三焦经。三焦经病候主气所生病，故内关穴可调气开郁，治疗气滞血瘀之证。同时，内关为八脉交会穴之一，通阴维脉，阴维脉上行入腹，循胁肋，上胸膈，故内关能治胸、胁和腹部的相关疾病，有和胃降逆、理气止痛的作用。大陵穴是手厥阴心包经的输穴和原穴，善治胃痛、呕吐、胸胁痛。曲泽穴常配内关、中脘主治呕吐、胃痛。临床研究证明，针刺对消化系统的运动、分泌及吸收功能均具有双向调节作用，具有保护胃黏膜、调整胃酸分泌、修复消化性溃疡、调节神经系统等作用。痛证是针灸特色治疗病种之一，针灸穴位更有"以痛为腧"的发展起源，逾千年的临床实践所展示的优良的止痛效果奠定了针灸不断发展的基础。现代研究发现，针刺可以产生血清素，血清素是一种缩血管物质，为脑干下行抑制系统神经调节中的主要镇痛的神经活性物质，同时也是致痛作用的炎症介质，在中枢与外周的痛觉调节中起到重要作用。通过总结近年来关于针刺干预痛感觉的研究，可知针刺干预痛感觉的镇痛作用机制主要有以下几个方面：①针刺可促进内源性阿片肽物质（内啡肽、脑啡肽、强啡肽等）的释放；②促进炎性反应局部的内啡肽和上调外周阿片受体发挥抗炎性痛作用；③抑制内源性致痛物质的产生；④干预脊髓背角神经元的细胞内信号转导通路，发挥镇痛效应；⑤抑制痛觉敏化，电针可能通过下调损伤背根神经节（DGR）的 TRPV1 磷酸化水平、降钙素基因相关肽表达水平干预神经病理痛早期外周敏化；⑥还能通过调节离子通道功能发挥镇痛作用，电针对 DGR 中小直径神经元 TRPV1 和 P2X2 均具有调控作用。

以上诸穴相互配伍，能够加强腧穴间的协同作用，相辅相成，达到和胃止痛的治疗效果。同功穴是对古代文献及现代文献的阅读研究、总结归纳探究出治疗胃脘痛的常用针灸处方，优化精简穴位选择方案，为临床工作者日后诊治实践提供更多应用思路。

参 考 文 献

［1］王亚杰，国嵩，杨洋，等. 慢性萎缩性胃炎的流行病学及其危险因素分析［J］. 中国中西医结合消化杂志，2019，27（11）：874－878.

［2］徐小茹，王富春. 胃脘痛"同功穴"分析［J］. 吉林中医药，2015，35（2）：109－112.

［3］宋淑娟，郝润春，刘君颖. 针灸足三里穴对胃溃疡大鼠 PLCγ-1 及胃黏膜细胞活性的影响［J］. 新中医，2021，53（7）：123－126.

［4］黄国峰，汤德安，周桂桐，等. 电针"梁门"穴治疗大鼠实验性胃溃

疡的机理探讨 [J].针刺研究, 1999 (1): 51 - 55.

[5] 李寒露. 基于著作类数据挖掘针灸治疗胃脘痛腧穴优选与配伍规律谱的研究 [D].长春: 长春中医药大学, 2016.

[6] 梁宜, 方剑乔. 5 - 羟色胺痛觉调制与针灸镇痛相关研究 [J].上海针灸杂志, 2009, 28 (8): 492 - 495.

[7] 涂少女. 不同针刺泻法干预梁丘穴治疗急性胃痛的临床疗效观察 [D].南昌: 江西中医药大学, 2019.

63. 针灸治疗呕吐的同功穴有哪些? 临床如何应用?

呕吐是临床中较为常见的疾病, 指的是由于胃气上逆, 迫使胃内容物从口中吐出的一种病证。有物有声谓之呕, 有物无声谓之吐, 无物有声谓之干呕。临床上呕与吐常同时发生, 故并称为"呕吐", 常伴有胃痛、腹胀、食欲不振、泛酸嘈杂等症状。呕吐的发生常与感受外邪、饮食内伤、情志失调以及脏腑虚弱等因素有关。本病的病位主要在胃, 与肝、脾关系密切。实证呕吐病因明显, 多为感受外邪、伤于饮食、情志失调等, 一般起病急, 病程短, 呕吐量多, 吐出物多酸臭, 脉多实而有力; 虚证呕吐起病缓, 病程长, 常表现为时作时止, 吐出物不多, 无酸臭气, 常伴乏力倦怠, 脉多弱而无力。《诸病源候论·呕吐候》指出: "呕吐之病者, 由脾胃有邪, 谷气不治所为也, 胃受邪, 气逆则呕。"可见呕吐的基本病机是胃失和降、胃气上逆。本病可根据呕吐物的性质和发病特点而辨证。呕吐物酸腐量多, 为食滞内停; 呕吐苦水、黄水, 为胆热犯胃; 呕吐酸水、绿水, 为肝热犯胃; 呕吐浊痰涎沫, 为痰饮中阻; 呕吐清水, 为脾胃虚寒; 呕吐反复发作, 或时作干呕, 似饥而不欲食, 为胃阴不足; 饮食稍多即吐, 时作时止, 为脾胃阳虚; 突然呕吐, 发热恶寒, 为外邪犯胃。现代医学认为, 呕吐是外周与中枢神经系统的一种防御性反应, 分为中枢性呕吐和周围性呕吐。中枢性呕吐是由于中枢神经系统发生病变，呕吐呈喷射状，伴有头痛和颈部僵硬。周围性呕吐见于胃肠疾病、妊娠、术后、晕车晕船等。现代医学治疗此病主要是通过药物作用于引起呕吐的神经递质或其受体从而达到治疗或预防的目的。针灸治疗本病以和胃止呕为基本治则，无不良反应、无依赖性且疗效显著，在临床上得到广泛的应用。

通过统计，27 部现代针灸教材中主治呕吐的同功穴有 92 个，所属经脉以任脉、足少阴肾经、足太阳膀胱经为主，腧穴频率依次为 15.22%、14.13%、13.04%。所在部位以胸腹部、上肢部、腰背部为主。将出现频率在 25~27 次的腧穴作为一级谱，共 18 个腧穴，分别为曲泽、间使、内关、足三里、腹通谷、中脘、膈关、公孙、上脘、巨阙、意舍、厥阴俞、梁门、魂门、下脘、日月、期门、脾俞。其中，出现频次 27 次，百分比为 100% 的腧穴分别是曲泽、间使、内关、足三里、腹通谷、中脘、膈关、公孙，共有 8 个，占腧穴总数的 8.70%。将出现频次在 10~24 次的腧穴作为二级谱，共 41 个腧穴，分别为委中、滑肉门、神封、灵墟、辄筋、水分、不容、胃俞、幽门、神藏、建里、中庭、步廊、石关、大陵、阳陵泉、俞府、玉堂、膈俞、章门、筑宾、食窦、膻中、曲池、承满、太白、中枢、三焦俞、尺泽、劳宫、太冲、侠白、肓俞、胆俞、鸠尾、内庭、手三里、率谷、丰隆、大都、隐白。出现频次在 1~9 次的腧穴作为三级谱，共 33 个腧穴，分别为支沟、玉枕、瘈脉、承光、京门、中府、少商、灵道、颅息、紫宫、彧中、府舍、鱼际、胃仓、天容、大椎、极泉、中冲、强间、神庭、石门、阴都、经渠、合谷、关冲、风府、太渊、丘墟、阴陵泉、关门、璇玑、天突、商曲。

本病病位在胃，任脉循行"起于中极之下，以上毛际，循腹里，上关元"，足少阴肾经循行"从肾，上贯肝、膈，入肺中"，两经的循行经过胸腹，其经脉的腧穴能治疗胸腹的疾病。呕吐的同功穴多在胃脘部附近的经脉上，体现了益气和胃、降逆止呕的治疗原则，符合针灸"经脉所过，主治所及"的基本规律。治疗呕吐亦多选膀胱经腧穴，膀胱经循行"从巅入络脑，还出别下项，循肩髆内，挟脊抵腰中"，为聚阳之经脉，《素问·金匮真言论》言"中央为土，病在脾，俞在脊"，因而胃腑病证可求之于背。其经穴肝、脾、胃、膈俞均为相应脏腑之气在背部的出入之所，刺激膀胱经可通过刺激体表、内脏神经以通调脏腑。此外，任脉亦可与膀胱经经气相通，共同调理内脏，构成俞募配穴，前后相配，增强疗效。呕吐的同功穴位置多在病变部位附近，符合针灸"腧穴所在，主治所在"的基本规律。曲泽属手厥阴经，为心包经的合穴，"合主逆气而泄"，"病在胃及以饮食不节得病者，取之于合"，说明曲泽可治疗胃部疾病及上逆性急症，达到降逆止呕的效果。间使属手厥阴经，可和胃祛痰止呕。内关是手厥阴经腧穴、络穴，可治表里两经的病证，故针刺内关可调理三焦气机，理气止呕；且内关为八脉交会穴，擅长宽胸理气、和胃降逆止呕。足三里是胃经腧穴、合穴、下合穴，"合治内腑"，且胃为水谷之海，与腹之气街相合，其输上在气街，下至三里，故足三里可疏理胃肠气机，对胃腑相关疾病具有明显的治疗作用。腹通谷属足少阴经，位于上腹部，可清降浊气、健脾除湿止呕。中脘属任脉，居于胃脘部，可理气和胃止呕，体现了腧穴的近治作用；且中脘为胃的募穴，是胃气聚集之处，能够调理胃气、降逆止呕；腑会中脘，呕吐病位在胃，属六腑，亦可取中脘进行治疗。膈关属足太阳膀胱经，内应膈肌，是气血出入的关卡，具有和胃降逆止呕的功效。公孙是足太阴脾经腧穴、络穴，脾经与胃经相表里，针刺公孙可同时调理脾胃二经。且公孙又为八脉交会穴，通冲脉，可降冲逆之气，和畅脾胃，达到治疗呕吐的作用。上脘属任脉，位于上腹部，和食管相对应，是食物进入胃的通道，可和胃健脾、降逆止呕。巨阙属任脉，位于上腹部，可升清降浊、理气止呕。意舍属足太阳膀胱经，意指脾之神、脾气，舍指来源，即脾脏热燥阳气由意舍外输膀胱经，有外散脾脏之热的功效。厥阴俞属足太阳膀胱经，可宽胸理气止呕。梁门属足阳明胃经，位于人体的上腹部，可治疗胃部疾病，有和胃消滞、健脾理气的作用。魂门属足太阳膀胱经，在背部第9胸椎棘突下旁开3寸；肝藏魂，魂指肝，魂门即肝气出入之门户，本穴平肝俞，肝体阴而用阳，为将军之官，有疏肝理气、降逆和胃之效。下脘属任脉，是足太阴脾经与足阳明胃经之交会穴。脾恶湿，脾喜升，针刺下脘可促进脾之运化，消积化湿。日月穴属足少阳胆经腧穴，位于人体的上腹部，期门之下，是足太阴、少阳之会，同时还是胆经的募穴，有收募充补胆经气血的作用。期门属足厥阴肝经，为肝之募穴，足太阴、厥阴、阴维之会；在胸部乳头直下，第6肋间隙，前正中线旁开4寸；具有疏通足厥阴肝经、活血化瘀、健脾和胃的作用，对于呕吐等气机不畅的病证具有良好的缓解作用。脾俞属足太阳膀胱经，脾之背俞穴，内应脾脏，脾脏的湿热之气由此外输膀胱经，有健脾化湿的作用。针灸治疗呕吐的机制是通过对自主神经兴奋的调整，进而调节胃肠运动状态而发挥作用。呕吐发生的传入冲动主要是通过自主神经系统，无论交感神经或副交感神经皆有异常兴奋症状。大量研究表明，针刺对机体自主神经功能有双向调节作用，针灸对本病的治疗是通过抑制异常兴奋的自主神经功能状态而实现的，其具体作用途径是：针灸刺激足三里等穴位区的感受器和传入神经，引起的神经冲动沿脊髓传至呕吐中枢，抑制呕吐中枢的异常放电，再通过其传出神经对呕吐过程进行调节。资料显示，针灸治疗神经性呕吐有显著效果，这与针灸对机体的自主神经调节有密切关系。

综上，针灸治疗呕吐的同功穴以和胃降逆、理气止呕为主，除对呕吐症状进行直接治疗外，还可对引起呕吐症状的各种原发病进行治疗而达到止吐的目的，同功穴结合了多种选穴配伍理论，可作为临床腧穴配伍和针灸处方使用，以发挥针灸的最佳治疗作用。

64. 针灸治疗呃逆的同功穴有哪些？临床如何应用？

呃逆是以气逆上冲，喉间呃呃连声、声短而频、难以自制为主要表现的病证，俗称"打嗝"，古称"哕"，又称"哕逆"。临床上常伴有胸膈痞闷、胃脘嘈杂等症。偶然发作者短时间可自行消退，无须药物治疗便可痊愈。而发病时间较长，超过24小时以上经治疗未见缓解、显效不明显的，称为顽固性呃逆，大部分为男性患者，约占总人数的90%。呃逆的发生多与饮食不当、情志不畅、正气亏虚等因素有关。可因感受外邪，吸入冷空气或过食寒凉之品，伤及脾胃，胃气上逆；或进食过饱、过急、过于辛辣之物，腑内之热上冲；或情志不畅，痰凝气滞，厥而上逆；或正气亏虚，中阳耗损，胃失和降，上逆动膈；或手术伤及血络，血脉瘀滞，膈间之气失于条畅而发病。呃声有高低之分，间隔有疏密之别。呃声沉缓有力，多为寒证；呃声响亮，声高短促，多为热证；呃声有力，声短而频，连续不断，多属实证；呃声断续而发，声低而长，气出无力，多为虚证。本病病位在膈，关键病变脏腑在胃，与肝、脾、肺、肾等脏腑有关。基本病机为胃气上逆动膈，治则以理气和胃、降逆止呃为主。现代医学称之为单纯性膈肌痉挛，是迷走神经和膈神经由于各种原因引起刺激使膈肌痉挛性收缩所致。胃肠神经官能症、胃炎、胃扩张、胃溃疡、脑血管疾病及手术后等出现的呃逆症状，均属于本病的范畴。

针灸是治疗呃逆的特色疗法，疗效显著，安全性高。通过统计，27部现代针灸教材中主治呃逆的同功穴有56个，把频次在11～25次的腧穴定为一级谱，有13个：膈俞、日月、气户、内关、期门、气舍、督俞、中脘、鸠尾、膻中、膈关、中魁、上脘。从腧穴位置和特定穴分析，选穴以局部选穴、背俞穴和募穴为主，其中足太阳膀胱经、八会穴之血会膈俞，占总频次的92.59%；足少阳胆经之募穴日月，占总频次的85.19%；心包经之络穴、八脉交会穴、通阴维脉之内关，占总频次的81.48%；足厥阴肝经之募穴期门，占总频次的77.78%；足阳明胃经之募穴中脘，占总频次的51.85%；气会之膻中，占总频次的44.44%；经外奇穴之中魁，占总频次的40.74%。从腧穴归属经脉来看，治疗呃逆的经脉以足太阳膀胱经选穴最多，占总穴的17.86%，任脉、足少阴肾经、足阳明胃经次之。从腧穴归属部位来看，针灸主治呃逆的腧穴所属部位主要集中在胸腹和上肢。胸腹部治疗呃逆的腧穴有24个，占总穴的42.86%；上肢治疗呃逆的腧穴有11个，占总穴的19.64%。

　　本病病位在膈，基本病机是胃气上逆动膈。治疗呃逆所选经脉以走行于背部的足太阳膀胱经、任脉、足阳明胃经和足少阴肾经为主，任脉循行"起于中极之下，以上毛际，循腹里，上关元"，足少阴肾经循行"从肾，上贯肝、膈，入肺中"，足太阳膀胱经循行"从巅入络脑，还出别下项，循肩髆内，挟脊抵腰中"，均体现了"经脉所过，治之所及"和本经腧穴可治疗本经循行所过部位疾病的基本规律。足太阳膀胱经是十二经脉中循行路径最长、联系脏腑组织最多的经脉，与其他经脉有着广泛的联系，背俞穴能够调节相应脏腑功能，调整脏腑气机升降，兼有远端治疗的特殊功能。任脉、胃经、肾经循行经过胸腹，对呃逆具有近治作用；任脉联络上、中、下三焦之气汇聚之所，呃逆为气机疾病，故取用任脉之穴；呃逆的病机与胃气上逆有关，选取足阳明之脉，兼有直接治疗本经病之意；肾经循行通过肝和纵隔，针刺肾经腧穴，有使肾经之经气平抑上逆之胃气之意，使胸中气机顺畅而呃止。研究发现，选穴以局部选穴、背俞穴和募穴为主，体现了腧穴本身主治功能与俞募配穴治疗胸腹部疾病的基本规律。局部选穴可发挥腧穴局部治疗的作用，呃逆病位主要在膈，居胸腹部，故胸腹部、腰背部腧穴在呃逆的治疗中较为关键。背俞穴与相应经脉相通，是脏腑气血输注于腰背部的穴位，针刺背俞穴可以促进气血运行，治疗相应脏腑病。俞募配穴亦是前后配穴，从人体部位上来看，背部属阳，胸腹属阴。将胸腹部穴位与背部穴位结合使用，可以增加其疗效，取得"阴阳互引"的功效。膈俞属膀胱经，在背部，位于第 7 胸椎棘突下，旁开 1.5 寸，位置靠近胸膈，能够直接作用于膈肌，可治疗膈肌之病。膈俞又为血会，具有宽胸利膈、理气活血、降逆止呃的功效。现代研究表明，膈俞穴处有相应脊髓侧角细胞的神经纤维前根，自交通支进入椎旁交感神经节，故刺激膈俞可以抑制交感神经的兴奋，缓解膈肌痉挛。日月为足少阳胆经穴，位于第 7 肋间隙，前正中线旁开 4 寸，可疏肝理气、降逆止呃。气户是足阳明胃经腧穴，位于锁骨中点下缘，距前正中线 4 寸，为气之门户，又系肺之上部，肺主气，大肠与肺相表里，实与五脏之气相通，开之则行，阖之则藏，是治疗胸部气分病之要穴，有调气止呃的功效。内关属任脉，为八脉交会穴之一，与阴维脉相通，主胃、心胸之疾，针刺内关有宣通上、中二焦气机的作用，可宁心安神、宽胸理气、平冲降逆。内关也是手厥阴心包经的五输穴中的络穴，有宽胸下气、通顺三焦之气的作用，为降逆要穴。现代药理学研究证实，内关穴中的神经纤维与脊神经节等的神经元相同，且 C3～C5 神经的前支共同组成膈神经，因此对此穴位进行刺激能够对膈神经产生刺激，改善神经兴奋状态，以及膈肌痉挛现象。期门属足厥阴肝经腧穴，肝主疏泄气机，与脾胃的升降密切相关。期门与肝脏相近，调理肝气效果更强，且位于膈肌体表，针刺期门穴，针尖可通过肋间外、内肌，到达膈肌，刺激引起膈肌持续收缩，从而阻断呃逆。气舍穴属足阳明胃经，可调节胃经脉气，有调气、化瘀、散结的效果。督俞属足太阳膀胱经。

针医百问（第 2 版）

在背部，第6胸椎棘突下，旁开1.5寸，与膈肌相近。督俞穴名意指督脉之俞，督脉之连系也，义为诸阳之督，督脉的阳气由此输向膀胱经，心生血注于膈，血与真阳相合从督俞贯脊而补脑，督俞气血为督脉传来的阳热之气。督脉及脊柱居人身之中，督脉贯脊而行，为脏腑诸俞之所依附，督俞乃督脉经气敷布于背部之处，为通督脉之要关，而有统阳气之功，故能督正诸俞，贯通腰脊，可以总督诸阳，为背部诸俞之统帅，有理气宽胸之功，有关寒热气逆之病证均能取督俞而治疗。中脘属奇经八脉之任脉之穴，位于人体上腹部，前正中线上，当脐中上4寸，为胃之募穴，八会穴之腑会，具有扶正补虚而降逆的作用；该穴位临近膈肌，有疏通气血、调理气机、开胸膈、解郁降气的作用。鸠尾在胸剑结合部下1寸，正当剑突下方，位近膈肌，内应胃上口，为任脉之络穴，膏之原穴，性善调和，故刺之能宽胸理气、和胃降逆，以调和上下。膻中与上脘同为任脉腧穴，内里上连食管、膈肌，下抵胃体，刺之可直接疏通食管、胃之逆气。膻中又为心包经经气聚集之处，乃心包络之募穴，为心包经气血的重要保护之地。又为气之会穴，是气（宗气）聚之处，可以治疗一切气逆之证。膈关属足太阳膀胱经穴，在背部，当第7胸椎棘突下，旁开3寸。膈关意为膈肌的关格、关键之处，是气血出入之关，助元气升降膈肌。本穴与膈俞平行，为胸腹交关之隔界，与膈俞的功效有密切的联系，治症同于膈俞，能活血导滞、宽胸理气、和胃降逆，善治呃逆、呕吐、嗳气等症。中魁为治疗呃逆之经外奇穴，在手中指背侧近侧指关节的中点处，为其他四指之魁首之中，故名中魁。中魁位于手背，背属阳，故中魁可以调节体内的阳气流动，且中魁位于手中指中点处，对应身体的中线，可治疗食管、脊柱等相关疾病，可通调三焦经气、和胃降逆，具有快速止呃的功效。针刺治疗呃逆的机制是间接或直接刺激膈神经，通过神经的反射性调节而解除膈肌的痉挛，或通过刺激三叉神经、舌咽神经、迷走神经及其分支而调节大脑皮层的反射弧，发挥大脑高级中枢对下级中枢的抑制、调节、整合作用而达到止呃目的。

针刺治疗呃逆以疏通经络、补虚泻实、疏肝理气、和胃降逆为原则，使闭阻之气畅通，上逆之气下降，而呃逆自止，方法简单，痛苦小，疗效显著，患者乐于接受，且便于临床推广。临床应用要结合疾病不同阶段的证候特点辨证论治，取同功穴进行配伍，以起到协同增效的目的。

参 考 文 献

[1] 杨康，张茂祥，王富春. 现代针灸教材呃逆"同功穴"分析 [J]. 吉林中医药，2015，35（3）：217-220.

[2] 权帅. 内关穴膻中穴配伍气舍穴治疗延髓背外侧综合征顽固呃逆的临床效果 [J]. 世界最新医学信息文摘，2019，19（48）：179，187.

[3] 刘强. 强刺激手法针刺期门穴治疗顽固性呃逆20例 [J]. 广西中医药，2012，35（5）：38-39.

[4] 刘刚，孙忠人，袁立霞. 中医治疗呃逆的概况及机理探讨 [J]. 中医药信息，2003，20（1）：13-14.

65. 针灸治疗不宁腿综合征的同功穴有哪些? 临床如何应用?

不宁腿综合征又名不安腿综合征，是一种以小腿深部在休息时感到难以忍受的不适为主症的一种疾病，属于睡眠障碍的范畴，是临床常见的中枢神经系统感觉运动障碍性疾病。本病常在静息安静状态下或睡眠状态时出现下肢感觉异常，如麻木感、刺痛感、撕裂感、酸胀感、烧灼感等，并伴有强烈的运动患肢的欲望，以双侧小腿显著，其可累及双侧大腿及双上肢，患者常通过不停地敲打、按摩或移动下肢来减轻症状，严重影响睡眠时长与质量。西医认为本病分为原发性和继发性两种。原发性病因尚不明确，考虑发病原因多数与遗传因素有关；继发性多见于贫血、糖尿病、叶酸维生素不足等所致的疾病。不宁腿综合征在中医典籍文献上没有明确的疾病名称，现代中医认为本病属于痹证的范畴。痹证会导致小腿出现筋脉拘急、麻木不适等症状。痹证发生在骨则身重，发生于脉中则气血凝滞而不畅，发生在筋脉则屈伸不能，发生于肌肉则麻木不仁，发生于皮肤则感寒。凡属痹证这一类病证，遇寒则筋脉拘急，遇热则筋脉弛缓。分析本病的病因与外邪侵袭、劳逸过度、先天禀赋有关，一方面由于外邪侵入人体肌表，经络不通，不通则痛；另一方面是由于脏腑亏虚，气血阴阳俱虚，筋脉失于濡养，不荣则痛。本病病位在筋脉、肌肉，与肝、脾、肾关系密切。病机为肝肾阴虚，风、寒、湿邪气侵入肌肤卫表而致血行不畅，营卫不和，阳气痹阻于经络肌肉，气血痹阻于下肢，下肢活动不灵，故本病以肝肾阴虚为本，风、寒、湿等外来邪气入侵为标，总体属于本虚标实之证。该病可发生于任何年龄段，其中以中老年人多见。2015 年流行病学资料显示，本病在北美及欧洲国家流行率最高，为 5.5%～11.6%，亚洲国家相对较低，为 1.0%～7.5%。

　　针灸在治疗本病方面有着良好的疗效，在改善症状方面有一定的优势。人体经脉具有行气行血、调和阴阳、疏通筋骨经络、滑利关节的作用，气血充盈和谐而经脉运行通畅，濡养全身内外阴阳，使筋骨关节强健。分析近代中文文献中针灸治疗不宁腿综合征的同功穴选用规律，针灸治疗不宁腿综合征的同功穴主要为足三里、三阴交、承山、阳陵泉；同功穴所属经脉主要为足太阳膀胱经、足少阳胆经、足太阴脾经；选穴位分布在下肢部和腰背部；同功穴在特定穴使用中以五输穴和下合穴最多；关联规则分析显示穴位间相关性最高的是阳陵泉—足三里，重视辨证取穴及局部腧穴的配伍应用。

　　足太阳膀胱经属阳，为一身之外藩，有振奋卫阳、祛风散寒、疏通经络、缓解肌肉痉挛的效果，其循行"从腰中，下挟脊，贯臀，入腘中""从髀内左右别下贯胛，挟脊内，过髀枢，循髀外后廉下合腘中，以下贯腨内，出外踝之后，循京骨至小趾外侧"。足少阳胆经主气的生发，通过枢转少阳，驱除邪气外出，且循行"以下循髀阳，出膝外廉，下外辅骨之前"；足太阴脾经与胃经相表里，为后天之本，气血生化之源，用之可调理脾胃、补益气血，且循行"上内踝前廉，上腨内，循胫骨后，交出厥阴之前，上膝股内前廉"。以上三经体现了"经脉所过，主治所及"的特点。选穴主要分布在下肢部和腰背部，体现了"腧穴所在，主治所在"的特点，注重局部取穴治疗。特定穴的使用频率远远超过非特定穴，其中，五输穴应用频次较高，其次为下合穴。根据标本根结的理论，四肢在下为根、为本，乃经气之源，加之五输穴为经气出入流行充盛的部位，加强了针灸治疗的效果，扩大了腧穴的主治范围。下合穴是六腑之气下合于足三阳经的腧穴，是治疗六腑病证的主要穴位。其应用体现针灸临床注重特定腧穴、特定主治的应用。足三里为足阳明经穴合穴、下合穴，为土经之土穴，位于犊鼻下 3 寸。土为万物生发之源，针刺足三里，可达到健脾护胃、补虚泻实、培固正气之功效，有强健作用而被称为保健要穴，且阳明经多气多血，足三里作为胃经合穴还可激发阳明经气血，补气培元，协调脏腑使气机升降得复。针刺足三里，能够调理脾胃，补益气血，荣润筋骨关节，补虚强壮，使肢体经络精气充足，舒筋通络，改善下肢的血运。从解剖学来看，足三里穴位下是腓肠外侧皮神经及隐神经的皮支分布处，深层为腓深神经，因此针刺此穴有加强足运感区对下肢的调节作用。现代医学研究证实，通过针刺足三里还能调节大脑多个与运动、感觉相关皮层的功能来促进下肢神经功能的恢复或是消炎镇痛。三阴交别称"太阴"，为足太阴脾经之腧穴，同时，是足太阴脾经、足少阴肾经、足厥阴肝经三条经脉的交会穴，可以联络三条阴经的气血，治疗阴虚诸证，具有健脾益血、调肝补肾的功效，既能滋阴又能利水化湿，调畅气机，滋养身体各个部分。脾主肌肉，针刺三阴交能濡养肌肉，并能滋补肝肾之阴。足三阴经均走行于小腿，故三阴交对治疗不宁腿综合征具有很好的疗效。承山为足太阳膀胱经腧穴，位于小腿后面正中，委中与昆仑之间，当伸直小腿或足跟上提时腓肠肌肌腹下出现尖角凹陷处。承山可祛除在表之邪，通调经气，能治疗腰腿部的各种疾病，不安腿综合征的患者小腿腓肠肌常常会出现明显的酸重、痉挛之感，根据就近取穴原则，承山能有效缓解小腿部的不适。另外，有研究发现，针刺承山还能降低机体血乳酸、尿素氮浓度及血肌酸激酶、乳酸脱氢酶等造成肌肉酸痛的代谢产物含量，进而减少下肢肌肉酸胀疼痛。阳陵泉是足少阳胆经上的穴位，为足少阳胆经之合穴，胆下合穴，八会穴之筋会，为胆经之要穴，具有清利湿热、疏肝利胆、通络止痛、强健腰膝、缓解肌肉痉挛的作用。阳陵泉位于腓骨小头前下方凹陷处，正当腓总神经分为腓浅神经及腓深神经处，临床上凡是以肌肉筋骨问题为主要症状的疾病均可以取该穴位。针刺阳陵泉，可柔筋养筋、舒利关节，缓解肌肉痉挛而致的疼痛，是治疗筋病的要穴，常用于下肢筋病。现代诸多学者研究发现并证实了针刺阳陵泉具有缓解肌肉紧张及内脏痉挛状态的作用，以此使局部交感神经得到放松从而改善血液循环，对治疗不宁腿综合征有较好的效果。足三里与阳陵泉均为合穴、下合穴，根据标本根结的理论，四肢在下为根、为本，乃经气之源，合穴为经气汇合流行充盛的部位，加强了针灸的治疗效果，扩大了腧穴的主治范围。下合穴是六腑之气下合于足三阳经的腧穴，是治疗六腑病证的主要穴位。阳陵泉可舒筋利节、搜风祛湿，足三里可通阳活血、渗湿散寒，两穴配伍可治诸痹筋挛。三阴交可和阴益血，足三里可升阳活络，两穴配伍，一以振阳，一以和阴，使气血调和，达舒筋理痹之效。针灸治疗本病机制：①针灸具有调整机体免疫功能的作用；②针灸能改善血液流变学和微循环；③针灸可以抑制自由基释放；④针灸对皮质醇分泌的影响；⑤针刺镇痛的机制研究。

以上腧穴配伍协同增效，标本兼治，相辅相成，有效治疗不宁腿综合征。针灸治疗不宁腿综合征，应在中医整体观念和辨证论治思想的指导下，将辨证论治和对症选穴有机地结合起来，选取主治功效相同或相近的同功穴，使腧穴配伍产生协同增效作用，为针灸临床实践提供新思路。

参 考 文 献

[1] KOO B B. Restless Leg Syndrome Across the Globe：Epidemiology of the Restless Legs Syndrome/Willis-Ekbom Disease ［J］. Sleep Med Clin, 2015，10（3）：189－205.

[2] 吴立群，蒋海琳，王富春. 基于近代文献针灸治疗不宁腿综合征的同功穴规律分析 ［J］.上海针灸杂志，2017，36（7）：860－865.

[3] 张亮平，陈小梅，俞向梅，等. 电针环跳、阳陵泉穴对神经痛大鼠海马区 NAA、Glu 变化的影响 ［J］.湖南中医杂志，2020，36（1）：126－128.

[4] 苗静，国生，王康，等. 肾俞与承山穴预针刺联合推拿对运动性疲劳的作用及外周血代谢产物的影响 ［J］.针灸临床杂志，2020，36（7）：4－8.

66. 针灸治疗鼻渊的同功穴有哪些？临床如何应用？

鼻渊是以鼻塞、鼻流腥臭浊涕、嗅觉减退为主症的病证。"渊"即深水之意，形容鼻涕量多，长流不止。本病又名"脑渗""脑漏""脑砂""脑渊"，重者又称"鼻漏"。本病的发生常为外邪侵袭或脏腑失调所致，可因外邪犯肺，以致肺热壅盛，邪热循经上熏鼻窦；或因饮食不节，情志不遂等致胆腑郁热，胆火循经上犯鼻窦；或脾胃郁热，以致湿热邪毒循经上蒸，停聚鼻窦；或因肺气虚寒，易感邪毒，上结于鼻窦；或脾气虚弱，气血精微化生不足，清阳不升，不能上荣鼻窦，以致邪毒久留而发病。持续性鼻塞多为实证；时轻时重多为虚证。鼻涕黄黏量多，或有臭味、血丝多为实证；鼻涕色黄或白，无臭味多为虚证。鼻甲红肿多为实证；淡红多为虚证。实证鼻渊多为肺经风热、胆腑郁热、脾胃湿热，虚证多为肺脾气虚。本病病位在鼻，与肺、脾、胃、胆关系密切。基本病机是邪壅鼻窍，针灸治疗原则以通利鼻窍为主。现代医学中，鼻渊多见于急、慢性鼻炎，急、慢性鼻窦炎和鼻旁窦炎等疾病中。西医对此类疾病的病因和发病机制尚未明确，全身因素考虑为机体因营养不良或患者处于抵抗力较低水平，局部因素多为鼻腔局部患有鼻中隔偏曲等局部解剖结构的异常、邻近器官感染、创伤性因素及医源性因素等。在治疗上，西医多采用抗菌药物、糖皮质激素、鼻部减充血剂、鼻腔冲洗等。若病程迁延，鼻道窦口复合体阻塞严重，可采用手术治疗。中医治疗包括中药汤剂、中成药治疗、针刺治疗、穴位贴敷等。本病反复发作，迁延难愈，给患者带来了巨大的精神、经济负担，严重影响了患者的生活、学习和工作。据现代流行病学调查，保守估计国人有超过 1.5 亿患有慢性鼻炎/鼻窦炎。针灸治疗鼻渊疗效明显，复发率低。安全无不良反应，临床应用广泛。

运用数据挖掘技术，分析现代针灸文献治疗鼻渊的同功穴选用规律，发现治疗鼻渊同功穴主要为迎香、印堂、合谷和风池；同功穴所属经脉主要为手阳明大肠经，其次为督脉、足阳明胃经、足少阳胆经、足太阳膀胱经和手太阴肺经，选取腧穴频率分别为23.64%、13.09%、12.36%、12.00%、10.91% 和 10.18%。同功穴所在部位主要是头颈部、下肢部和上肢部，体现出"腧穴所在，主治所在"和"经脉所过，主治所及"的腧穴分部主治规律；同功穴的特定穴类别选用主要是五输穴、原穴和络穴。

治疗鼻渊的主要经脉体现了"经脉所过，主治所及"的分经主治规律。手阳明大肠经循行"上挟鼻孔""络肺，下膈，属大肠"；督脉起于少腹，"上巅，循额，至鼻柱，经素髎、水沟，会手足阳明，至兑端，入龈交"；足阳明胃经循行"起于鼻……下循鼻外"；足少阳胆经清肝胆湿热，《素问·气厥论》载："胆移热于脑，则辛颃鼻渊"；足太阳膀胱经行于背部，体腔内的脏腑通过足太阳膀胱经背部的腧穴支配，所以脏腑的功能活动均与膀胱经相关；手太阴肺经循行"上膈属肺，从肺系"，与手阳明大肠经相表里，肺开窍于鼻，肺经腧穴可主治鼻部疾病。迎香穴属手阳明大肠经，位于鼻翼两旁，脉气直通鼻窍，故可通经活络、通利鼻窍，是治疗与鼻相关疾病的要穴。迎香为手、足阳明经的交会穴，位于大肠经的最高点，大肠经循经上行的阳气皆聚集于此，与胃经相邻，为其低位，因而本穴中的阳气向上直冲交于阳明胃经，胃经浊气下传本穴，可通调两经经气，疏泄两经风热。大肠与肺相表里，取迎香穴可以表里同治；肺和大肠五行同属于金，胃五行属土，针刺迎香治疗鼻渊，能够起到培土生金、养肺固涕的作用。现代研究表明，迎香穴能够改善局部及其邻近组织的血液回流，增强局部对气候变化的适应能力和对病邪的防御能力。印堂穴位于督脉之上，属于经外奇穴，位于人体额部，在两眉头的中间，近鼻部。督脉具有统摄一身之阳气的功能，经脉所过，主治所及，针刺印堂可以提升局部之阳气；又印堂穴位于鼻根部，腧穴所在，主治所在，可以治疗各种鼻病，因此印堂可宣通鼻窍、疏风散邪。从现代解剖学的角度来看，印堂不仅集中了源于三叉神经的感觉支，还有来自翼神经的交感和副交感支等，针刺此点通过刺激鼻腔内的自主神经可以使其恢复平衡而达到治疗目的。合谷别名虎口，属手阳明大肠经，为大肠经原穴，能够充补大肠经整条经脉气血。合谷在手背，第1、第2掌骨间，当第2掌骨桡侧的中点处。"面口合谷收"，指出合谷可治疗多种面部五官疾病，如头痛、齿痛、面神经痉挛、鼻渊、鼻鼽等。肺经与大肠经互为表里经，肺经为大肠经的里经，肺经的络脉与合谷相互连通，手阳明大肠经上挟鼻孔两旁，鼻为肺之窍，针刺合谷穴可疏调手阳明经气、祛表邪、通利鼻窍。风池穴为足少阳胆经腧穴，亦是手少阳经、足少阳经、阳维脉及阳跷脉的交会穴，沟通足厥阴肝经相互表里，可治疗相关肝胆经脉病证。风池穴位于项部，当枕骨之下，与风府相平，胸锁乳突肌与斜方肌上端之间的凹陷处，风邪易于侵袭头项部，本穴亦善治内外之风，具有疏肝行气、祛风解表、利五官九窍的功效。风池其下分布有枕动、静脉分支，可刺激交感神经纤维，调节神经系统，抑制组胺的形成及释放，减少腺体分泌及炎症渗出。针刺风池治疗鼻渊，取疏风解表、通利官窍之意。

针灸治疗鼻渊在缓解症状、减少复发等方面具有一定的优势，故在慢性期或长久性的治疗和改善过敏体质、防止复发上具有重要意义。针灸治疗鼻渊，选取主治功效相同或相近的同功穴，使腧穴配伍产生协同增效作用，共奏宣通鼻窍之功，可增强针灸治疗鼻渊的临床疗效。

67. 针灸治疗小儿惊风的同功穴有哪些？临床如何应用？

小儿惊风是以四肢抽搐、口噤不开、角弓反张，甚则神志不清为主要特征的一类病证。现代医学称为小儿惊厥，主要是由脑细胞功能异常，大脑神经元兴奋性太高，突然大量异常超同步放电致使脑神经功能紊乱引发的。小儿惊风作为儿科常见危重疾病，发病率高，病情变化迅速，是危害我国儿童的重要疾病之一，《幼科释谜》中有"小儿之病，最重唯惊"一说。本病以1~5岁的小儿最为常见，系多种原因及多种疾病所引起。惊风大致可以分为阳证和阴证。若起病迅速、形证有余，属阳热实的，统称为急惊风；久病中虚、形证不足，属阴寒虚的，统称为慢惊风；急惊风病因有外感时邪、暴受惊恐、内蕴痰热等。其病机可精炼地概括为热盛生风，风盛生痰，痰盛生惊。慢惊风出现于大病或久病之后，或因急惊久治不愈，转成慢惊风。本病的病位主要在心、肝、脑，慢惊风还与脾、肾关系密切。西医学中，小儿惊风可见于高热、脑膜炎、原发性癫痫等疾病。

临床上针灸治疗小儿惊风的疗效肯定，在治法上急惊风以醒脑开窍、息风镇惊为主；慢惊风以健脾益肾、镇惊息风为主。针灸治疗疾病时，腧穴配伍是取得疗效的关键之一，腧穴既是疾病的反应点，又是治疗的刺激点。腧穴并非一个孤立的点，它通过经络系统"内属于脏腑，外络于肢节"的结构特性，与之共同构成"决死生、处百病、调虚实"的整体。针对某一病证，针刺不同穴位产生的感觉传导在上述部位均有汇聚，汇聚之处即为腧穴配伍协同作用的整合部位，而这类"不同穴位"皆能促进疾病向愈，视为同功穴。多个腧穴配伍，会产生协同、抑制或拮抗效应。配伍后产生协同作用是治疗疾病的目的，而选取同功穴是腧穴配伍发挥协同效应的关键。同功穴概念是合理腧穴配伍的核心。针灸治疗小儿惊风的同功穴主要为印堂、隐白、涌泉、尺泽、金门、率谷、瘛脉、太冲、本神、阳陵泉、水沟、合谷、颅息、少商、十宣、中冲、头临泣、素髎。治疗小儿惊风的同功穴以督脉穴位为主，胆经和膀胱经次之；腧穴分布以头部居多，其次为下肢部和上肢部；特定穴类别主要是五输穴。督脉循行"起于少腹……与太阳起于目内眦，上额交巅上，入络脑……"足少阳胆经循行"起于目锐眦，上抵头角，下耳后，循颈行手少阳之前，至肩上却交出手少阳之后，入缺盆；其支者，从耳后入耳中，出走耳前，至目锐眦后……"足太阳膀胱经循行"起于目内眦，上额，交巅；其支者，从巅至耳上角；其直者，从巅入络脑……"此三条经脉的循行均经过头部，且督脉和膀胱经均入脑，故可治疗神志异常，体现了针灸治疗小儿惊风重在安神。腧穴所属经脉和分布符合"经脉所过，主治所及"的分经

针医百问（第2版）

主治规律，和"腧穴所在，主治所在"的分布主治规律。特定穴在临床上具有主治规律强、应用范围广的特点，其中五输穴又名本腧穴，临床应用尤为广泛。

印堂首见于《扁鹊神应针灸玉龙经》，有"子女惊风皆可治，印堂刺入艾来加"的记载，属于督脉，督脉入脑行于人体后背正中，与中枢神经系统相关，故刺激印堂可起到醒脑通窍、安神定惊之功。隐白为足太阴脾经的井穴，是足太阴脾经与足阳明胃经阴阳表里两经交汇穴位，故可调节营卫、沟通阴阳之功。涌泉为足少阴肾经之井穴，《灵枢·顺气一日分为四时》曰"病在脏者，取之井"，井穴可调治脏腑神志疾病，故针刺涌泉可起到急救醒神的作用。尺泽为手太阴肺经的合穴，又有合主逆气而泄，因此尺泽可起到清肺泄热、和胃理气的作用，治疗小儿急慢惊风。金门为足太阳之郄穴，阳维脉所别属之门，太阳经至此，临于垂末，将与少阴之气交接，印证了金门可以通过阳维"维络"治疗抽搐惊风之病。瘛脉属手少阳三焦经头部的穴位，三焦者，原气之别使，主通行水道，刺瘛脉能行三焦之水，利不化之湿，振奋原气而通阳，从而达到温阳利水、舒筋活络的作用，治疗经脉拘挛等。合谷与太冲被称为四关穴，合谷为手阳明大肠经原穴，有镇静安神之功；太冲为足厥阴肝经原穴，有平肝息风之效。明代著名医家徐凤《针灸大全》首次提出太冲、合谷为"四关"，《针灸大成》进一步确定，并谓开四关取其开通之意，惊风取合谷、太冲，寓开通昏迷之意识，抽搐之肢体。合谷属阳，主气，清轻升散；太冲属阴，主血，重浊下行，二穴伍用，一阴一阳，一气一血，一升一降，相互制约，相互为用，相互依赖，相互促进，升降协调，阴阳顺接，疾病乃愈。本神属足少阳胆经，位置在胆经和阳维脉两经交汇之所。《会元针灸学》载："本神，本于脑系，通于目系，与足太阳交汇于神庭之系，本于视觉，会意神经。"故本神可以起到定惊醒神的作用。阳陵泉是足少阳胆经之合穴，同时也是八会穴之筋会，意为筋气所聚之处，善治筋病，可起到息风止痉、舒筋缓急的作用。水沟为督脉腧穴，有醒脑、开窍、解痉作用，督脉为"阳脉之海"，有调节全身诸阳经经气的作用。针刺水沟可通调督脉，调理阴阳，疏通经络，促进气血运行，平衡脏腑功能，提高机体免疫防御机制，包括神经反射机制、体液调节机制、经络系统感传机制，通过调整自身的内因变化，从而达到解除惊厥的急救作用。"颅息"属手少阳三焦经腧穴，在头部，当角孙至翳风之间，沿耳轮连线的上、中1/3的交点处，能够起到通窍息风、镇静止痛的作用。少商属手太阴肺经井穴，中冲是手厥阴心包经井穴，井穴是经气所出之所、阴阳交会之处，可起到宣泄郁热、开窍醒神的作用，是急救要穴。十宣是经外奇穴，有醒神救脱、退热止痉之功。头临泣属足少阳胆经，为足太阳、足少阳、阳维之会，位于头部，可起到醒神定惊的作用。素髎属督脉，出自《针灸甲乙经》，别名"面王"。素，古指白色的生绢，此指穴内气血为肺金之性的凉湿水气；髎，孔隙也。该穴名意指督脉气血在此液化而降，本穴物质为神庭穴传来的水湿之气，至本穴后则散热缩合为水湿云气并由本穴归降于地，降地之液如同细小的孔隙中漏落一般，故名。水克火，且督脉总督人体一身之阳气，针之散阳邪而解热；水涵木，肝木主风，故针之可醒脑开窍、镇惊止痉。

研究证实针刺可以改善定量脑电图，有效增加快波频段的相对功率，减少慢波频段的相对功率。惊厥会导致海马神经元损伤，故减轻惊厥后神经元的损伤与控制惊厥发作同样重要。Caspase-12是半胱氨酸蛋白酶家族中的一员，主要表达于内质网，仅在内质网应激刺激下活化，是内质网应激介导凋亡的关键效应酶。内质网在应激状态下激活Caspase-12，通过Caspase级联反应进一步激活Caspase-9，接着激活细胞凋亡的执行分子Caspase-3，最终导致细胞凋亡。针刺可以降低神经元Caspase-12

蛋白表达，抑制内质网应激介导的凋亡途径，减少细胞凋亡，发挥可靠的神经元保护作用。另有研究表明，针刺可以缓解内质网功能受损并促进内质网高钙浓度的恢复，针刺所产生的效应物质可以维持海马神经元内质网内钙稳态并促进神经元内质网活性增高，从而发挥有效的神经元保护作用。

综上，导致小儿惊风的原因较多，但其基本病机为热极生风或肝风内动。其病位主要在心、肝、脑，慢惊风还与脾、肾关系密切。同功穴是腧穴配伍发挥协同效应的关键，在上述小儿惊风的同功穴中选取腧穴，可作为临床腧穴配伍和针灸处方使用，使其发挥针灸治疗小儿惊风的最佳疗效。

68. 针灸治疗遗精的同功穴有哪些？临床如何应用？

遗精是指不因性交而精液自行泄出的病证，又称遗泄、失精。有梦而遗者，名为梦遗或梦泄；无梦而遗，甚至清醒时精自滑出者，名为滑精。未婚或已婚但无性生活的成年健康男子每月遗精1~2次属正常现象。遗精分为生理性遗精和病理性遗精，此篇论述病理性遗精。中医认为遗精是由肾气不能固摄而引起，而导致肾气不固的原因多与情志失调、饮食不节、劳心太过、房劳过度、手淫等因素有关。基本病机是肾失封藏，精关不固。本病的病位在肾，与心、肝、脾关系密切。

临床上针灸治疗遗精的效果较好，在治法上以调肾固精为主。针灸治疗遗精的同功穴主要为关元、曲泉、三阴交、志室、中极、肾俞、命门、太溪、腰阳关、大赫、横骨、气海、曲骨，以足太阳膀胱经、足少阴肾经、任脉为主，全部集中于除足少阳胆经外的足三阳经、足三阴经及任脉、督脉上。足太阳膀胱经循行："挟脊抵腰中，入循膂，络肾，属膀胱……"足少阴肾经循行："起于小趾之下……出腘内廉，上股内后廉，贯脊属肾，络膀胱……"任脉循行："起于中极之下，以上毛际，循腹里，上关元，至咽喉。"足三阳经从头走足，足三阴经从足走腹均过阴部或其周围，而任脉和督脉循行更是经过前阴和后阴部。遵循"经脉所过，主治所及"的原则，这些经脉上的腧穴对遗精有治疗作用。而足少阳胆经循行于足阳明经和足太阳经之间，正好位于身体侧面而不过阴部，手三阳经和手三阴经循行亦不过阴部，故主治遗精的腧穴未出现在以上经脉。

"关元"为任脉穴位，是足太阴脾经、足少阴肾经、足厥阴肝经与任脉交会的腧穴，为三焦之气所生处，是人身阴阳元气交关之处。关元在脐下三等分寸，居丹田，内应胞宫精室，男子藏精，针刺此穴可起到培肾固本、补益元气的作用。《扁鹊心书·梦泄》说："梦而即泄者，心肾气虚也。此病生于心肾，非药可治……若肾气虚脱，寒精自出者，灸关元六百壮而愈。""曲泉"为足厥阴肝经穴位，为足厥阴肝经合穴，是肝经气血汇集之处；针刺此穴可以益气养血、补虚固本。《千金翼方》载："男子失精，膝胫疼冷，灸曲泉百壮。"《医宗金鉴》载："主治疝，阴股痛，男子失精，胫膝冷痛及女子阴挺出，少腹疼痛，阴痒，血瘕等证。""三阴交"为足太阴脾经穴位，该穴统治脾、肝、肾三阴经所主疾病，而冲任又与肝、脾、肾关系密切，足三阴经与主胞宫的任脉、主一身气血的冲脉会与小腹，脾主统血，肝主藏血，肾主藏精，精血同源，因此就决定了三阴交为精血之穴，有养肝益肾、调补冲任之功。《备急千金要方》载："梦泄精，灸三阴交二十七壮，梦断神良。""志室"又名精宫，本穴位居腰部，靠近肾俞，为足太阳膀胱经经穴，膀胱经与肾经相表里，故此穴有温肾壮阳、补肝肾的作用，是补肾固精要穴。"中极"为足太阳膀胱经的募穴，是膀胱之气结聚的部位，具有调节膀胱功能的作用。又系足三阴、任脉之所会。根据所在部位，该穴具有补肾调经的作用。《针灸甲乙经》载："丈夫失精，中极主之。"《针灸资生经》曰："阳气虚惫，失精绝子，宜灸中极。""肾俞"为足太阳膀胱经的背俞穴，是肾气输注于背腰部之处，肾为先天之本、五脏之根，肾藏精、主生殖与生长发育、主骨生髓、通于脑、主水、主纳气、开窍于耳、其华在发。肾俞穴内应肾脏，是肾脏经气输注于背部之处，是治疗肾疾之要穴。若肾藏精功能失常，则可出现遗精、精冷无子、阳痿、阴茎痛等病证，而肾俞穴具有温补下元、补肾益精的作用，《针灸经纶》载："梦遗滑精鬼交，春秋冬三时可灸膏肓、肾俞。""命门"为督脉要穴、命门之门户，向前通过"肾间动气"与脐联系任脉，向内应命门而旁通于肾，可调理任督，补肾培元。"太溪"为足少阴肾经的原穴，肾是十二经生气之源，太溪为肾之原穴，乃人身元气旺盛聚集之处。针刺太溪，通过对肾中元阴元阳的调整，调补肾经元气，加强肾气对精室的固摄作用。"腰阳关"本穴是督脉经气出入之所，当腰部之要冲，为下焦关藏元气之窟宅与腰部运动之机关。督脉起于胞中，贯脊属肾，肾藏精，主生殖，腰阳关又邻近命门，故可调补肾气，治疗妇科及男性疾病。《循经考穴编》："主劳损腰胯痛，遗精，白浊，妇人月病，带下。""大赫"为足少阴肾经的穴位，是足少阴肾经、冲脉之会。大赫名意指体内冲脉的高温高湿之气由本穴而出肾经。肾主藏精，故针刺大赫可起到益肾填精的作用。《针灸资生经》曰："精溢阳痿，然谷、大赫。又：痿厥，中封、大赫。"《十四经要穴主治歌》曰："大赫专治病遗精。又：女子阴痛，大赫、四髎、中极、曲骨、横骨、血海、阴交。""横骨"为足少阴肾经的穴位，是足少阴肾经、冲脉的交会穴，针刺此穴可以起到益肾助阳的作用。《针灸大成》曰："主五淋，小便不通，阴器下纵引痛，小腹满，目赤痛从内眦始，五脏虚竭，失精。""气海"为任脉之经穴，为肓之原穴。《铜人针灸经》载："气海者，是男子生气之海也。"气海为肾元之气所生发、人体先天元气聚会之处。故针刺此穴有培补元气、养阴填精、培元固肾的作用。《百症赋》曰：

"针三阴与气海，专司白浊久遗精。""曲骨"为任脉穴位，是任脉和足厥阴之会。任、冲、督三脉皆起于胞中，加之足厥阴肝经绕阴器而抵少腹，腧穴所在，主治所在，故针刺此穴可以起到温补肾阳的作用，从而治疗遗精。

病理性遗精具有完整的射精活动，并能从男性生殖道内射出正常精液，其发生机制尚不明确，可能与以下几点有关：①大脑控制射精的相关中枢神经及脊髓神经功能紊乱；②生殖系统炎症刺激；③内分泌紊乱。据统计，90%以上的常用穴位与其相应脏腑或部位在同一或邻近神经节段，在腧穴－靶器官规律中，无论靶器官为脏腑或躯体，其生物学本质均主要以神经节段相联系。精囊、前列腺等部位分布着来自 T11～L1 节段的交感神经，还分布着来自 S2～S5 节段的副交感神经，故针刺治疗病理性遗精采用了上述节段神经支配区内的穴位。

综上，导致遗精的原因众多，但其基本病机为肾失封藏，精关不固。其病位在肾，与心、肝、脾关系密切。同功穴是腧穴配伍发挥协同效应的关键，在上述遗精的同功穴中选取腧穴，可作为临床腧穴配伍和针灸处方使用，使其发挥针灸治疗遗精的最佳疗效。

69. 针灸治疗阳痿的同功穴有哪些？临床如何应用？

阳痿是指男子未到性功能衰退年龄，在性生活过程中出现阴茎不能勃起或勃起不坚，影响正常性生活的病证，又称"阴痿"。现代医学称勃起功能障碍。现代医学将青年男性发生阳痿的病因病机概括为性生活频繁、心理压力增加、饮食谱的改变等因素，使机体出现内分泌失调、微循环功能紊乱、激素水平下降等情况，最终导致男性勃起功能障碍。中医认为阳痿的发生常与手淫太过、房事不节、思虑过度、劳伤久病、嗜食肥甘厚味、惊吓紧张等因素有关。本病的病位在宗筋，与心、肾、肝关系密切。在经脉上主要与肝经、肾经、心经、脾经密切相关。基本病机是宗筋失养，弛缓不振。

临床上针灸治疗阳痿有较好的效果，在治法上以补益肾气、荣养宗筋为主。针灸治疗阳痿的同功穴主要为关元、三阴交、肾俞、命门、中极、次髎、太溪、足三里、气海、曲骨。同功穴所属经脉主要为足太阳膀胱经和足厥阴肝经，所在部位主要是下肢部、腰背部和胸腹部，特定穴类别选用主要是背俞穴和募穴。针灸治疗阳痿取穴以足太阳膀胱经和足厥阴肝经的腧穴为主。足太阳膀胱经与诸多经络有密切联系，具有接纳、转输各经之经气，调节各经经气盈亏的作用，其经脉循行"挟脊抵腰中，入循膂，络肾，属膀胱"，经脉络属于肾，所属腧穴可治疗阳痿；足厥阴肝经"循股阴，入毛中，环阴器，抵小腹"，经脉循行于阴部，所属腧穴可治疗阳痿。

"关元"为任脉穴位，是足太阴脾经、足少阴肾经、足厥阴肝经与任脉交会的腧穴，为三焦之气所生处，是人身阴阳元气交关之处。关元在脐下三等分寸，居丹田，内应胞宫精室，为男子藏精、女子藏血之处，针刺此穴可起到培肾固本、补益元气的作用。"三阴交"为足太阴脾经穴位，该穴统治脾、肝、肾三阴经所主疾病，而冲任又与肝、脾、肾关系密切，足三阴经与主胞宫的任脉、主一身气血的冲脉会于小腹，脾主统血，肝主藏血，肾主藏精，精血同源，因此就决定了三阴交为精血之穴，有养肝益肾、调补冲任之功。"肾俞"为足太阳膀胱经的背俞穴，是肾气输注于背腰部之处，肾为先天之本、五脏之根，肾藏精，主生殖与生长发育、主骨生髓、通于脑、主水、主纳气、开窍于耳、其华在发。肾俞穴内应肾脏，是肾脏经气输注于背部之处，是治疗肾疾之要穴。"命门"为督脉要穴、命门之门户，向前通过"肾间动气"与脐联系任脉，向内应命门而旁通于肾，可调理任督，补肾培元。"中极"为膀胱的募穴，是膀胱之气结聚的部位，具有调节膀胱功能的作用。又系足三阴、任脉之所会。根据所在部位，该穴具有补肾调经的作用。"次髎"为足太阳膀胱经的腧穴，膀胱与肾相表里，肾主生殖与发育，又主二阴，所以《金针梅花诗抄》说："其主治功用举凡下焦前后阴、大小肠及腰腿诸症，无不包罗。"而《经穴主治症》则云："治男女生殖疾患、腰痛、泌尿器疾患有效。"故针刺次髎穴可调理膀胱、补益肾气。"太溪"为足少阴肾经的原穴，肾是十二经生气之源，太溪为肾之原穴，乃人身元气旺盛聚集之处。针刺太溪，通过对肾中元阴元阳的调整，调补肾经元气。"足三里"为足阳明胃经的合穴，为足阳明脉气所入之处，《灵枢·海论》曰："胃者水谷之海，其输在气街，下至三里。"足三里为三焦之气所生之处，为补益元气、调和气血、补虚强壮之要穴，《古法新解会元针灸学》认为"此穴治病万端，有白术之强，有桂附之热，有参茸之功，有硝黄之力"。"气海"为任脉之经穴，为肓之原穴。《铜人针灸经》载："气海者，是男子生气之海也。"气海为肾元之气所生发、人体先天元气聚会之处。故针刺此穴有培补元气、养阴填精、培元固肾的作用。"曲骨"为任脉穴位，是任脉和足厥阴之会。任、冲、督三脉皆起于胞中，加之足厥阴肝经绕阴器而抵少腹，腧穴所在，主治所在，故针刺此穴可以起到温补肾阳的作用，从而治疗阳痿。

　　功能性阳痿一般多认为系由于勃起中枢被大脑皮层过分抑制或本身衰弱，使正常的刺激不足以引起中枢兴奋所致。针灸疗法的有效性在于能够刺激大脑皮层的兴奋性，以调整大脑皮层中枢的兴奋与抑制。有研究证实针刺关元、三阴交等穴位可以提升睾酮和黄体生成素的水平，降低血雌二醇、催乳素，改善阳痿患者下丘脑－垂体－睾丸轴的功能，提高血清性激素含量，进而改善勃起功能。在腧穴－靶器官规律中，无论靶器官为脏腑或躯体，其生物学本质均主要以神经节段相联系，脊髓勃起中枢位于

T12 ~ L1 节段，反射性勃起中枢位于 S2 ~ S4 节段，所以取勃起中枢有同神经节段的次髎、中极等穴位来刺激勃起中枢兴奋度，进而恢复其勃起功能。

综上，导致阳痿的原因众多，但其基本病机是宗筋失养，弛缓不振。本病的病位在宗筋，与心、肾、肝关系密切。上述治疗"阳痿"的同功穴结合了多种选穴配伍理论，形成了以补益肾气、荣养宗筋为主的治疗方法，可作为临床腧穴配伍和针灸处方使用，使其发挥针灸治疗阳痿的最佳疗效。

70. 针灸治疗痛经的同功穴有哪些？临床如何应用？

痛经是指经期或行经前后，出现周期性小腹疼痛或痛引腰骶，甚则剧痛昏厥者。根据有无盆腔器质性疾病，将其分为原发性痛经和继发性痛经。前者病因不明确，不伴盆腔器质性疾病。后者病因明确，是因盆腔器质性疾病引起的经期腹痛。现代医学研究发现原发性痛经发病机制由机械因素和内分泌因素引起。机械因素指子宫颈狭窄、子宫过度屈曲使经血流出不畅，刺激子宫收缩引起痛经；子宫收缩不良致子宫收缩不协调可导致血管供血异常，子宫肌层组织缺血缺氧引发痛经；内分泌因素指前列腺素、催产素、血管加压素、雌二醇、内皮素、β－内啡肽等直接或间接作用于子宫肌细胞和子宫平滑肌，从而引发痛经。中医认为痛经的发生与饮食生冷、情志不畅、起居不慎、先天禀赋等因素有关。本病的病位在胞宫，与冲、任二脉关系密切。基本病机是不通则痛或不荣则痛。实者为冲任瘀阻，气血运行不畅，胞宫经血流通受阻；虚者为冲任虚损，胞宫、经脉失去濡养。

临床上针灸对原发性痛经有较好的疗效。预防痛经在经前 3 ~ 7 天开始，连续治疗 3 个月经周期为 1 个疗程。针灸治疗痛经主要以调理冲任、温经止痛为主。针灸治疗痛经的同功穴为三阴交、关元、中极、地机、气海、足三里、次髎、子宫、血海。

针灸治疗痛经取穴以足太阳膀胱经、任脉和足太阴脾经的腧穴为主。"膀胱足太阳之脉……挟脊抵腰中，入循膂，络肾，属膀胱……""任脉者，起于中极之下，以上毛际，循腹里，上关元，至咽喉。""脾足太阴之脉，起于大趾之端……上膝股内前廉，入腹，属脾……"《素问·血气形态》中有云："夫人之常数，太阳常多血少气，少阳常少血多气，阳明常多气多血，少阴常少血多气，厥阴常多血少气，太阴常多气少血，此天之常数。"足太阳膀胱经为多血少气之经，妇人以血为用，血赖气运，气需血养，气行则血行，气滞则血瘀。痛经的病位在胞宫、冲任，变化在气血，首选足太阳膀胱经腧穴调畅气血。其次为任脉，任脉主一身之阴，为"阴脉之海"，为妊养之本而主胞胎，痛经病位在胞宫，故其亦与任脉关系密切。此经主要有调节阴经气血、调节月经的作用，因此选取此经脉腧穴治疗痛经。

"三阴交"为足太阴脾经穴位，位于内踝上三寸，为足太阴、足少阴、足厥阴之会，具有疏肝、健脾、益肾的功效。足三阴经与任脉相连，而三阴交则可经足三阴经与任脉相通，加上三阴交经足少阴肾经又与冲、督二脉相通，因此三阴交最终通过经络同任冲督三脉、胞宫、小腹相连。针刺三阴交便可经过冲、任、督三脉调理胞宫、通畅气血，达到治疗痛经的目的。《针灸逢源》中记载："经水正行……室女月水不调，脐腹疼痛，肾俞、关元、三阴交。""关元"为任脉穴位，位于脐下三寸。《医经理解》认为关元穴为"男子藏精，女子蓄血之处，是人生之关要，真元之所存也"，元气为温煦五脏六腑、推动人体生命活动的原动力，而关元穴为真元之根、元气之关隘，可益精补气、培肾固本、调理冲任、扶助人体先天之本。该穴集聚多经之功能，是保健强壮的要穴，针刺本穴可培肾固本、调理冲任、补益精血、温通胞宫，从而起到治疗痛经的作用。《针灸大成》述："积冷虚乏，脐下绞痛，冷气结块，寒入腹痛，月经不通，灸关元。""中极"为任脉腧穴、膀胱募穴，是足三阴经与任脉的交会穴。痛经的病位在胞宫，胞宫位于少腹部，任脉循行经过腹部，根据"经脉所过，主治所及"的主治规律，中极具有统调经气、通运下焦、温养冲任、行气活血止痛的作用，故针刺中极可以治疗痛经。"地机"为足太阴脾经的郄穴，郄穴是经脉气血曲折深聚之处，常用来治疗本经循行所过部位及所属脏腑的急性病证，阴经郄穴还多用于治疗血分病证。痛经既是急症，又属痛证和血证，因此选取脾经郄穴，体现了郄穴临床主治的特点。《针灸甲乙经》曰："溏瘕，腹中痛，脏痹，地机主之。""气海"为任脉之经穴，为肓之原穴，是人身元气之海，主一身之气疾。《灵枢·阴阳清浊》云："肺之浊气，下注于经，内积于海。"《灵枢·营卫生会》也指出"气出于下焦"。气海为肾元之气所生发，乃人体先天元气聚会之处。故针刺此穴有调畅全身之气机的作用。"足三里"乃足阳明胃经之合穴。《灵枢·九针十二原》记载"所入为合"，指本穴乃阳明经气犹如百川汇合入海之势，经气充沛而功效卓著。故阳明经为多气多血之经。足三里能够益气养血、荣养全身，达到治疗痛经的作用。"次髎"为膀胱经腧穴，膀胱与肾互为表里，且次髎与病位相近，针刺此穴时要求深刺且针感向小腹或会阴部放射，意在使针感作用于胞宫，从而起到调经止痛的作用。"子宫"为经外奇穴，最早见于《千金翼方》，曰："胞下垂，注阴下，灸夹玉泉三寸（即子宫穴），随年壮三报之。"子宫穴位于下腹部，根据"腧穴所在，主治所在"的分布主治规律，针刺此穴可以治疗痛经等病证。"血海"为足太阴脾经腧穴，《会元针灸学》载："血海者，是心生血、肝藏血、肾助血，肾之阴谷，肝之曲泉，脾之阴陵泉皆生潮之处，三阴并行，通血之要路。"血海具有双向调节作用，痛经基本病机为不荣则痛或不通则痛，此穴既可补血养血，又可活血化瘀、调经统血，故针刺此穴可以治疗痛经。

关于针刺治疗痛经的现代学机制，有以下几点。

中枢神经系统：针刺镇痛效应主要是通过神经中枢不同水平对疼痛部位及穴位传入冲动整合的结果，主要从脊髓、脑干、丘脑、大脑皮质水平整合。针刺可引起脑功能及脑血流变化，由此可通过中枢神经系统对机体进行调控。研究证实针刺 PD 模型大鼠，可明显增加脑组织中 5 - 羟色胺（5-hydroxytryptamine，5-HT）含量，提高大脑对 5-HT 的合成率、利用率。针刺亦可降低脑内多巴胺（dopamine，DA）、升高脊髓内 DA，增加外周和中枢乙酰胆碱（acetylcholine，ACh）而加强镇痛作用。同时 DA、5-HT 等单胺类递质的释放，可激活内源性阿片肽抑制伤害性信息的传导。针刺可通过促进分布在中脑、下丘脑、延髓及脊髓背角的内源性阿片肽（β - 内啡肽、脑啡肽、强啡肽）释放，加快下丘脑、垂体中啡肽类的合成速度，从而提高啡肽类含量，激活其受体（主要为 μ、κ 阿片受体）释放，改变痛觉传入纤维对疼痛刺激信号的反应性，从而达到中枢镇痛作用。

外周神经系统：针刺治疗痛经主要与神经节段相关。据统计，90% 以上的常用穴位与其相应脏腑或部位在同一或邻近神经节段，在腧穴 - 靶器官规律中，无论靶器官为脏腑或躯体，其生物学本质均主要以神经节段相联系。现代医学认为子宫归属 T10 ~ S2 神经节段，腹部的内脏感觉神经属于 S2 ~ S4 神经节段。三阴交、次髎、关元、中极、地机等治疗痛经的同功穴的神经节段大多集中在 L3 ~ S5，其神经传入投射在 L3 ~ S4 神经节段，与子宫神经节段有重叠，通过针刺可刺激相应神经节段，来自于穴位的神经冲动可抑制相应子宫的神经冲动，从而起到针刺以痛止痛的效果，故神经节段相关性为治疗痛经提供了理论依据。

内分泌系统：内分泌调节系统中下丘脑 - 垂体 - 性腺轴维持子宫的正常生理功能。针刺在下丘脑调节层面可明显降低下丘脑、卵巢促性腺激素释放激素（gonadotropin-releasing hormone，

GnRH）的分泌；在垂体层面可通过抑制下丘脑中 GnRH 的表达来抑制垂体 GnRH-R、促卵泡生成素、促黄体生成素的释放分泌；在卵巢层面可升高子宫孕激素受体 mRNA、雌激素受体 mR-NA 表达水平，黄体酮增高可拮抗雌二醇，降低前列腺素生成，缓解平滑肌痉挛，促进血液循环，从而止痛。

子宫微循环：痛经患者的血流为低速高阻状态，且疼痛明显者更为显著，此状态下血浆黏度增加，易发生缺血缺氧、平滑肌痉挛而导致疼痛。实验表明针刺可明显增加子宫微血管、毛细血管计数，减少子宫收缩波个数和子宫活动度。由此可知针刺可通过改善子宫微循环、缓解平滑肌痉挛、抑制子宫异常收缩来止痛。血管舒缩物质是子宫微循环中防治痛经和反映其镇痛机制的关键物质。一氧化氮（nitric oxide，NO）和内皮素（endothelin，ET）、血浆血栓素 B2（thromboxane B2，TXB2）和 6 - 酮 - 前列腺素 F1α（6-keto-PGF1α）是血液中两对作用相反的血管活性拮抗物质。有实验表明针刺可降低 ET/NO、TXB2/6-keto-PGF1α 值，改善血管舒缩物质调节功能，舒张血管，改善缺血缺氧，从而缓解痛经。

综上，引起痛经的原因众多，但其基本病机是不通则痛或不荣则痛。实者为冲任瘀阻，气血运行不畅，胞宫经血流通受阻；虚者为冲任虚损，胞宫、经脉失去濡养。本病的病位在胞宫，与冲、任二脉关系密切。同功穴是腧穴配伍发挥协同效应的关键，在上述痛经的同功穴中选取腧穴，可作为临床腧穴配伍和针灸处方使用，使其发挥针灸治疗痛经的最佳疗效。

71. 针灸治疗牙痛的同功穴有哪些？临床如何应用？

牙痛是指以牙齿疼痛为主症的一种疾病，又称为"齿痛""骨槽风""牙咬痛""牙宣"和"牙疼"，为口腔疾病中最常见的症状之一。可见于西医学中的龋齿、牙髓炎、根尖周围炎等。

现代医学证实龋齿牙痛是一种慢性细菌感染性疾病，在龋齿的发生过程中，细菌、牙菌斑、食物、宿主及时间都起了非常重要的作用。牙髓炎牙痛多由于深龋未补致牙髓感染，或化学药物或温度刺激引起。中医认为牙痛的发生常与外感风寒邪毒、过食膏粱厚味、体弱过劳等因素有关。本病病位在齿，肾主骨，齿为骨之余，手、足阳明经分别入下齿、上齿，故本病与胃肾关系密切。基本病机是风火、胃火或虚火上炎。

临床上针灸治疗牙痛疗效显著，不仅镇痛迅速，而且不良反应较小，容易被患者接受。在治法上主要以祛风泻火、通络止痛为主。针灸治疗牙痛的同功穴主要为合谷、下关、颊车、内庭、太溪。同功穴所属经脉主要为足阳明胃经和手阳明大肠经；同功穴所在部位主要是头颈部、下肢部和上肢部；同功穴的特定穴类别选用主要是五输穴和原穴。针灸治疗牙痛取穴以足阳明胃经和手阳明大肠经的腧穴为主。足阳明胃经循行"下循鼻外，入上齿中，还出挟口，环唇，下交承浆，却循颐后下廉，出大迎，循颊车"，经脉循行于牙齿所在部位，所属腧穴可治疗牙痛；手阳明大肠经循行"其支者，从缺盆上颈，贯颊，入下齿中，还出挟口，交人中"；在《诸病源候论》中也有记载："牙齿皆是骨之所终，髓气所养，而手阳明支脉入于齿。脉虚髓气不足，风冷伤之，故疼痛也。"体现了"经脉所过，主治所及"的分经主治规律。邻近作用是腧穴的治疗作用之一，也即腧穴能治疗其所在部位及邻近部位的病证；远道作用是指腧穴，尤其是十二经脉在四肢肘、膝关节以下的腧穴能治本经循行所到达的远隔部位的病证。选取头颈部、下肢部、上肢部的穴位，体现出"腧穴所在，主治所在"的分布主治规律和"经脉所过，主治所及"的腧穴分经主治规律。

"合谷"为手阳明大肠经腧穴，是大肠经的原穴。其所以能治面口五官之疾，乃因大肠经的支脉，从缺盆出，上走颈，过颊，入下齿龈，又回绕口唇，从人中处交叉，夹行鼻孔两侧；它的经筋，起于四指之端，结于腕，沿前臂、肘外、臑部，上达头面，可见本穴主要经过面口各部，所以才有《四总穴歌》"面口合谷收"之说，加之本经是动及所生病者，主要是齿痛、颈肿、目黄、口干、鼻衄、喉痹，而合谷是本经原穴，原主本经诸疾。《玉龙歌》载："头面纵有诸样症，一针合谷效如神。"故此穴可以治疗牙痛。"下关"为足阳明胃经的腧穴，足阳明胃经循颊，入下齿中；其定位在面部，在颧骨下缘中央与下颌切迹之间的凹陷中，既符合"经脉所过，主治所及"的分经主治规律，又符合"腧穴所在，主治所在"的分布主治规律，故针刺此穴可以治疗牙痛。"颊车"为足阳明胃经腧穴，出自《素问·气府论》。本穴属足阳明胃经，因足阳明胃经循颊，入下齿中，根据"经脉所过，主治所及"的分经主治规律，故凡下齿痛取之效传。"内庭"为足阳明胃经之荥穴，"荥主身热"，具有清降胃火、宣泄阳明之效。故凡胃火炽盛，以及阳明炽热循经上扰头面、咽喉、口齿之疾，刺泻内庭能降胃火、散邪热，补之能振奋胃阳。胃经循行从头至足，下循鼻外，入上齿龈内，其支者沿喉咙入缺盆，下膈膜，入属胃腑，故凡冒火上炽、阳明积热、上攻咽喉、齿痛咽肿喉痛者，针泻内庭，上病下取，可清热开郁、导火下行，因此具有清降胃火、通涤腑气的功效。"太溪"为足少阴肾经的腧穴，《景岳全书·齿牙》云："肾虚而牙病者，其病不在经而在脏，盖齿为骨之所终，而骨则主于肾也……是当以专补肾为主。""齿为骨之余"，而肾主骨，故取太溪以益水降火，使虚火下行归元，发挥腧穴远治作用，以治牙齿肿痛。《针经指南·流注通玄指要赋》云："牙齿痛吕细（太溪）堪治，头项强承浆可保。"

　　针刺镇痛已被临床所证实，能治疗多种疼痛症。关于针刺镇痛机制有以下几点。

针刺对周围神经的作用：实验表明，针刺或电针传导痛觉的神经，可使这一神经中痛觉纤维的传导发生阻滞。即通过针刺可以抑制痛觉神经向脊髓传递疼痛信息，同时又能抑制脊髓细胞对伤害性刺激的反应，从而减少或阻止痛冲动的传导和痛源部位的传入冲动。

针刺对中枢神经的作用：现代医学认为中枢神经内不仅存在痛觉中枢，而且存在与镇痛有关的组织结构，以及对各种刺激信息进行整合、加工的调制系统。当疼痛刺激发生以后，经过周围神经的传导进入脊髓，然后由新旧脊丘束传入中枢神经的各级水平（如脊髓、脑干、丘脑、边缘系统、大脑皮层等），经过中枢神经系统对该刺激信息进行整合、加工，产生痛觉和痛的情绪反应。在这种情况下进行针刺，不仅可以抑制新旧脊丘束将疼痛信息传入中枢神经系统，而且可将减弱的疼痛信息和针刺信息通过新旧脊丘束传入中枢神经的各级水平，通过一定的神经体液和痛觉调制系统的整合加工，改变疼痛性质，并使疼痛刺激引起的感觉和反应受到抑制，从而起到镇痛作用。

针刺对神经递质的作用：现代研究证实，许多中枢神经递质的含量变化与针刺镇痛效应密切相关。其中了解较多的有乙酰胆碱、5-羟色胺、脑内吗啡样物质、去甲肾上腺素和多巴胺等。总体来讲，通过针刺可以使脑内具有镇痛作用的递质（乙酰胆碱、5-羟色胺、脑内吗啡样物质）数量增加或作用加强，从而使拮抗镇痛作用的递质（去甲肾上腺素、多巴胺）减少，达到镇痛效应。

更多的实验表明，针刺过程中机体的周围神经系统和中枢神经系统及化学递质都会发生变化，针刺的镇痛作用是机体在针灸刺激下，神经、体液等多种因素参与下共同完成的复杂的反应过程，而并非某一方面简单的变化反应单独完成的。针刺镇痛不仅可以提高痛阈和耐痛阈，还可降低情绪反应，既能抑制体表痛，也可抑制深部内脏的牵扯痛，既能降低疼痛分辨率，又能提高报痛标准。

综上，引起牙痛的原因众多，但其基本病机是风火、胃火或虚火上炎。其病位在齿，肾主骨，齿为骨之余，手、足阳明经分别入下齿、上齿，故本病与胃、肾关系密切。同功穴是腧穴配伍的基本要素，而腧穴配伍是针灸处方的基础。针灸治疗牙痛应在中医整体观念、辨证论治原则指导下，将辨证选穴与对症选穴有机结合起来，选取主治功效相同或相近的同功穴，使腧穴配伍产生协同增效作用，可起到针灸治疗牙痛的临床疗效。

72. 针灸治疗耳聋耳鸣的同功穴有哪些？临床如何应用？

耳鸣是以耳内鸣响，如蝉如潮，妨碍听觉为主症；耳聋是以听力不同程度减退或失听为主症，轻者称"重听"。临床上耳鸣耳聋既可单独出现，亦可先后发生或同时并见。中医认为耳鸣、耳聋的发生常与外感风邪、情志失畅、久病、年老体弱等因素有关。本病病位在耳，肾开窍于耳，少阳经入于耳中，故本病与肝、胆、肾关系密切。实证多为外感风邪壅遏清窍或肝胆郁火循经上扰清窍；虚证多为肾精亏虚，耳窍失养。基本病机是邪扰耳窍或耳窍失养。西医学中，耳鸣、耳聋可见于多种耳科疾病、高血压、动脉硬化、脑血管疾病、贫血、红细胞增多症、糖尿病、感染性疾病、药物中毒及外伤性疾病。

临床上针灸治疗耳鸣耳聋有一定的疗效，在治法上实证主要以疏风泻火、通络开窍为主；虚证主要以补肾养窍为主。针灸治疗耳鸣耳聋的同功穴为听宫、上关、外关、三阳络、颅息、下关、翳风、颌厌、后溪、侠溪、会宗、耳门、液门、中渚、天窗。治疗耳聋耳鸣的同功穴分布主要以足少阳胆经、手少阳三焦经和手太阳小肠经为主，取穴主要集中在头颈部和上肢部。足少阳胆经循行"其支者，从耳后入耳中，出走耳前，至目锐眦后"；手少阳三焦经循行"三焦手少阳之脉……上出缺盆，上项，系耳后，直上出耳上角，以屈下颊至……出走耳前，过客主人，前交颊，至目锐眦"；手太阳小肠经循行"其支者，以缺盆循颈上颊，至目锐眦，却入耳中"，此三条经脉循行均入耳，根据"经脉所过，主治所及"的分经主治规律，故能治疗耳部疾病。听宫、上关、下关、翳风、耳门等穴均位于耳周，符合"腧穴所在，主治所在"的分布主治规律。

"听宫"为手太阳小肠经腧穴。根据"经脉所过，主治所及"的分经主治规律，手太阳经经气从听宫穴处"却入耳中"，刺之调节耳中经气之盈亏，通经活络，开窍聪耳。"耳者，宗脉之所聚也"，听宫穴作为手足少阳经与手太阳经之交会穴，刺之调理诸阳而治耳疾。另根据"根结"理论，听宫穴作为手太阳经之"结"，此处经气归结，可虚可实，亦为治疗耳鸣耳聋之关键。《针灸大成》曰："听会兼之与听宫，七分针泻耳中聋。""上关"为足少阳胆经穴位，别名"客主穴"。足少阳胆经循行"其支者，从耳后入耳中，出走耳前，至目锐眦后"，又因其定位在面部耳前方，当颧弓与下颌切迹所形成的凹陷中，根据"经脉所过，主治所及"的分经主治规律和"腧穴所在，主治所在"的分布主治规律，故针刺此穴可以治疗耳部疾病，如耳聋耳鸣等。"外关"为手少阳三焦经腧穴，"三焦手少阳之脉……上出缺盆，上项，系耳后，直上出耳上角，以屈下颊至……出走耳前，过客主人，前交颊，至目锐眦"。根据"经脉所过，主治所及"原则，手少阳三焦经的循行经过耳、鼻旁、眼等，因此可以用于治疗目锐眦痛、颊肿、耳痛五官科疾病。《针灸大成》曰："外关，主耳聋，浑焞无闻，五指尽痛不能握物……又治手臂不得屈伸。""三阳络"为手少阳三焦经腧穴。根据"经脉所过，主治所及"原则，手少阳三焦经的循行经过耳，故针刺此穴可以治疗耳部疾病。《针灸大成》载："主暴喑哑，耳聋，嗜卧，四肢不欲动摇。"颃息"为手少阳三焦经腧穴。手少阳三焦经循行"系耳后，直上出耳上角，以屈下颊至……出走耳前……"，又因其位于耳后，根据"经脉所过，主治所及"的分经主治规律和"腧穴所在，主治所在"的分布主治规律，故此穴可以治疗耳部疾病，如耳聋耳鸣等。《针灸大成》载其"主耳鸣痛，喘息，小儿呕吐涎沫，瘛疭发痫"。"下关"为足阳明胃经的腧穴，位于耳前，其阳明经脉"上耳前，过客主人"，其经筋"颊结于耳前"。又本穴为足阳明、少阳之会，足少阳经脉"下耳后……从耳后入耳中，出走耳前"。因此针刺本穴有疏风清热、通关利窍、消肿止痛之功，适用于多种耳部疾病。"翳风"与"耳门"均为手少阳三焦经腧穴，均位于耳周，可疏通耳部壅滞之气，局部气血调和，则耳窍得复，二者通过"少阳经"而相互联系，具有强大的关联性，共奏疏通少阳经脉、行气活血之功效。"颔厌"为足少阳胆经腧穴，是手足少阳、足阳明之会。足少阳胆经循行"其支者，从耳后入耳中，出走耳前，至目锐眦后"，根据"经脉所过，主治所及"的分经主治规律，针刺此穴可以治疗耳部疾病。"后溪"为手太阳小肠经腧穴。《针灸资生经》曰："后溪主攻肩臂痛，可治臂痛，耳鸣，目疾。""侠溪"为足少阳胆经之荥穴，荥主身热。少阳甲木，木生火，火性炎上，热易循胆经上扰，从而导致耳聋，故针刺胆经"荥穴"疏泄胆经之热以治疗耳聋。"会宗"为手少阳三焦经之郄穴。可治三焦火盛、循经上逆之耳鸣、耳聋、耳部红肿疼痛等。"液门"为手少阳三焦经腧穴。手少阳三焦经循行入耳，根据"经脉所过，主治所及"的分经主治规律，针刺其远端穴位液门可治疗耳部疾病。《针灸大成》曰："液门，主惊悸妄言，咽外肿，寒厥，手臂痛不能自上下，疟疾寒热，目赤涩，头痛，暴得耳聋，齿龈痛。""中渚"为手少阳三焦经腧穴。手少阳三焦经行于耳之前后，中渚为三焦经之输穴，可疏通少阳经气、推动气血正常运行而使耳部有所濡养，故针刺此穴可治疗耳聋耳鸣。《针灸甲乙经》："狂，互引头痛，耳鸣，目痛，中渚主之；嗌外肿，肘臂痛，手上类类也，五指瘈不可屈伸，头眩，颔，额颅痛，中渚主之。""天窗"为手太阳小肠经腧穴。《针灸大成》描述："天窗（一名窗笼），主治痔瘘，颈痛，肩痛引项不得回顾，耳聋颊肿，喉中痛，暴喑不能言。"

临床资料显示，大部分突发性耳聋患者血液呈现"黏、凝、慢"的特点，多表现为血黏、血脂代谢差、血运慢、流量少。临床通过针刺后复查结果，发现可通过针刺手段改变这一状况。针刺可通过改变耳部乃至全身血液高黏状态，使耳内低氧少血的环境发生变化，利于炎症消退，促进康复。体内抗氧化系统保证了人体内氧自由基水平趋于正常，但是机体内氧自由基水平过高，导致机体组织细胞膜受到损害、蛋白质出现变性、破坏DNA及机体内酶的活性也受到影响等，据相关报道，氧自由基水平过多还可导致耳部毛细胞出现凋零，对耳听力产生影响，氧自由基水平异常导致耳部血管内皮舒张功能异常，增加耳部炎症反应，血液循环功能出现障碍，导致耳鸣；而且过高氧自由基还会导致耳蜗细胞出现损伤，进一步提高了耳鸣耳聋出现的概率。针刺疗法可有效改善机体氧化与抗氧化水平，对缓解耳部功能障碍具有积极作用。

综上，引起耳聋耳鸣的原因众多，但其基本病机为是邪扰耳窍或耳窍失养。本病病位在耳，肾开窍于耳，少阳经入于耳中，故本病与肝、胆、肾关系密切。上述治疗耳聋耳鸣的同功穴均符合"经脉所过，主治所及"的分经主治规律和"腧穴所在，主治所在"的分布主治规律，故在上述治疗耳聋耳鸣的同功穴中选取腧穴，可作为临床腧穴配伍和针灸处方使用，使其发挥针灸治疗耳聋耳鸣的最佳疗效。

73. 针灸治疗术后腹胀的同功穴有哪些? 临床如何应用?

术后腹胀为临床手术后较为常见且多发的症状,术后腹胀是指由于术前麻醉、手术操作等因素导致肠管受到激惹,术后24~72小时患者胃肠蠕动减缓,胃肠内积气致肛门排气不畅,甚至停止排便,多与腹腔脏器器质性病变、机械性肠梗阻、水电解质紊乱、麻醉和手术创伤等有关。中医学认为,术后腹胀由于麻醉和手术的创伤,使胃肠功能受到一定的抑制,加之腹腔内的气血瘀滞,使肠腑气机运化失调,传化之物停滞下降,肠腔内积气、积液增多所致。病位在大肠,涉及脾、肝、肾等脏腑。多表现为腹部膨隆、肠胀气、肠蠕动减弱等症状,严重者可伴有恶心、呕吐、排便困难等。术后腹胀发生率占术后相关并发症的8%~28%。由于腹部膨隆,腹壁肌肉张力增加,患者切口愈合速度相应减缓,影响术后康复。

针灸治疗术后腹胀以行气导滞、通腑泄浊为基本的治则。通过对针灸治疗术后腹胀的文献进行整理和研究,运用数据挖掘技术对术后腹胀的同功穴的规律进行分析,针灸治疗术后腹胀的同功穴主要为足三里、上巨虚、天枢、三阴交、中脘;同功穴所属经脉主要为足阳明胃经、任脉和足太阴脾经;同功穴所属部位主要在下肢部和胸腹部,特定穴的选择主要为五输穴及下合穴(表5)。

表5　治疗术后腹胀的同功穴

穴位名称	所属经脉	所属部位	所属特定穴
足三里、上巨虚、天枢、三阴交、中脘	足阳明胃经、任脉和足太阴脾经	主要在下肢部和胸腹部	五输穴和下合穴

从经脉循行角度分析,近代医家运用针灸治疗术后腹胀的选

穴以足阳明胃经、任脉和足太阴脾经的腧穴为主，其中足阳明胃经中选取腧穴最多，是针灸治疗术后腹胀的首选经脉，其次为任脉和足太阴脾经，是针灸治疗术后腹胀的次选经脉。根据"经脉所过，主治所及"的选穴原则，脾胃经功效为调理脾胃，以助运化，调理气机，平降逆气。脾胃位于人体中部，"脾气主升，胃气主降"对气机的调节具有重要作用。足阳明胃经的足三里等穴与足太阴脾经的三阴交等穴属于表里经配穴，即当某一脏腑经脉有病时，取其表里经腧穴组成处方施治。所以在治疗术后腹胀的腧穴中以脾胃经分布较多，说明同功穴的选穴与循经选穴有异曲同工之妙，同时任脉也分布较为广泛，任脉最早记载于《黄帝内经》，据《素问·骨空论》记载："任脉者，起于中极之下，以上毛际，循腹里，上关元，至咽喉，上颐，循面，入目。"而在《灵枢·经脉》中载："任脉之别，名曰尾翳，下鸠尾，散于腹。实则腹皮痛，虚则痒搔，取之所别也。"据《针灸大全》所载八脉八穴，列缺通任脉，其主治证有痔疾、便泄、痢疾、疟疾、咳嗽、吐血、溺血、腹胀等。通过任脉的循行及古人对任脉主治的叙述可以看出任脉也是治疗术后腹胀的首选经脉之一。这三条经脉所选腧穴最多也充分体现了"经脉所过，主治所及"的分经主治规律。另外，从腧穴作用特点分析，在针灸主治术后腹胀的腧穴当中，五输穴和下合穴应用频次最高，其中五输穴为应用频次最多的特定穴，在五输穴中选用频次最高的腧穴为足阳明胃经中的合穴足三里。四总穴歌中有"肚腹三里留"的说法。而针灸治疗术后腹胀选取下合穴居多，也有一定的理论基础，《灵枢·邪气脏腑病形》云："荥输治外经，合治内府""治内府奈何取之于合"。《灵枢·咳论》也有"治腑者，治其合"的记载。"荥输治外经，合治内府"是古人长期临床实践的经验总结。因此，在治疗术后腹胀中下合穴起到了极其重要的作用。此外，在针刺治疗术后腹胀的机制研究中，有学者表示：针刺对腹部术后胃肠运动功能紊乱的调整作用主要在于促进胃肠蠕动和排空功能的恢复，此功效可能是通过调节血浆胃动素的含量，减轻术后炎症反应，改善胃肠起搏细胞 ICC 的数量、结构和功能等多方面机制共同作用的结果。针刺能促进腹部术后 ICC 细胞的再生、ENS-ICC-SMC 网络结构的恢复，改善 ICC 超微结构，这可能与针刺具有调整 SCF/c-kit 系统中 SCF 基因表达的作用有关。

针灸治疗术后腹胀作为一种无不良反应且行之有效的绿色疗法被广泛应用到临床当中，而针灸治疗本病的同功穴是发挥疗效的关键。通过对同功穴的梳理和总结，发现其内在作用机制，进一步对腧穴配伍的协同增效作用进行了诠释，同时也为临床治疗术后腹胀提供了思路。

74. 针灸治疗咽喉肿痛的同功穴有哪些？临床如何应用？

咽喉肿痛，属于中医"喉痹""喉痈""嗌肿""喉风""乳蛾"的范畴，以咽喉部红肿疼痛、吞咽不适为主要病证。《诸病源候论》曰："喉痹者，喉里肿塞痹痛，水浆不得入也""脏腑冷热不调，气上下哽涩，结搏于喉间，吞吐不利，或塞，或痛，故言咽喉不利"。多因风热外袭、肺胃实热、肺肾阴虚引起。病位在咽喉，涉及肺、胃、肝、肾等脏腑。咽喉红肿疼痛，扁桃体充血、肿胀甚至化脓、吞咽困难及恶寒高热是主要的临床表现。本病见于现代医学的急性扁桃体炎、急性咽炎和单纯性喉炎、扁桃体周围脓肿及咽后壁脓肿等。目前西医多用抗生素和激素治疗急性咽炎，疗效虽然值得肯定，但用药过程中仍存在一些禁忌证和不良反应。针对此病证中药疗效显著，不良反应相对较少，但是也不能达到即刻止痛的效果。而针灸对咽喉肿痛有较好的疗效，但应注意对原发病的配合治疗。

针灸治疗咽喉肿痛以清热泻火、解毒利咽为基本的治则。通过收集针灸治疗咽喉肿痛的临床研究文献，运用数据挖掘技术进行针灸治疗咽喉肿痛的同功穴选用规律分析，针灸治疗咽喉肿痛的同功穴主要为少商、合谷、曲池、内庭、颊车；同功穴所属经脉主要为手阳明大肠经、手太阴肺经和足阳明胃经；同功穴所在部位主要是上肢部和头颈部；同功穴的特定穴类别选用主要是五输穴和原穴（表6）。

表6 治疗咽喉肿痛的同功穴

穴位名称	所属经脉	所属部位	所属特定穴
少商、合谷、曲池、内庭、颊车	手阳明大肠经、手太阴肺经和足阳明胃经	上肢部和头颈部	五输穴和原穴

从经脉循行角度分析，现代医家针灸治疗咽喉肿痛取穴以手阳明大肠经、手太阴肺经和足阳明胃经的腧穴为主。手阳明大肠经"是主津所生病者，目黄，口干，鼽衄，喉痹，肩前臑痛，大指次指痛不用"，主治"咽喉肿痛"；手太阴肺经"手太阴之正，别入渊腋少阴之前，入走肺，散之大肠，上出缺盆，循喉咙，复合阳明"，经别循行于喉咙所在部位；足阳明胃经"其支者，从大迎前，下人迎，循喉咙，入缺盆，下膈，属胃，络脾"，经脉循行于喉咙所在部位，所属腧穴可治疗咽喉肿痛。统计结果显示，手阳明大肠经选取腧穴频数比例最高，其次是手太阴肺经及足阳明胃经，这3条经脉的腧穴选取频数最多，体现了表里经与同名经配穴的主治规律。同名经即选取手阳明大肠经与足阳明胃经的腧穴配伍治疗咽喉肿痛，以同名经"同气相通"的理论为依据，以手足同名经腧穴相配为方法。另外，从腧穴作用特点角度分析，特定穴作为具有特殊治疗作用的腧穴，在临床中极为常用，具有主治规律强、运用范围广的特点。五输穴为临

针医百问（第2版）

床常用要穴，为古今医家所重视。从选穴运用频次分析结果可见，五输穴中选用频次较高的少商为手太阴肺经的井穴，主治咽喉肿痛；商阳为手阳明大肠经的井穴，可主治咽喉肿痛；曲池为手阳明大肠经的合穴，也可主治咽喉肿痛。原穴为十二经脉在腕、踝关节附近的腧穴，是脏腑原气留止的部位，《灵枢·九针十二原》说："五脏有疾，当取之十二原。"针刺原穴能使三焦原气通达，发挥维护正气的作用。合谷为手阳明大肠经的原穴，选用频次较高，体现出原穴有调整其脏腑经络虚实各证的功能。除此之外，在现代研究中治疗咽喉肿痛，通过针刺相应穴位可升高 IL-2，从而增强患者的免疫力，减低 TNF-α，从而降低患者的免疫损伤，进一步改善咽喉部的微循环，调节免疫反应，抑制炎性反应，促进炎性物质吸收，减轻咽喉部的充血水肿，加快病变处损伤的愈合，并能缓解精神压力，安定神志，为临床提供了新的治疗思路和方法。

综上所述，针灸治疗咽喉肿痛，应在中医整体观念、辨证论治原则指导下，将辨证选穴与对症选穴有机结合起来，选取主治功效相同或相近的同功穴，使腧穴配伍产生协同增效作用，可起到增强针灸治疗咽喉肿痛的临床疗效。

75. 针灸治疗腰痛的同功穴有哪些？临床如何应用？

"腰痛"病名最早记载于《黄帝内经》，属中医学"痹证""腰痹""腰腿痛"的范畴。临床常以单或双侧腰骶部疼痛麻木、腰部活动受限、伴或不伴下肢相关症状为主症。"腰痛"描述内涵丰富，脊柱及椎旁软组织疾病、脊神经根病变或其他疾病所致的腰背痛均属此病范畴。一般而言，致痛病因多为"不通则痛"与"不荣则痛"。《素问·痹论》曰："风寒湿三气杂至，合而为痹也。"腰为肾之外侯，诸脉多贯于肾而络于腰背，如《素问·脉要精微论》记载："腰者，肾之府，转摇不能，肾将惫矣。"

《丹溪心法》认为腰痛的病因为"主湿热、肾虚、瘀血、挫闪、有痰积"。《景岳全书·杂证谟》记载："跌仆伤而腰痛者，此伤在筋骨而血脉凝滞也。"表明瘀血也是导致腰痛的病因。由上可知，腰痛病因不外乎寒湿、湿热、瘀血、肾虚四端。腰痛的病位在肾，以虚为主，并与督脉相关。如《诸病源候论》曰："肾主腰脚，因劳损伤动，其经虚，则风冷乘之，故腰痛。"

针灸治疗腰痛以通络止痛为基本的治则。通过收集针灸治疗腰痛的现代针灸教材，运用数据挖掘技术进行针灸治疗腰痛的同功穴选用规律分析，针灸治疗腰痛的一级同功穴主要为环跳、腰阳关、大肠俞、昆仑等；一级同功穴所属经脉主要为足太阳膀胱经、督脉、足少阳胆经；同功穴所属部位主要在下肢部、腰背部、胸腹部；特定穴的选择主要为背俞穴及五输穴（表7）。

表7　治疗腰痛的一级同功穴

穴位名称	所属经脉	所属部位	所属特定穴
环跳、腰阳关、大肠俞、昆仑、居髎、肾俞、中髎、承扶、申脉、命门、悬枢、水沟、关元俞、次髎、委阳、委中、志室、京骨、腰俞、带脉、气海俞、膀胱俞、中膂俞、白环俞、上髎、下髎、殷门、秩边、跗阳、束骨、承山、小肠俞、合阳、飞扬、金门、长强、中枢、胞肓、承筋、太溪	足太阳膀胱经、督脉、足少阳胆经、足少阴肾经、足阳明胃经、足厥阴肝经、手太阳小肠经、足太阴脾经、手少阳三焦经	下肢部、腰背部、胸腹部	背俞穴和五输穴

从经脉循行角度分析，针灸治疗腰痛所属经脉依次为足太阳膀胱经、督脉、足少阳胆经、足少阴肾经、足阳明胃经、足厥阴

肝经、手太阳小肠经、足太阴脾经、手少阳三焦经；使用频数最高的 3 条经脉分别为足太阳膀胱经、督脉、足少阳胆经。足少阳经、足太阳经及经筋循行与腰痛部位有高度重叠，足少阳经循行与 L5 神经根支配区域存在较大重叠，足太阳经循行与 S1 神经根支配区域存在较大重叠。足太阳膀胱经："是动则病冲头痛，目似脱，项如拔，脊痛，腰似折，髀不可以曲，腘如结，腨（踹）如裂，是为踝厥。"说明足太阳经异常就会表现出脊背痛、腰好像折断、股关节不能弯曲、腘窝好像凝结的症状。《黄帝内经》最早以腰痛为病名，在《素问·刺腰痛》中专门论治腰痛，其曰："足太阳脉令人腰痛，引项脊尻背如重状。"此后，历代医家多以《黄帝内经》为宗，详论腰痛。督脉为腰痛患者的病变经脉之一，督脉主阳，为阳脉之海，腹为阴，任脉为阴经之海。"善用针者，从阴引阳，从阳引阴"，体现了协调阴阳的取穴思想。另外，从经筋看《素问·痿论》之"阳明者……主润宗筋"，说明阳明气血旺盛可濡养宗筋，从根本上说明阳明经脉可治疗经筋病证；《灵枢·经筋》曰："足阳明之筋……上循胁属脊……"其走行于阔筋膜张肌、腹外斜肌、腰方肌、竖脊肌等肌肉分布区域，所谓"经脉所过，主治所及"，故足阳明经筋可治疗腰痛。足太阳经筋型腰痛患者以坐骨神经线放射痛为主症，所处位置正是属于腰背部；足少阳经筋型腰痛患者以腓总神经麻痛为主，疼痛及选穴位置在下肢部，这与临床实际情况十分接近，也是"经脉所过，主治所及"的循经取穴特点的具体体现。除此之外，有现代研究表明，针灸治疗慢性疼痛可能与针刺提高患者的痛阈、释放神经介质（如 β-EP、5-HT 等）、促进炎性因子的吸收相关。

　　无论文献研究、教材研究还是实验研究，其最终的目的主要是更好地服务于临床，但临床疾病表现往往错综复杂，因此抓住疾病的最主要症状是进行临床选穴配伍的关键点。针对腰痛这个疾病，主症选主穴，兼症选配穴，辨证加减穴，选择这类腧穴的宗旨还是在于治疗腰痛、缓解症状，就是这类腧穴的共性特征，也是同功穴存在的意义。

76. 针灸治疗头痛的同功穴有哪些？临床如何应用？

头痛是指患者自觉头部疼痛为特征的一种常见病证，是内科、神经内科领域主诉最多的症状之一。疼痛性质为胀痛、刺痛、跳痛、隐痛等，且常伴随头晕恶心、呕吐等其他症状，头痛患者的疼痛症状会反复持续发作，给患者的生活和工作带来极大的影响。现代研究认为头部外伤、血管障碍等症状性头痛的发病机制较明确，但功能性头痛的发病机制复杂而广泛，至今尚无统一见解。中医学对头痛的认识由来已久，头痛一证首载于《黄帝内经》，在《素问·风论》中称之为"首风""脑风"。张仲景在《伤寒杂病论》中论述了太阳、阳明、少阳、厥阴病头痛的病机证治，创立头痛分经论治雏形。头痛主要的致病因素为感受外邪、情志内伤或饮食不节等，该病的发生多由于患者肝阳上亢及风火上扰，导致气血逆乱而阻滞经络。头痛病位在脑，责之于肝、肾、脾三脏。头痛不仅是一种病证，也是一种症状，可以发生于多种急慢性疾病过程中，常见于西医的偏头疼、紧张性头痛、血管神经性头痛、脑动脉硬化、高血压等疾病。

针灸治疗头痛以通络止痛为基本的治则。通过收集针灸治疗头痛的现代针灸教材，运用数据挖掘技术进行针灸治疗头痛的同功穴选用规律分析，针灸治疗头痛的一级同功穴主要为申脉、丝竹空、中渚、列缺、天柱等；一级同功穴所属经脉主要为足少阳胆经，其次为足太阳膀胱经、手少阳三焦经、督脉、手太阳小肠经、足阳明胃经；同功穴所属部位以头面部最多，其次是上肢部、下肢部、背腰部、颈项部；特定穴的选择主要为八脉交会穴和五输穴（表8）。

表8　治疗腰痛的一级同功穴

穴位名称	所属经脉	所属部位	所属特定穴
申脉、丝竹空、中渚、列缺、天柱、至阴、关冲、外关、瞳子髎、风池、足窍阴、太冲、百会、头维、通天、昆仑、京骨、颔厌、头临泣、正营、强间、后顶、上星、飞扬、跗阳、足通谷、涌泉、悬颅、悬厘、率谷、完骨、承灵、脑空、侠溪、神庭、少泽、眉冲、承光、风门、束骨、液门、清冷渊、耳和髎、曲鬓、天冲、本神、目窗、行间、囟会、丰隆、攒竹、五处、消泺、头窍阴、阳白、风府、前顶	主要为足少阳胆经，其次为足太阳膀胱经、手少阳三焦经、督脉、手太阳小肠经、足阳明胃经	以头面部最多，其次是上肢部、下肢部、背腰部、颈项部	八脉交会穴和五输穴

　　从经脉循行角度分析，针灸治疗头痛的同功穴最多的位于足少阳胆经，其次为足太阳膀胱经、手少阳三焦经、督脉、手太阳小肠经、足阳明胃经等。头为"诸阳之会"，手足三阳之脉皆汇聚于头，督脉直接与脑府相连，其经脉失和、脉络不通均可导致头痛的发生。《灵枢·经脉》记载："胆足少阳之脉，起于目锐眦，上抵头角，下耳后，循颈……其支者，从耳后入耳中……至目锐眦后……是主骨所生病者，头痛，颔痛，目锐眦痛……"可见足少阳胆经循行部位包含了头痛的好发部位（颞部、枕部），并且胆经之病包括了头痛、颞痛及目锐眦疼痛。从腧穴作用的特点分析，在《针灸大成·百症赋》中记载"悬颅、颔厌之中，偏头痛止"体现了"腧穴所在，主治所在"的基本规律。根据传统针灸学理论，本经经穴可治疗本经主病及循行部位疾

病。此外，针灸的辨经论治理论尤为适用于本病：太阳头痛，主要见于前额、巅顶、枕部疼痛，连及项、背或由项连肩；阳明头痛，以前额、面额及眉棱骨疼痛常见，或痛连齿；少阳头痛，以头两侧疼痛为主，并连及耳、目外眦；厥阴头痛，巅顶、颜面疼痛多见，或连目系。临床研究表明，近端局部取穴对常见头痛的镇痛疗效显著且具有一定的特异性，优于远端辨经取穴法。《针灸甲乙经·卷之九·大寒内薄骨髓阳逆发头痛第一》曰："厥头痛，痛甚……泻其血，后取足少阳。"瘀血属有形实邪，治宜"菀陈则除之"，采用放血法治疗瘀血头痛效果显著。在现代研究中，有学者认为针灸治疗头痛的机制主要为刺激神经分布区域发挥镇痛作用，主要包括头颈面及颅脑的解剖生理特点及筋膜理论等，特别是三叉神经颈神经复合体的指导作用很大。

头痛作为一种临床常见疾病，其发病原因较为复杂，给患者的生活与工作带来极大影响。针灸作为一种常见的镇痛疗法，通过多角度发挥稳定的治疗效果，其古今作用机制均有迹可循，值得我们深入学习及挖掘。

77. 针灸治疗颈椎病的同功穴有哪些？临床如何应用？

颈椎病以颈项部疼痛、僵硬、酸胀为主要临床表现，多因颈椎骨关节变性并发相关联的神经组织病变而出现颈肩痛，放射到头枕部或上肢，其重者出现双下肢痉挛、行走困难，重者四肢瘫痪，少数有眩晕、猝倒或一侧面部发热、出汗异常等症状。《素问·骨空论》对颈椎病的症状表现有相关记载："大风颈项痛，……失枕在肩上横骨间。"颈椎病症状复杂，可分为颈型颈椎病、神经根型颈椎病、椎动脉型颈椎病、脊髓型颈椎病及混合型颈椎病，是一种临床常见病、多发病。近年来，本病的发病率呈明显的上升趋势，发病年龄也趋于年轻化。颈椎病属中医"肩背痛""颈筋急""项强"等范畴。《素问·痹论》中指出"风、寒、湿三气杂至合而为痹"。病因病机主要是外感风寒湿邪、外伤瘀血、慢性劳损或是肝肾不足导致气血经脉闭阻，筋骨失养。病位主在筋骨，久可影响肝肾。《证治准绳》曰："颈痛头晕，非是风邪，即是气挫，亦有落枕而成痛着……皆由肾气不能生肝，肝虚无以养筋，故机关不利。"说明了颈椎病发病与肝肾功能的异常有极大相关性。中医认为，颈项部主要为足少阳经，手、足太阳经和督脉所主，因此，当其经脉气血受阻时，便会导致颈椎病的发生。临床上西医对于此疾病缺乏有效的治疗方法，手术疗法复杂，风险大，不易被患者所接受。而中医针灸疗法因其疗效显著且不良反应小等优势在临床上得到广泛的应用。

针灸治疗颈椎病以活血化瘀、舒筋活络为基本的治则。通过收集针灸治疗颈椎病的临床研究文献，运用数据挖掘技术进行针灸治疗颈椎病的同功穴选用规律分析，针灸治疗颈椎病同功穴主要为天柱、风府、足通谷等；同功穴所属经脉主要为足少阳胆经和足太阳膀胱经；同功穴所在部位主要是头颈部和上肢部；同功穴的特定穴类别选用主要是五输穴和交会穴（表9）。

表9　治疗颈椎病的一级同功穴

穴位名称	所属经脉	所属部位	所属特定穴
天柱、足通谷、风府、后溪、腕骨、附分、肩外俞、大杼、京骨、消泺、风池、脑空、大椎、脑户、强间、列缺、束骨、肩井、昆仑、风门、悬钟、完骨	主要为足少阳胆经和足太阳膀胱经	头颈部和上肢部	五输穴和交会穴

从经脉循行角度分析，将针灸教材中主治颈椎病的腧穴按所属经脉归类，统计每条经脉的总穴次，颈椎病所选用的腧穴，共

涉及 11 条经脉。据统计结果显示，涉及频率最高的经脉为足少阳胆经和足太阳膀胱经。颈椎病是感受外邪、跌仆损伤、动作失度，使项部经络气血运行不畅所致。正如《灵枢·杂病》所云："项痛不可俯仰，刺足太阳，不可以顾，刺手太阳也。"说明颈椎病的发生和足太阳经、手太阳经等有着密切联系。详论《黄帝内经》针灸治疗本病："刺灸项颈痛有二：其一取足手太阳，治项后痛。经云：足太阳之脉，是动则病项如拔，视虚、盛、寒、热、陷下取之。又云：项痛不可俯仰，刺足太阳。不可以顾，刺手太阳。又云：邪客于足太阳之络，令人头项肩痛，刺足小指爪甲上与肉交者各一，立已。"从腧穴作用特点分析，《针灸甲乙经》曰："项如拔，项直不可顾，天柱主之。"即颈项部僵硬，不可随意转头，可以通过针刺天柱穴治疗。《素问·骨空论》中记载："大风颈项痛，刺风府，风府在上椎"，对针刺治疗颈椎病有了详细的描述。《针灸甲乙经》亦有"肩背颈项强痛，时眩，取之涌泉，昆仑，视有血着尽取之"的记载，对刺络放血法治疗颈椎病有了详细的描述。针灸治疗疾病方法众多，但都能取得良好效果。近些年来研究表明针灸治疗颈椎病可降低血清中 TNF-α 含量，从而减轻软组织周围的无菌性炎症，改善软组织的损伤及粘连状态，继而改善椎动脉的供血，加速椎－基底动脉血流速度，降低血管阻力，降低颈部交感神经兴奋性，缓解血管神经痉挛，从而改善脑部供血，起到治疗作用。

中医治疗颈椎病不仅着眼颈肩背臂等局部，同时兼顾脏腑、气血、经络等整体进行辨证施治，而同功穴的引入使治疗颈椎病的有效率明显提高。众所周知，针灸治疗颈椎病疗效确切，现广泛运用于临床，根据颈椎病的分型，找到适合的穴位进行针灸可取得事半功倍的效果。

78. 针灸治疗肩周炎的同功穴有哪些？临床如何应用？

肩关节周围炎，简称"肩周炎"，即以肩部产生疼痛，逐渐加重，夜间为甚，肩关节活动功能受限，且日益加重，达到某种程度后逐渐缓解，直至最后完全复原为主要表现的肩关节囊及其周围韧带、肌腱和滑囊的慢性特异性炎症的疾病。肩周炎是一种自限性疾病，平均病程 2 年左右，最长可达 10 年，最短 15 个月，该病早期以疼痛为主且夜间加重，称为急性疼痛期；慢慢发展为疼痛减轻，以内外旋、外展、内收方向活动受限为主的僵硬期；最后便进入恢复期。古称"漏肩风""五十肩""冻结肩"等。本病病位在肩部，可涉及颈、背、臂等部位，与肝、肾、肺等脏腑关系密切。内因是正气亏虚，肺气不足，肝肾亏损，筋失濡养；外因是感受外邪、劳损，邪凝经脉，经络痹阻，概括起来不外"虚、邪、瘀"3 个方面。该病属于中医学"肩痹"的范畴。《黄帝内经·素问》言："风、寒、湿三气杂至合而为痹，其风气胜者为行痹，寒气胜者为痛痹，湿气胜者为着痹。"同时，女子七七任脉虚，太冲脉衰少，天癸竭，肝血亏虚，不足濡养筋脉，复感外邪，故关节挛缩，活动不利，气血不通则痛。现代医学认为肩周炎是由肿瘤坏死因子、白细胞介素–1、转化生长因子等介导的炎性充血、渗出和成纤维细胞向肌成纤维细胞转变，纤维组织发生增生、粘连，从而引起关节间隙变小、狭窄的病变。肩周炎是最常见的肩关节疾病，发病率为 2%～5%。肩周炎患者可产生长期持续的疼痛和肩关节功能障碍，引发生理和心理双重不适，严重影响患者的正常生活和工作。近年来，针灸作为一种无不良反应、无依赖性且疗效确切的治疗手段，被广泛应用于肩关节周围炎的临床治疗。

针灸治疗肩周炎以通经活络、舒筋止痛为基本治则。通过收集针灸治疗肩周炎的临床研究文献，运用数据挖掘技术进行针灸治疗肩周炎的同功穴选用规律分析，针灸治疗肩周炎同功穴主要为天宗、肩外俞、天髎等；同功穴所属经脉主要为手太阳小肠经、足太阳膀胱经、手少阳三焦经、手阳明大肠经；同功穴所在部位主要是上肢部和腰背部；同功穴的特定穴类别选用主要是五输穴和交会穴（表10）。

表10　治疗肩周炎的一级同功穴

穴位名称	所属经脉	所属部位	所属特定穴
天宗、肩外俞、天髎、曲垣、肩髎、中府、养老、肩贞、臑俞、秉风、大杼、附分、魄户、肩井、云门、肩髃、巨骨、肩中俞、譩譆、青灵、臂臑、条口	手太阳小肠经、足太阳膀胱经、手少阳三焦经、手阳明大肠经	上肢部和腰背部	五输穴和交会穴

从经脉循行角度分析，针灸治疗肩周炎选穴所在经脉主要有手太阳小肠经、足太阳膀胱经、手少阳三焦经、手阳明大肠经。沈金鳌在《杂病源流犀烛·肩臑肘臂腕手病源流》中曰："肩前属大肠经，故肩前痛为大肠经病，盖肩端两骨及前臑，皆大肠脉所贯""肩后属小肠经，故肩后痛为小肠经病，以小肠中感受风热，气郁不行故致此"。强调肩痛与大肠经和小肠经关系密切。《东垣试效方》曰："足太阳膀胱之脉，所过还出别下项，循肩髆内，挟脊抵腰中，故为病者项如拔，挟脊痛，腰似折，髀不可以曲，是经气虚，则邪客之，痛病生矣。"道出本病与足太阳膀胱经的紧密联系。另外，从腧穴作用特点角度分析，明代杨继洲《针灸大成》中载有："天宗主肩臂酸疼，肘外后廉痛，颊颌肿。"唐代王焘《外台秘要方》中记载："天宗主胸胁支满，抢（呛）心咳逆，肩重，肘臂痛不可举。"现代临床常用天宗来治

疗肩周炎，效果显著。《备急千金要方》用针灸治疗本病，"天井主肩痛痿痹不仁，不可屈伸，肉麻木""支沟、关冲主肩臂酸重；天宗主肩重臂痛；阳谷、清冷渊主肩不举，不能带衣；肩外俞主肩胛痛而寒至肘；曲垣主肩胛周痹；养老、天柱主肩痛欲折；天髎、缺盆、神道、大杼、天突、水道、巨骨主肩背痛；前腋主肩腋前痛与胸相引；膈俞、京门、尺泽主肩背寒痉，肩胛内廉痛；列缺主肩背寒栗"。另外，从现代研究发现，扳机点的牵涉痛带有固定路线，例如，肩周炎扳机点的 TrPl 的疼痛走势与手少阳三焦经、手阳明大肠经、手太阴肺经及足太阳膀胱经的走势很像，只要缓解扳机点，肌肉上的不良症状就会消失。

针灸治疗肩周炎之所以取得良好的临床疗效，其主要因素归结为穴位的优选和科学的配伍，且以往人们都是整理研究从腧穴的主治功能到病的具体症状，即从穴到病，然而系统整理研究从病到穴，即某一类病证可以用哪些穴位来治疗，才是值得我们关注的重点。

79. 针灸治疗近视的同功穴有哪些？临床如何应用？

近视，即西医学的近视眼，是屈光不正的一种表现。临床上常表现出看近物清晰、看远物模糊的症状，近视常由青少年学习、工作时用眼过度，或禀赋不足，先天遗传导致。西医认为，近视是因为平行光线经眼屈光后，在视网膜之前形成焦点，在视网膜上形成了不清楚的像，所以看远物模糊。中医认为，本病病位在眼，与心、肝、脾、肾关系密切，多为先天禀赋不足、后天发育不良、心阳耗损所致。《素问·宣明五气》中所阐述的五劳所伤"久视伤血"说明用眼时间过长耗伤气血，会导致近视的发生。《审视瑶函》中提出："能近视而不能远视者。阳不足阴有余，病于少火者也。无火，是以光华不能发越于远，而拘敛近视耳。"认为近视的发生是阳气不足、阴火有余所致。《灵枢·

邪气脏腑病形》载："十二经脉，三百六十五络，其血气皆上注于面而走空窍，其精阳气上走于目而为睛。"说明眼睛的正常功能有赖于脉络通畅，经络通畅，气血精微物质上传于目，从而维持眼睛的正常生理功能。除上述原因外，中医认为遗传因素也不可忽视，《奇效良方》中提出："肾脏虚耗，水不上升，眼目昏暗，远视不明。"说明先天肾精是否充足也与近视的发生密切相关。

基于目络瘀阻、目失所养这一近视的基本病机，在临床上针灸治疗近视以疏通眼部经络、调节气血为基本的治则治法。治疗近视的同功穴主要为睛明、臂臑、攒竹、目窗、瞳子髎、承泣、四白、光明。治疗近视的同功穴以足少阳胆经、足太阳膀胱经和足阳明胃经的腧穴为主。腧穴集中分布于头颈、上肢部位。足少阳胆经循行"起于目锐眦，上抵头角下耳后……其支者，从耳后入耳中，出走耳前，至目锐眦后；其支者，别锐眦，下大迎，合于手少阳……"足太阳膀胱经循行"起于目内眦，上额，交巅……"足阳明胃经的循行"起于鼻之交頞中……循鼻外……"十二经脉中足三阳经的循行线路经过头面部，根据"经脉所过，主治所及"的原则，我们可以确定针刺足三阳经的穴位能更好地疏通、调节眼周局部气血。

"睛明"是足太阳膀胱经的穴位，是手太阳小肠经、足太阳膀胱经、足阳明胃经、阳跷脉、阴跷脉五脉的交会，阳明脉多气多血，阳跷脉、阴跷脉主司眼睑开合，足太阳膀胱经与诸阳脉交于目内眦，使得周身的阳气灌注于眼睛，膀胱经气血是湿润眼睛液体的重要来源，刺激此穴可以调和阴阳、疏通局部气血，促进眼周气血运行，就像《针灸甲乙经》中记载："目不明，恶风、泪出憎寒、目痛目眩、内眦赤痛、眦痒痛，淫肤白翳，睛明主之。""臂臑"属于手阳明大肠经，这个穴位不但是大肠经各穴中上行的阳气聚集而成的穴位，而且还是手太阳小肠经、足太阳膀胱经、阳维脉的交会穴。单从腧穴来看，臂臑具有清热明目、通经活络的功效，因此针刺此穴可以有效调节周身的阳气，缓解近视程度。"攒竹"属于足太阳膀胱经，是足阳明胃经和足太阳膀胱经的交会穴，足阳明胃经是多气多血之经，《针灸大成》中记载："攒竹主目䀮䀮，视物不明，泪出目眩，瞳子痒，目瞤，眼中赤痛及睑瞤动不得卧。"针刺此穴可以同时刺激胃经与膀胱经，从而激发眼周经气。"目窗"属于足少阳胆经，是足少阳胆经和阳维脉的交会穴，阳维脉是奇经八脉之一，有着维系人体阳经的功能，胆经气血在目窗穴处吸收体内热气并转化成阳热风气，因此针刺目窗可以起到祛风清头明目的作用。"承泣""四白"属于足阳明胃经，其中承泣是阳跷脉、任脉、足阳明胃经的交会穴，足阳明胃经是多气多血之经，任脉总揽一身阴经的气血，胃经与任脉的循行都到达眼周附近，选取承泣既可增强脾胃之功，使气血化生有源、上达目系、濡养目系，又能调节任脉的气血，使得眼周气血通畅。"瞳子髎"属于足少阳胆经，是手太阳小肠经、手少阳三焦经、足少阳胆经的交会穴，位于眼周局部，常说"腧穴所在，主治所在"，针刺此穴可以有效通调三经阳气，达到明目的功效。"光明"属于足少阳胆经，是足少阳胆经的络穴，肝与胆相表里，且肝主藏血、开窍于目，针刺光明可以沟通肝胆，让肝气上达眼目，使眼周经脉通畅、气血充足，达到改善近视的治疗目的。

　　近视是针灸的优势病种，中医针刺治疗在延缓近视发展、治疗眼底并发症、调节机体整体状态等方面具有较大优势，可以通过针刺、推拿、耳穴贴压等手段直接刺激睛明、承泣、攒竹、目窗、光明等同功穴，通过疏通眼部经络、调节气血的方法，对经络、气血、神经、肌肉进行调节，以减轻睫状肌疲劳，恢复睫状肌调节功能，改善人体眼动脉的血液循环，促进神经兴奋，调节瞳孔括约肌等眼部组织，缓解平滑肌的收缩、痉挛，从而降低屈光度达到减轻近视度数，甚至恢复视力的效果。

综上，导致近视的原因众多，但是近视的发病原因和发病机制仍没有公认的答案。本病的病位在眼，与心、肝、脾、肾关系密切。上述治疗"近视"的同功穴以交会穴为主，表里经相辅相成，形成了以疏通眼部经络、调节气血为主的治疗方法，为临床腧穴配伍和针灸处方使用提供了新思路，使其发挥针灸治疗近视的最佳疗效。

80. 针灸治疗不孕症的同功穴有哪些？临床如何应用？

不孕症是指女子婚后未避孕，配偶生殖功能正常，在有正常性生活的情况下同居至少 1 年以上而未受孕者；或曾有过孕育史，然后未避孕，又连续 2 年未再受孕。前者为原发性不孕，《备急千金要方》称其为"全不产"；后者为继发性不孕，《备急千金要方》称其为"断绪"。不孕症成因复杂，或因先天肾气不足，冲任脉虚，而致胞脉失养；或因情志不畅，疏泄失常，冲任不能相资；或因脾失健运，气机不畅，胞脉受阻，不能摄精成孕。本病病位在胞宫，与冲、任二脉及肝、脾、肾关系密切，基本病机是肾气不足，冲任气血失调。西医学中，不孕症常见于输卵管病变、子宫及宫颈疾病、盆腔疾病、排卵功能异常、免疫性疾病等。

其中对于非器质性疾病导致的不孕症，针刺治疗有着很好的效果。针刺治疗不孕症是以益肾固本、调补冲任为基本的治则，治疗不孕症的同功穴有三阴交、石关、气冲、中极、水道、关元。治疗不孕症选取的同功穴主要以足少阴肾经、足阳明胃经和任脉的穴位为主，取穴多集中在胸腹部、腰背部、下肢部位。其中，胸腹部最多，腰背部、下肢部、上肢部的穴位较少。足少阴肾经循行"起于小趾之下……出腘内廉，上股内后廉，贯脊属肾，络膀胱……"足阳明胃经循行"起于鼻之交頞中……其直者，从缺盆下乳内廉，下挟脐，入气街中其支者，起于胃口，下循腹里，下至气街中而合，以下髀关……"任脉循行起于胞中，《素问·上古天真论》中记载："二七而天癸至，任脉通，太冲脉盛，月事以时下，故有子。"治疗不孕症所选择的穴位充分体现了"经脉所过，主治所及"及"腧穴所在，主治所在"的主治规律。

"三阴交"是足太阴脾经穴位，是足三阴经的交会穴，足三阴经与起于胞宫的冲任二脉在小腹相交，而任脉又与肝、脾、肾关系密切，脾主统血，肝主藏血，肾主藏精，精血同源，针刺三阴交具有养肝益肾、调补冲任的功效。"石关"是足少阴肾经穴位，是冲脉、足少阴肾经的交会穴，《素问·奇病论》中记载"胞络者，系于肾"，选取足少阴肾经的穴位调节肾气，使肾气旺盛、精血充足，以达到调节身体状态，使患者能摄精成子，且肾与膀胱相表里，肾经与膀胱经表里并调可以更好地改善机体内环境，从而使患者怀孕。"气冲"是足阳明胃经穴位，是足阳明胃经与冲脉的交会穴，是冲脉的起点，属"四街"之一，是气血运行的重要通道，具有理气止痛、调理宗筋的功效。《医学入门》载："天枢下八寸动脉。禁针，灸五壮。主……妇人月水不通，无子，气乱绞痛，胞衣不出……""中极"为任脉穴位，不但是足太阳膀胱经的募穴、膀胱之气结聚的部位，具有调节膀胱功能的作用，还是足三阴和任脉的交会穴。根据腧穴所属部位和主治特点，此穴有着补肾调经的效果。"水道"是足阳明胃经穴位，水道，顾名思义是水液向下的通行道路，所以针刺此穴可以激发经气、疏通受阻的胞脉。《千金翼方》曰："妊胎不成……关元左边二寸是也，右边名子户。子脏闭塞不受精，灸胞门五十壮；胞衣不出，或腹中积聚，皆针胞门入一寸，先补后泻……""关元"是任脉穴位，还是足三阴经、任脉的交会穴，凡元气亏损的疾病均可以选用本穴，针刺本穴可培肾固本、调理冲任、补益精血、温通胞宫，从而起到治疗不孕症的效果。

有研究表明针刺能够刺激相应穴位的周围神经，激发、引起脑内神经递质和神经肽类发生变化，激发机体内在神经－内分泌调节系统，从而兴奋下丘脑垂体，调节卵巢自分泌、旁分泌功能，提高雌激素水平，促进诱发排卵，改善卵巢微环境和相关因子的表达，实现双向调节下丘脑－垂体－卵巢轴，从而使患者受孕成功。

综上，导致不孕症的原因众多，但是都离不开肾气不足、冲任气血失调这一基本病机，本病的病位在胞宫，与任、冲二脉及肝、脾、肾关系密切。上述治疗"不孕症"的同功穴以与足三阴经、任脉、冲脉有交会关系的腧穴及局部选穴为主，形成了以益肾固本、调补冲任为主的治疗方法，为临床针灸处方使用提供了新思路，充分发挥出针灸治疗不孕症的最佳疗效。

81. 针灸治疗面瘫的同功穴有哪些？临床如何应用？

面瘫是以口眼向一侧歪斜为主症的病证，又称为"口眼㖞斜"，相当于西医的"周围性面神经麻痹"。本病可发于任何年龄，无明显的季节性，多发病急，以一侧面部发病多见，临床上以口眼㖞斜为主要特点，常表现为突然出现一侧面部肌肉麻木、瘫痪，额纹消失，眼裂变大，眼睑难以闭合，鼻唇沟变浅，口角下垂并歪向健侧，病侧不能皱眉、蹙额、闭目、漏齿、鼓腮，部分患者还会出现耳后疼痛、患侧舌前味觉减弱或消失、听觉过敏等症状。若病程日久还会出现口角反牵向患侧的倒错现象。西医学中，该病多由寒冷、炎症、免疫低下、病毒感染等因素导致面神经发生急性非化脓性炎症，造成局部神经缺血、缺氧，致使一侧肌肉麻痹。中医认为，本病是由患者机体正气不足，脉络空虚，卫外不固，导致感受外邪，邪气乘虚侵入面部经络，使气血痹阻、经筋功能失调、筋肉失于约束而导致的。本病病位在面部，与少阳、阳明经筋密切相关。基本病机是气血痹阻、经筋功能失调，属本虚标实。

临床上西医对于此病证缺乏有效的治疗方法，手术和激素治疗等方法因会出现不同程度的不良反应而不易被患者接受，而针灸疗法因其显著的疗效及不良反应小等优势在临床上得到广泛的应用。针刺治疗面瘫以祛风通络、疏经调筋为基本的治则，治疗面瘫的同功穴主要有列缺、合谷、口禾髎、迎香、承泣、四白、巨髎、地仓、颊车、下关、冲阳、颧髎、攒竹、太冲、水沟、兑端、承浆、翳风、丝竹空、听会、上关、完骨、阳白等，以足阳明胃经、足少阳胆经、手阳明大肠经、手少阳三焦经的腧穴为主。

将同功穴按照部位分类发现，头面部取穴有足阳明胃经的承泣、四白、巨髎、地仓、颊车、下关，手阳明大肠经的口禾髎、迎香，手少阳三焦经的丝竹空、翳风，足少阳胆经的听会、上关、阳白、完骨，手太阳小肠经的颧髎，足太阳膀胱经的攒竹，督脉的水沟、兑端，任脉的承浆，在近端取穴中以足阳明胃经的穴位最多，这是因为足阳明胃经循行"胃足阳明之脉，起于鼻之交頞中，旁约太阳之脉，下循鼻外，入上齿中，还出挟口，环唇，下交承浆，却循颐后下廉，出大迎，循颊车，上耳前，过客主人，循发际，至额颅……"并且《灵枢·经脉》和《灵枢·经筋》中描述"胃足阳明之脉，是动则病，口㖞唇胗""足阳明之筋，其病……卒口僻"，这说明面瘫的发生与足阳明经密切相关。手阳明大肠经循行"其支者，从缺盆上颈，贯颊，入下齿中；还出挟口，交人中，左之右、右之左，上挟鼻孔"，所以在面部针刺大肠经腧穴具有治疗面部疾病的功效。《针灸甲乙经》记载口禾髎："治鼻窒，口僻，清涕出，不可止，鼻鼽有痈。"《针灸大成》记载迎香："主鼻塞不闻香臭，偏风口㖞，面痒浮肿，风动叶落，状如虫行……"且肺经与大肠经为表里经，肺开窍于鼻，迎香在鼻翼旁，针刺迎香可以有效祛风散邪，清除火热之力，疏通局部气血。手少阳三焦经循行"三焦手少阳之脉……系耳后，直上出耳上角，以屈下颊至䪼；其支者，从耳后入耳中，出走耳前，过客主人前，交颊，至目锐眦"。足少阳胆经循行"起于目锐眦，上抵头角，下耳后，循颈……其支者：从耳后入耳中，出走耳前，至目锐眦后"。手太阳小肠经循行"起于小指之端……其支者，从缺盆循颈上颊，至目锐眦，却入耳中；其支者，别颊上，抵鼻，至目内眦，斜络于颧"。足太阳膀胱经循行"起于目内眦，上额，交巅……"督脉循行"……与太阳起于目内眦，上额，交颠上，入络脑……"任脉循行"任脉者，起于中极之下……至咽喉，上颐循面入目"。以上经脉循行都经过面部并且选取的同功穴定位都在面部，根据"经脉所过，主治所及"的分经主治规律和"腧穴所在，主治所在"的分布主治规律，可以确定以上腧穴均有治疗面瘫的作用。远端的穴位有手太阴肺经的列缺、手阳明大肠经的合谷、足阳明胃经的冲阳、足厥阴肝经穴的太冲。"列缺"是手太阴肺经的络穴，属八脉交会穴之一，肺经的循行不经过头面部，但通于任脉，任脉循行从会阴上至面部，所以列缺穴才会有"头项寻列缺"的治疗效果。"合谷"是手阳明大肠经的原穴，原主本经诸疾，大肠经的支脉循行上达头面，所以才有疏散风热、行面部气血而通络的作用。肺经与大肠经互为表里经，合谷和列缺相配构成原络配穴法，以主病的大肠经原穴为主，配伍相表里的肺经之络穴，两穴相配表里同治，共同疏调阳明经的经气，增强人体正气，促进面瘫的恢复。"冲阳"是足阳明胃经的原穴，在解溪下方、足背最高点、动脉应手处，当第二、第三跖骨与楔状骨间陷处，冲阳为胃经气血的重要来源，并且足阳明胃经挟口、环唇，所以对于以口眼㖞斜为主症的面瘫具有治疗作用。"太冲"是足厥阴肝经穴的输穴、原穴，合谷属阳而功在下降，太冲属阴而功在上升。人身任何地方的气机不畅，开四关都是最佳的整体治疗方法，《标幽赋》说："寒热痹痛，开四关而已之。"合谷与太冲相配，上下气血通畅了，疾病自然就好转了。

在针刺治疗面瘫的机制研究中，有学者表示针灸可以改善施万细胞的功能状态，使神经生长因子的分泌量增加；针灸可以提高睫状神经营养因子受体的表达，继而促进面神经损伤的修复。另有研究发现，针刺可提高表情肌组织中睫状神经营养因子的产量，使施万细胞睫状神经营养因子及其受体产量提高，从而维持损伤的神经元存活和促进轴突再生。因此，针灸治疗对于睫状神经营养因子在面神经损伤修复过程中占有重要地位。

综上，导致面瘫的原因众多，但是都离不开气血痹阻、经筋功能失调这一基本病机，本病病位在面部，与少阳、阳明经筋密切相关。上述治疗"面瘫"的同功穴以原络配穴和五输穴为主，形成了以祛风通络、疏经调筋为主的治疗方法，为临床针灸处方使用提供了新思路，充分发挥出针灸治疗面瘫的优势。

82. 振阳针法的主要学术思想是什么？

在对古代文献全面、系统研究的基础上，王富春教授结合多年的临床经验，在不断的摸索和总结中，在人体腰骶部位发现了一个治疗男性勃起功能障碍的经外奇穴，即"振阳穴"，该穴位于白环俞直下，会阳穴旁开 1 寸处，针刺该穴可振奋肾阳、益肾填精，因此该穴定名为振阳穴，取其能振奋肾阳之意，依据振阳穴首创了"振阳针法"，经过数年的研究与实践发现，振阳针法在临床上治疗男性勃起功能障碍有着很好的临床疗效。

男性勃起功能障碍，即阳痿。阳痿的病机关键是宗筋弛纵。《黄帝内经》称阳痿为"阴痿""阴器不用""宗筋弛纵"，并认为阴茎是宗筋所聚。隋、唐时代，明确提出其病因是劳伤和肾虚。中医认为，凡是能导致人体气血津精之生成不足或输布障碍的病因，都可以导致宗筋失于充养、温煦，继而发生阳痿。近现代医家认为肾阳不足、肾阴亏虚、心脾两虚、肝郁气滞、湿热下注等因素均可导致本病的发生，但在临床上仍然以肾精亏损、肾阳不足的命门火衰型阳痿较为多见。

勃起功能障碍的致病因素有很多，振阳针法治疗勃起功能障碍是通过调节肾阳、肾气等多种因素，结合患者的临床表现选取相应的配穴，全面地对患者的病情进行综合的治疗。振阳针法在振阳穴为主穴的基础上进行辨证配穴，如命门火衰型配命门、肾俞；心脾两虚型配心脾、脾俞；肝郁气滞型配肝俞、太冲。该针法取穴少，针感强，疗效显著。

从中医学角度来看，根据"阴病治阳"的理论，针刺振阳穴可以治疗命门火衰型勃起功能障碍，并且对于由命门火衰引起的遗尿、癃闭、下肢痿软等疾病均有良好的治疗效果。振阳穴定位在膀胱经第一侧线，在腰骶部的终点，可以起到温补元气的作用，会阳穴属足太阳膀胱经，位邻督脉，二脉皆属阳，因此可以起到助阳补虚的作用，振阳穴位于两者连线之交汇处，具有两穴的共性，可以起到调整膀胱经气的作用。勃起功能障碍多由肾阳不足引起，肾与膀胱相表里，根据"虚者补之，实者泻之"的治疗原则，补则补肾气，泻则泻虚火，调节阴阳行气血，起到营卫贯通、调节全身气血的作用，从而达到治愈阳痿的目的。

现代研究表明，针刺局部穴位治疗勃起功能障碍是改善了神经冲动对阴茎勃起血管的控制作用，改善了阴茎背动脉、深动脉、海绵体、海绵窦的血流状态，从而缓解了勃起功能障碍的症状。从解剖位置看，振阳穴所在的位置深部正好是阴部神经、阴部内动脉、阴部内静脉的交会处，针刺振阳穴并且达到一定深度后，可直接刺激阴部神经，增加传入冲动到脊髓腰骶段，即性反射低级中枢所在区，再经传出纤维经内脏神经，即勃起神经加入盆丛。在此神经反射的调节下，阴茎深动脉扩张，供血增多，海绵体窦隙充血，阴茎勃起，勃起功能障碍得到治疗。

王富春教授及其团队在临床中发现，在针刺振阳穴时只有保证特定的进针深度和角度，才能获得达到治疗效果的针感，即针刺振阳穴时以 2~3 寸的毫针，将针尖向前平行于人体横切面，与冠状面成约 65°、矢状面成约 80°进针时最容易，获得以局部较为明显的酸胀感为主，伴有向阴茎部传导和放散的热、麻感针感。从解剖学研究结果可以看出针刺得气时，针尖位置应该位于骶结节韧带与阴部神经之间，产生针感的主要原因是针体直接刺激到了阴部神经，或是刺激了周围的其他神经，如臀下神经等，反射性引起了臀大肌、梨状肌等肌肉的紧张、牵拉，从而间接刺激阴部神经，阴部神经受到刺激后，产生了麻、痛、胀或热的感觉，阴茎背神经是阴茎的感觉神经，因而会有得气的感觉向阴茎部传导和放散。

83. 如何理解针灸在儿科疾病治疗方面的发展及应用？

小儿从初生到成年，处于不断生长发育的过程中，在各个方面都与成人不同。中医认为，小儿有着生机蓬勃、发育迅速、脏腑娇嫩、形气未充的生理特点。生机蓬勃指的是小儿出生时机体诸多方面功能尚未成熟，所以在生长发育过程中，从体格到各种生理功能，均不断地成长。脏腑娇嫩是指小儿机体各系统及器官、脏器的形态发育不完善。形气未充是指小儿形体结构和功能活动还未成熟。小儿脏腑娇嫩的具体表现在三脏上，即肺、脾、肾。肺主一身之气，外合皮毛，肺气弱则卫外功能不固，所以在小儿时期最易感外感疾病。脾为后天之本，主司运化营养精微，小儿营养物质需求量大，而脾胃功能尚未健旺，所以脾胃容易受损。肾为先天之本，主骨生髓，小儿初生之时肾气未健，容易出现生长发育障碍。

由于小儿的表达能力差且难以配合治疗，所以小儿的诊疗难度远远超过成人。因为小儿脏气清灵，患病后就极易迅速传变，虽然病情易转恶化，但经过合理治疗后，病情预后较好。随着祖国医学的不断发展，针灸作为一种激发人体自身调节能力的治疗方法越来越被大众认可与接受，因针灸治疗具有安全可靠、不良反应少等特点，逐步进入了许多家长的视野，近几年针灸在治疗小儿疾病方面发挥着重要作用。

（1）急慢惊风

惊风是小儿常见的一种急重病证，临床以抽搐、昏迷为主要症状。惊风分为急惊风和慢惊风两大类，急惊风病因多为高热、惊恐、痰火，慢惊风多见体弱病之后。急者属阳，慢者属阴。治疗急则醒脑止痉，缓则健脾温肾。针灸治疗急惊风常选取印堂、隐白、涌泉、尺泽、金门、率谷、合谷、颅息、少商、十宣等穴位以开窍镇惊止痉为主；慢惊风常选取百会、中脘、足三里、脾俞、建里、天枢、肾俞等穴位以健脾益肾息风为主。根据现代医学研究发现，针刺既可以改善定量脑电图，有效增加快波频段的相对功率，减少慢波频段的相对功率。又可以降低神经元Caspase-12蛋白表达，抑制内质网应激介导的凋亡途径，减少细胞凋亡，发挥可靠的神经元保护作用，从而维持海马神经元内质网内钙稳态并促进神经元内质网活性增高，从而发挥有效的神经元保护作用。

（2）小儿泄泻

小儿泄泻是儿科常见的脾系疾病之一，临床以大便次数增多、粪便呈稀薄或如水样为主要特征，多为饮食不节、外感寒暑、脾胃虚弱所致。本病病位在肠，与脾、胃、肝、肾等脏腑密切相关，以脾失健运为治疗出发点，选取脾俞、天枢、足三里、大肠俞、上巨虚、三阴交等穴位为主，达到健脾利湿、调肠止泻的治疗目的。根据现代医学研究发现针灸可以通过调节胃肠运动、肠道菌群、脑－肠轴等方面对高张力、运动亢进的肠道起到抑制作用，缓解肠道病理性痉挛。

（3）小儿积滞

小儿积滞是指小儿内伤乳食，积滞在体内的一种肠胃疾病。常常表现为小儿不思饮食，脘腹胀满或疼痛，大便酸臭或溏泄，多与素体虚弱、饮食不节、喂养不当等因素有关。本病病位在胃肠。以健脾和胃、消食化积为基本治法，在针灸治疗时以中脘、天枢、足三里、上巨虚、脾俞、胃俞等穴位为主，运用合募配穴法治疗六腑病效果显著。根据现代医学研究发现针灸可以通过影响肠道菌群、肠黏膜屏障及 P 物质、5-HT、胃动素等脑肠肽维持肠道内的菌群平衡、改善患儿胃动力，从而治疗小儿积滞症。

（4）小儿抽动症

小儿抽动症是一种儿童常见的神经系统慢性异质性疾病，主要表现为不自主的、突发的、快速重复的肌肉抽动，在抽动的同时常伴有暴发性的、不自主的发声和秽语，抽动症状先从面、颈部开始，逐渐向下蔓延。抽动的部位和形式多种多样，如眨眼、斜视、噘嘴、摇头、耸肩、缩颈、伸臂，以及做出咳嗽声、清嗓声等。患儿的病情常有波动性，时轻时重，精神放松时减轻，睡眠后可消失，在紧张、焦虑、疲劳、睡眠不足时可加重，多见于学龄儿童。小儿抽动症目前病因尚不明确，可能与遗传因素、精神压力及后天生活环境有密切关系，西医认为本病可能与多巴胺、5-HT、去甲肾上腺素等单胺类递质异常有关。中医认为，本病病位在肝，与心、脾、肺、肾密切相关。在治疗时选取百会、风池、合谷、四神聪、足三里、三阴交等穴位，以达到平肝息风的治疗目的。

（5）小儿遗尿症

小儿遗尿症是指 3 岁以上的小儿在睡眠时小便自遗，醒后方觉的一种病证。其遗尿每周至少有 2 次以上，持续时间至少 6 个月及以上，小儿遗尿症虽然有随着年龄增长而自发缓解的趋势，但是仍约有 1% 的患儿遗尿的症状持续到成年。西医认为小儿遗尿症的发生与抗利尿激素分泌异常、膀胱功能紊乱等因素有关。中医认为小儿遗尿症的发生常与禀赋不足、久病体虚、不良习惯等因素有关，病位在膀胱，与任脉及肾、脾、肺、肝关系密切。在临床中围绕着下元虚寒、肾气不足、膀胱虚冷、气化失司这一基本病机，针刺的取穴以肾俞、关元、中极、膀胱俞、三阴交为主，同时可以配上艾灸中极、气海等穴位，针灸并用起到温补元阳、充盈肾气的作用，以改善小儿遗尿的症状。

在针刺治疗时疼痛感较强，在治疗前，应观察患儿的配合情况，征询患儿家属同意，并在治疗前加以引导，消除患儿对针灸的恐惧感，以便患儿配合治疗。小儿肌肤娇嫩，针刺手法宜轻快，减少留针时间，需要时刻注意患儿的情况，避免特殊情况的发生。

84. 如何理解《黄帝内经》中五刺法的临床应用？

五刺法首见于《灵枢·官针》："凡刺有五，以应五脏"，包括半刺、豹文刺、合谷刺、关刺和输刺，是《灵枢·官针》中提到的四类刺法分类中的一类。

张志聪在《素问集注·官针》中说："五脏之气外合于皮脉肉筋骨，五脏在中，故取之外合而应于五脏也。"说明五刺是根据五脏与"五体"相对应的关系而创立的五种刺法——肺心脾肝肾对应皮脉肉筋骨，故五刺又名五脏刺。五刺法在《黄帝内经》中主要用于治疗五痹（皮痹、脉痹、肉痹、筋痹、骨痹），亦有说其是适用于五脏证候的针刺方式，而五刺的区别主要是针刺所达的层次部位及相应的不同手法。

（1）半刺

《灵枢·官针》记载道："一曰半刺，半刺者，浅内而疾发针，无针伤肉，如拔毛状，以取皮气，此肺之应也。"这种刺法是浅刺皮肤表面，浅刺疾出不留针。刺在皮层，不入肌层，以取皮气，作用于皮肤，与肺经关系密切，主要作用是宣泄浅表部的邪气。临床上多用于治疗某些卫表、肌表和肺脏相关的疾病，如外感疾病、皮肤病等。例如，用半刺法施针可治疗外邪入侵引起的周围神经性面瘫，使用火针半刺法可以治疗痤疮和四肢湿疹；此外，由于"入营犹可透热转气"，在治疗功能性发热时可运用半刺法引邪外出，治疗功能性发热；另外，肺经与大肠经互为表里经，用半刺法还可益气通腹止泻，且小儿"脏腑娇嫩""稚阴稚阳"，故半刺临床也宜用于小儿腹泻和感冒咳嗽。

（2）豹文刺

《灵枢·官针》记载道："豹文刺者，左右前后针之，中脉为故，以取经络之血者，此心之应也。"这种刺法是以穴位为中心，前后左右均进行散刺，以中血络，使其出血，因其针刺出血多，状如豹纹，以此名之。心主血脉，此法与心相应，有宣泄血络壅滞之邪的作用。临床用于治疗某些与血脉（络）、心脏的功能性改变相关的病证，如麻木不仁、皮肤红肿热痛类疾病及下肢静脉曲张等疾病。另外，通过豹文刺大椎穴泄热可治疗因五志过极化火而心火内炽、热扰神明的失眠症，尤其适合阴虚火旺之失眠；在临床中医师还多结合拔罐、药物和其他刺法用以治疗带状疱疹、疔疥痈肿、急性乳腺炎、痛风性关节炎和神经性皮炎等。

（3）关刺

《灵枢·官针》记载道："关刺者，直刺左右尽筋上，以取筋痹，慎无出血，此肝之应也；或曰渊刺；一曰岂刺。"对此，在《类经·三刺浅深五刺五脏》中载"关，关节也。左右，四肢也。尽筋，即关节之处也"，即认为关刺就是在四肢的关节处针刺。"尽筋"为肌腱末端，即针刺时取骨节与筋肉交界处，以达到通关过节的治疗效果。肝主筋，故关刺法与肝相应，本法具有舒利筋肉、缓解挛急的作用，在临床上多用于治疗关节和肌腱的周围组织疾病和某些内科疾病。例如，使用关刺法配合电针治疗肩周炎，选穴以患侧局部肌腱为主，疗效显著；而治疗内科疾病方面，关刺应肝，可调养肝经气血，改善其脏腑功能，故有医者刺无名指末端关节的桡侧纹头赤白肉际处以治疗胁痛。

（4）合谷刺

《灵枢·官针》记载道："合谷刺者，左右鸡足，针于分肉之间，以取肌痹，此脾之应也。"这是刺于肌肉丰厚处的刺法，并且当进针后，需退至浅层又依次再向两旁浅刺，形如鸡爪状。合谷刺与脾相应，具有疏通局部气血、疏导经气、活血化瘀的作用，在临床中多用于治疗肌肉组织相关病证及各种痹证。例如，治疗颈型颈椎病时可运用合谷刺风池穴并结合阿是穴的针刺方法，治疗顽固性面瘫可使用合谷刺配合闪罐施术于面部穴位，用合谷刺加温针辅以刺络拔罐两者结合可治疗肌肉痹痛，合谷刺承浆穴治疗中风后失语症等。此外，合谷刺有助于补益脾气，可以用来治疗脾虚统摄无权而流涎不止的小儿脑瘫流涎。

（5）输刺

《灵枢·官针》记载道："输刺者，直入直出，深内之至骨，以取骨痹，此肾之应也。"此法是一种直进、直出、针深刺至骨骼的刺法。在临床中多用于治疗骨痹、深部病证，以及因骨骼病变而引起的其他一些疾病。这种刺法多用于夹脊穴，直刺至脊柱横突上，并且可配合电针治疗骨痹，如强直性脊柱炎、腰椎间盘突出症、脊髓损伤性疾病、半身不遂、骨质增生性疾病等。

综上，临床使用五刺法治疗疾病选穴时多以阿是穴为主或辨证取穴，而且五刺法治疗相对应的五体疾病时疗效很明显，这在一定程度上显示了"针至病所"的重要性，也提示了一种临床选穴的思路，即脏腑－五体对应选穴法。

85. 如何理解巨刺与缪刺?

(1) 巨刺与缪刺的定义和出处

缪刺与巨刺均出自《黄帝内经》。

《灵枢·官针》言巨刺:"凡刺有九,以应九变。一曰输刺……八曰巨刺,巨刺者,左取右,右取左。"《素问·缪刺论》中说:"邪客于经,左盛则右病,右盛则左病,亦有移易者,左痛未已,而右脉先病,如此者必巨刺之,必中其经,非络脉也。"《针灸大成》又云:"巨刺者,刺经脉也,痛在左而右脉病者,则巨刺之,左痛刺右,右痛刺左,刺经脉也。"指出邪气客于经脉,一侧邪气胜而另一侧发病,也有左右两侧彼此转移的,一侧疼痛还未解除,另一侧脉又开始病变。由此可了解巨刺是针对邪客于经脉的刺法,治疗时取病变对侧腧穴。

缪刺则出自《灵枢·终始》:"凡刺之法,必察其形气……必为缪刺之。"而《素问·缪刺论》更为缪刺专文,曰:"夫邪客大络者,左注右,右注左,上下左右,与经相干,而布于四末,其气无常处,不入于经俞,命曰缪刺。"又曰:"故络病者,其痛与经脉缪处,故命曰缪刺。"杨上善注云:"痛病在于左右大络,异于经络故名缪。"指出了病邪从皮毛侵袭于络脉后,从左流注于右,从右流注于左,上下左右不定,随络脉流注于四肢末端,不入于经脉或经腧。由此可知缪刺是当邪气客于络脉时,针刺病变对侧的相应络脉(皮部有血络者)的一种针刺方法。

随后在《针灸甲乙经》中,也有缪刺法与巨刺法的专篇论述,而《针灸甲乙经》之后,张介宾在《类经》中说:"缪,异也。左病刺右,右病刺左,刺异其处,故曰缪刺,治奇邪之在络脉者也……缪刺之法,以左取右,以右取左,巨刺亦然……"《标幽赋》中亦云:"交经缪刺,左有病而右畔取;泻络远针,头有病而脚上针,巨刺与缪刺各异,微针与妙刺相通……"

（2）巨刺与缪刺的区别

缪刺与巨刺所治病因均是邪气外客："今邪客于皮毛，入舍于孙络，留而不去，闭其经焉。不得入于经，流溢于大络，而生奇病也。"指出缪刺的病机是"流溢于大络"而"闭塞不通"。而"邪客于经，左盛则右病，右盛则左病，亦有移易者，左痛未已，而右脉先病，如此者必巨刺之，必中其经，非络脉也"，指出巨刺的病机是"邪客于经"。故一个病位在血络，一个病位在经脉，同时这也指出了两种刺法相对应病势的轻重，即缪刺的病势轻浅，巨刺的病势深重。

（3）巨刺与缪刺的临床应用

①缪刺：《素问·调经论》云"身形有痛，九候莫病，缪刺之"；《素问·缪刺论》中载"凡刺之数，先视其经脉，切而循之，审其虚实而调之，不调者经刺之，有痛而经不病者缪刺之，因视其皮部有血络者尽取之，此缪刺之数也"；《素问·三部九候论》云"其病者在奇邪，奇邪之脉则缪刺之"。可知缪刺法适用于邪从外受、病情轻浅、因络脉闭塞不通、病变多在皮腠而九候之脉象及经脉未呈现异常或脉与证不符情况的络病。《灵枢·经脉》指出"诸刺络脉者，必刺其结上，盛血者，虽无结，急取之，以泻其邪而出其血，留之发为痹也""邪客于五脏之间……视其病，缪刺之手足爪甲上，视其脉，出其血"。《素问·缪刺论》云："凡刺之数……有痛而经不病者，缪刺之。因视其皮部有血络者尽取之，此缪刺之数也。"诸多经典原文记载，缪刺乃以浅刺、轻刺刺其血络，放血为主，旨在理血。其治疗所取部位多描述是"指爪甲上去端如韭叶""爪甲上与肉交者"，后世医家多沿袭王冰注为井穴的注解，取对侧手指甲和足趾甲侧上方赤白肉际处用三棱针浅刺放血，在诸如头痛、中风、昏厥、咽痛、热病等疾病的治疗当中取得良好疗效；此外，因"邪客于手足少阴、太阴、足阳明之络，此五络皆会于耳中"，

故耳也是缪刺法常选用的部位，如针刺耳穴放血配缪刺治疗踝关节扭伤可收获良好疗效；另外，《素问·缪刺论》亦有记载其他腧穴，描述为"内踝下""外踝下""然骨之前"等，应用缪刺法治疗急性踝关节扭伤时选用这些部位，可以取得比常规针刺更快的起效速度。

②巨刺：《素问·调经论》云"身形有痛……痛在于左，而右脉病者，则巨刺之"；《素问·缪刺论》曰"邪客于经，左盛则右病，右盛则左病……如此者，必巨刺之，必中其经非络脉也"。指出巨刺适用于邪从外受、病情深重而邪已入经的病证。但要注意是一侧肢体出现症状或体征时，仅对侧脉象有异常变化的情况，若同侧或双侧均呈现病脉，则不能采用巨刺法，应在病侧或双侧循经取穴针刺治疗。诸医家考"巨"为"矩"之本字，借喻"大经""长针""交互"，强调了使用长针深刺及左右交错取穴。故巨刺乃深刺、重刺经脉、腧穴，旨在调气。其针刺所选部位是对侧四肢和躯干的经脉及经腧，适合治疗中风偏枯等疾病。

根据现代临床研究，缪刺与巨刺的临床治疗范围多以痛证为主，主要应用于治疗神经系统疾病和骨骼肌肉系统疾病：神经系统疾病包括脑卒中及其后遗症、面神经麻痹、面肌痉挛、幻肢痛、偏头痛、三叉神经痛；骨骼肌肉系统病证主要包括肩关节周围炎、肱骨外上髁炎、踝关节扭伤、落枕、腰椎间盘突出及其他骨骼肌肉关节软组织损伤等引起的痛证。此外，巨刺还可应用在冠心病、带状疱疹、胆囊疾病等。所以，在临床治疗巨刺和缪刺适应证时，应当详加辨证，选择合适的刺法及针刺部位。

86. 如何理解《黄帝内经》中九刺法的临床应用？

九刺是《灵枢·官针》中记载的一类针法，"凡刺有九，以应九变"。所谓变者，是指根据疾病的九种不同的性质，采取相应的九种针刺方法。

（1）输刺

《灵枢·官针》曰："输刺者，刺诸经荥输、藏输也。"这是一种五脏有病时的针刺方法。凡肘膝以下之井、荥、输、经、合穴，统称为输，凡腰背间五脏俞亦为输。故《灵枢·寿夭刚柔》中"病在阴之阴者，取阴之荥输"及《素问·咳论》中记载的"治脏者，治其俞"也属于这种刺法的范围。由于它突出针刺本输穴和背俞穴的作用，故称为输刺。临床运用：肺经咳嗽、咯血、咽喉肿痛可取肺经荥穴鱼际和输穴太渊治疗；肝经头痛、目赤肿痛、口眼㖞斜可取肝经的荥穴行间和输穴太冲治疗。同时还可以根据五行生克制化规律，运用五输穴子母补泻法治疗。临床上还可以将不同脏腑之间的五输穴相配，如胃痛用脾经的输穴太白配胃经的合穴足三里等。有临床研究采用输刺配穴法，治疗76例肝郁脾虚证不寐，治疗组选取肝俞、太冲、行间、脾俞、太白和大都等穴位，对照组则进行假针刺，发现治疗后治疗组的有效率为84%，明显高于对照组的56%。

（2）远道刺

《灵枢·官针》曰："远道刺者，病在上，取之下，刺府输也。"这是上病下取、循经远道取穴的一种刺法。"府输"原指六腑在足三阳经的下合穴，一般适宜于治疗六腑的疾病。《灵枢·刺节真邪》中有刺六腑的输穴治疗六腑病的记载，在《灵枢·邪气脏腑病形》中还明确指出"合治内腑"。六腑之合均在足三阳经，腑在躯干，位居下肢之上方，内腑有病而取合穴施治，故曰"病在上，取之下"。此外，因足三阳经从头走足相隔已远，故称远道刺法。这种选穴方法，目前临床颇为常用，如胃病取足三里，胆病取阳陵泉，肠病取上巨虚、下巨虚等。从广义上看，凡头面、躯干、脏腑的病证，刺四肢肘膝关节以下的穴位都可称远道刺，如头痛取太冲、至阴，齿痛取合谷、内庭等。治疗肩周炎 32 例临床观察发现，采用同名经对应远道刺法效果优于局部针刺。

（3）经刺

《灵枢·官针》曰："经刺者，刺大经之结络经分也。"是刺经脉所过部位中气血瘀滞不通、有结聚现象的地方的刺法（如瘀血、硬结、压痛等），实属取穴原则中之近治取法。这种刺法主要治疗经脉本身的病变，单独取用病经的腧穴治疗，故称经刺。如肘部疼痛取曲池、小海、天井；膝关节疼痛取犊鼻、阳陵泉；腹痛取天枢、水分、建里。

（4）络刺

《灵枢·官针》曰："络刺者，刺小络之血脉也。"是浅刺体表瘀血的细小络脉使其出血的一种方法。由于这种刺法以刺血络为主，故称络刺，又称刺络。临床多用于实证、热证、中暑、惊风，多取十宣、十二井穴、委中、耳尖、肘等处。《素问·调经论》说："神有余，则泻其小络之血，出血勿之深斥，无中其大经，神气乃平。"目前临床上应用的各种浅刺放血法，如三棱针、皮肤针或滚筒重刺出血法等属于本法范围，"刺络拔罐法"就是在本法基础上再结合拔罐的一种方法。

（5）分刺

《灵枢·官针》曰："分刺法，刺分肉之间也。"是针刺直达赤白肉际之间的一种刺法。分肉是指附着于骨骼部的肌肉，相当于深筋膜与肌膜之间，又是血管和神经必经之路。临床常用此法治疗肌筋膜炎、肌肉痹证、痿证、陈旧性损伤等。有临床研究纳入 160 例急性骨骼肌损伤患者，观察组采用分刺法治疗，对照组采用推拿配合云南白药喷雾剂治疗，研究结果表明，观察组总有效率明显优于对照组，分刺法治疗急性骨骼肌损伤临床效果满意。

（6）大写刺

《灵枢·官针》曰："大写刺者，刺大脓以铍针也。"这是古代用九针中的铍针切开引流、排脓放血、泄水的一种刺法，治疗外科痈肿等症。现已不采用此种刺法治疗疮疡而被列入外科治法范畴。

（7）毛刺

《灵枢·官针》曰："毛刺者，刺浮痹于皮肤也。"因浅刺在皮毛，故称毛刺。毛刺法运用古代"九针"中的镵针，因镵针头大末锐，当末端一分处收小，不能深入肌肉，只能浅刺。现代所用的皮肤针、滚筒针是此类针刺的发展。临床时用皮肤针叩刺，以中等刺激，使局部潮红、微微渗血、患者不感觉疼痛为度，主治局部麻木不仁的浮痹、局部扭伤、皮肤病，还广泛用于内科疾病，如偏头痛、胸胁痛、失眠、腹痛、痛经等病证。有临床研究采用毛刺法配合中药治疗带状疱疹，总有效率为96.7%，疗效良好。

（8）巨刺

《灵枢·官针》曰："巨刺者，左取右，右取左。"这是一种左病取右、右病取左、左右交叉取穴施治的方法。《素问·调经论》说："病在于左，而右脉病者，巨刺之。"五脏六腑之气表里相通，十二经脉与任督二脉皆有交叉。如手、足三阳经均左右交汇于督脉的大椎，足三阴经左右交会在任脉的中极、关元，所以脉气能左右交贯。当邪气客于经脉时，可出现左盛右病、右盛左病或痛于左而右脉先病。治疗时取邪盛之经，或取其正虚之侧，或病在左经，用右侧穴治之；病在右经，用左侧穴治之，这种针刺方法称为巨刺。据考证，"巨"字有可能是"互"字的传写错误。有临床研究采用巨刺法治疗带状疱疹后遗神经痛患者，基础治疗均为药物治疗，对治疗组施以巨刺法，结果表明巨刺法能明显改善神经痛症状，提高患者的睡眠效率，改善其焦虑抑郁状态，优于常规针刺法。另外，与"巨刺"相类似的，还有一种"缪刺"也出自《黄帝内经》，二者具体临床应用之异同详见本书第 86 问。

（9）淬刺

《灵枢·官针》曰："淬刺者，刺燔针则取痹也。"是运用火针治疗寒痹的一种刺法，主要适用于痹证、扁平疣、瘰疬、风疹、赘生物、痣等，也可以用于一些内科疾病。《灵枢·经筋》言治痹多用"燔针劫刺，以知为数，以痛为输"。

"九刺"不仅记录了特殊刺法，也记录了取穴配穴法，蕴含着深厚的针刺内涵，临床适应证广泛，不论单独使用还是与其他治疗手段联合都可以发挥良好的效果，也为现代临床治疗疾病和科学研究提供指导。

87. 如何理解《黄帝内经》中十二刺法的临床应用？

《灵枢·官针》记载道："凡刺有十二节，以应十二经。""节"乃节要之义，由于刺法有十二节要，故能应合于十二经的病证，又称"十二节刺"。

（1）偶刺

《灵枢·官针》曰："偶刺者，以手直心若背，直痛所，一刺前，一刺后。以治心痹。刺此者，傍针之也。"此法以一手按前心，相当于胸部募穴处，一手按其后背，相当于相应的背俞穴处，当前后有压痛处进针。这种一前一后、阴阳对偶的针法，称为偶刺，又称"阴阳刺"。临床对脏腑病痛以胸腹部募穴和背俞穴相配同刺，即属本法。临床应用时须斜刺进针，以防伤及内脏。有临床研究选用偶刺法治疗 80 例脑卒中后失眠伴抑郁，治疗组的患者用偶刺法取心俞、肝俞、巨阙、期门，对照组的患者仅内服盐酸帕罗西汀片。结果治疗组的总有效率优于对照组，治疗组的疗效更优。

（2）报刺

《灵枢·官针》曰："报刺者，刺痛无常处也。上下行者，直内无拔针，以左手随病所按之，乃出针复刺之也。"此法是治游走性病痛的针刺方法，根据患者所报之处下针，施行手法后，询问患者针处是否痛止，另在其他痛处下针。本法能激发人体体内经气，使气血运行加速，经气畅通，气至病所，故临床上使用本法来治疗游走性疼痛类疾病。"报"，亦作"复"解，即出针后复刺的意思。在报刺法治疗类风湿关节炎的临床研究中，治疗组取穴不以穴位为准，而是以报刺法为主，左手按在痛点，右手下针，刺入之后，缓缓进行小角度的捻转手法，不留针或少留针，再配合循经取穴法加用大椎、支沟、曲池、足三里等。对照组常规取穴大杼、肝俞、肾俞、中脘等。治疗结束后，治疗组的临床疗效优于对照组，差异具有显著性意义。

（3）恢刺

《灵枢·官针》曰："恢刺者，直刺傍之，举之，前后恢筋急，以治筋痹也。"这种刺法是专选筋肉拘急痹痛的部位四周针刺：先从傍刺入，得气后，令患者做关节功能活动，不断更换针刺方向，以疏通经气，舒缓筋急。本刺法适用于舒缓筋脉拘急之症状。恢，有恢复其原来的活动功能的意思。有临床研究恢刺结合麦粒灸治疗90例脑卒中上肢痉挛性偏瘫，恢刺结合麦粒灸组采取恢刺结合麦粒灸的方法治疗，取穴手三里、曲池、肩髃等，上述穴位直刺之后退针至皮下，进行恢刺，每穴恢刺法行平补平泻30秒，以患者的耐受为度，然后再施以麦粒灸。恢刺组仅施以恢刺进行治疗；常规针刺组采用常规毫针刺法进行治疗，取穴同恢刺组。结果恢刺结合麦粒灸组的总有效率明显要高于其他两组，疗效更优。

（4）齐刺

《灵枢·官针》曰："齐刺者，直入一，傍入二，以治寒气小深者。或曰三刺，三刺者，治痹气小深者也。"这种针法是正中先刺一针，并于两旁各刺一针，三针齐用，故名齐刺。这种刺法与恢刺相反，恢刺为一穴多刺或多向刺；齐刺为三针集合，故又称三刺。齐刺法三针齐下作用于压痛点，使针感直达病所，不但发挥了普通针刺的疏通经络的作用，还明显增加了刺激量，有利于循经感传，促进了气血运行，有助于宣泄邪气。适用于治疗病变范围较小而部位较深的痹痛等症。有临床研究用齐刺法针刺颈夹脊来治疗颈源性头痛，治疗取穴 C1～C7 颈夹脊、百会、脑空、强间、天柱、风池、风府，齐刺组首先在颈椎棘突下间隙直刺 25～40 mm，再在两侧夹脊穴向脊柱方向刺 25～40 mm。常规针刺组正常直刺，余下操作同齐刺组。结果齐刺组的愈显率及总有效率均明显高于常规针刺组，提示齐刺组的疗效更优。

（5）扬刺

《灵枢·官针》曰："扬刺者，正内一，傍内四而浮之，以治寒气之博大者也。"是在穴位正中先刺一针，然后在上下左右各浅刺一针，五针齐下，多针聚刺，相辅相成，可大大增强针感，激发经络之气。刺的部位较为分散，故称扬刺。《黄帝内经太素》中，将"扬刺"作"阳刺"，与阴刺对举。本法适宜治疗寒气浅而稽留面积较大的痹证。近代梅花针叩刺法，即为扬刺的演变产物。在扬刺法治疗腱鞘囊肿的临床研究中，双向扬刺组在普通扬刺组原有五尖合一治疗的基础上，再用毫针在囊肿四周的角平分线上各自平刺一针，形成九尖合一，留针 30 分钟，出针后不按压针孔。经统计学分析，双向扬刺组的临床疗效与火针组和普通扬刺组相比明显更优。

（6）直针刺

《灵枢·官针》曰："直针刺者，引皮乃刺之，以治寒气之浅者。"先夹持捏起穴位处皮肤，然后将针沿皮下刺之，而不刺入肌肉中，多用在肌肉浅薄处。"直"是直对病所的意思，近代多称沿皮刺或横刺。这种刺法适用于治疗浅表络脉等部位的病证。有临床研究使用直针刺透穴法来治疗面神经麻痹，治疗组取穴患侧阳白、太阳、攒竹、承泣等，进针至皮下，调整针刺方向进行透穴，对照组采用常规针刺，留针 30 分钟。结果治疗组直针刺法的临床疗效明显更优。

（7）输刺

《灵枢·官针》曰："输刺者，直入直出，稀发针而深之，以治气盛而热者也。"这种刺法是垂直刺入较深处候气，得气后慢慢将针退出，乃从阴引阳，以泄热邪。本刺法多用来疏泄病邪，故称输刺。有临床研究采用输刺法配合电针治疗腰痛，取双侧 L1 ~ L5 夹脊穴、肾俞、大肠俞、志室、太溪，依次用输刺法刺入，得气后电针以疏密波治疗，取得良好疗效。

（8）短刺

《灵枢·官针》曰："短刺者，刺骨痹稍摇而深之，致针骨所，以上下摩骨。"其法是慢慢进针稍摇动其针而深入，在近骨之处将针上下轻轻捻转。"短"是接近的意思，故称短刺。多用于治疗骨节部位浮肿、难以活动、局部发冷的骨痹病等深部疾病。在短刺法治疗乳腺增生的临床研究中，观察组运用短刺法取穴膻中、乳根、屋翳、章门及夹脊穴 T3 ~ T5 等施以短刺法，即进针时用一手先摸到使用穴位的骨骼后进针，之后再用双手相配合，使针尖在骨骼上摩擦，留针 30 分钟。普通针刺组正常针刺。结果观察组的疗效明显更好。

（9）浮刺

《灵枢·官针》曰："浮刺者，傍入而浮之，以治肌急而寒者也。"此是斜针浅刺的一种方法，故名浮刺，浅刺勿深以治肌肉寒急。近代创新的皮内针法，就是本法的演变。浮刺和扬刺，以及九刺法中的毛刺同属浅刺法，但是毛刺为少针而浅刺，扬刺是多针而浅刺，与本法均有所不同。在浮刺埋针治疗肩周炎的临床研究中，治疗组施以毫针浮刺法埋藏，根据疼痛的部位，选取患侧肢体相对应经脉的郄穴，向肩关节的方向，快速进针至皮下，固定针柄，留针48小时，对照组则正常针刺。经观察，治疗组的总有效率为96.25%。

（10）阴刺

《灵枢·官针》曰："阴刺者，左右率刺之，以治寒厥，中寒厥，足踝后少阴也。"阴刺是左右两侧穴位同用的刺法。临床应用较为普遍，如下肢寒厥，可取左右两侧同名穴位相配同刺，如取左右两侧的足少阴太溪穴，以治阴寒。有临床研究使用阴刺治疗中风后遗症，取穴上肢：①肩髃、曲池、外关、八邪；②肩髃、手三里、内关、合谷。面部：①迎香、下关；②颊车。下肢：①八风、昆仑、阳陵泉、环跳；②太冲、悬钟、足三里、秩边。毫针针刺双侧穴位，调整两侧针感强度，使其一致，12组穴位交替使用，留针20～30分钟。起针后在患侧拔罐，结果疗效显著。

（11）傍针刺

《灵枢·官针》曰："傍针刺者，直刺、傍刺各一，以治留痹久居者。"这种刺法多应用于压痛比较明显，而且固定不移、病变部位较深、久久不愈的痹证。先直刺一针，再在近旁斜向加刺一针，两针同用，这样刺激量大、针感较强、接触面积大，具有加强疏通局部气血、活血化瘀及舒筋通络之功，在常规针刺治疗效果欠佳时，采取傍针刺法，疗效显著。这种刺法与齐刺相似，都为加强局部压痛处的通经活络作用而设，临床上可以相互参用。有临床研究使用傍针刺法治疗坐骨神经痛，傍针刺组取穴患侧环跳，正直刺入，深度约80 mm，傍入的1针从直刺针的上侧约20 mm处斜刺，施小幅度的提插捻转，使针感上传至腰部，下至足外侧，留针30分钟。常规针刺组正常针刺。治疗后疗效评价比较显示，傍针刺组治疗改善率优于常规针刺组。

（12）赞刺

《灵枢·官针》曰："赞刺者，直入直出，数发针而浅之出血，是谓治痈肿也。"本法直入直出，刺入浅而出针快，是连续分散浅刺出血的刺法，临床上多用治痈肿、丹毒、带状疱疹等症。"赞"是赞助其消散的意思，故称赞刺。本法与九刺法中的络刺、五刺中的豹文刺都是放血刺法，只是归类不同。

十二刺并不机械地划分哪一种刺法对应哪一条经，而是按疾病轻重等不同而设立的配针法和行针法。直到现在，有些刺法仍在临床上广泛使用。

参 考 文 献

[1] 许毅，樊旭. 基于《黄帝内经·灵枢·官针》"十二刺"的临床研究进展 [J].实用中医内科杂志，2021，35（5）：4.

[2] 李向华. 输刺法配合电针治疗腰痛 30 例 [J].中国中医急症，2004，13（7）：1.

88. 如何理解针灸美容的理论基础？

针灸美容是中医美容的重要组成部分，是以中医理论为基础，通过运用针灸的各种方法，对穴位或某些局部进行刺激，从而达到养护皮肤、美化容颜、延缓衰老并治疗各种损容性疾病为目的的一种美容方法。随着社会的发展和人们生活水平的提高，人们爱美、求美之心与日俱增，针灸美容以其简便易行、无毒无害、安全可靠、疗效持久、适应证广而深受青睐。

针灸美容在我国历史悠久、源远流长，早在《黄帝内经》时期就有不少关于理、法、方、穴、术的记载。《灵枢》中的经络学说与《素问》中的阴阳、五行、藏象、气血津液学说为针灸美容的理论和临床操作奠定了坚实的基础，具有较高的指导价值。

（1）经络是运行全身气血、联络脏腑肢节、沟通上下内外、调节体内各部分的通路。通过经络遍布全身，有规律性的循行和错综复杂的联络交会，把人体的五脏六腑、四肢百骸、五官九窍、皮肉筋脉等组织器官联结成一个有机的统一的整体。由于经络扮演了上述角色，经络与美容就构成了至为密切的联系，针灸治疗美容疾病也是以此为基础，再结合脏腑辨证、八纲辨证、病因辨证等，选经取穴、选法配方的。经络的第一个作用是防御功能。气血充盈于面和皮肤其他部位，而气本身有防御功能，特别是循行于经络中的"卫气""营气"等，均能阻止外界致病因素侵袭，保护皮肤，固密腠理。没有外邪的侵犯，面部皮肤也就调柔荣润。

《素问·痹论》道："卫者，水谷之悍气也，其气慓疾滑利，不能入于脉也，故循皮肤之中，分肉之间，熏于肓膜，散于胸膛。"卫气对皮肤和皮下组织具有最为直接的濡养作用，卫气循行浅表，可以通过浅刺、叩刺、拔罐、灸法等浅表刺激方法激发卫气，以达到"温分肉，充皮肤，肥腠理"的目的。

经络系统主要是由经脉和络脉这两大部分组成的，此外，还有十二经别、十二经筋和十二皮部。上述经络系统均全部覆盖人体体表；在内和身体五脏六腑密切相连，互相贯穿、交叉。这些经络的主干或分支直接在面部循行的有手阳明大肠经、足阳明胃经、手少阴心经、手太阳小肠经、足太阳膀胱经、手少阳三焦经、足少阳胆经、足厥阴肝经、督脉和任脉共十条经脉。手太阴、足太阴经脉虽然不行于面部，但其经别都上于面，所以都间接地与面部发生联系。至于奇经八脉中的其他六脉，除带脉之外，也均与头面发生联系。故《黄帝内经》中说："十二经脉，三百六十五络，其气皆上于面，而走空窍。"

循行经过面部的经络和美容有着更为直接的联系。人体面部侧面，是手太阳小肠、手阳明大肠、手少阳三焦、足少阳胆经分布的地方。正面有足阳明胃、手少阴心经循行。额为足太阳膀胱所过。督脉行于正中。口周为足厥阴肝经、任脉所环绕。此外，十二经别、十二皮部、十五络脉、十二经筋也都与面部发生联系。如手太阴经别，从太阴经分出，向上浅出于缺盆部，沿喉咙，再合于手阳明；手阳明络脉上曲颊至额角处，遍布于牙齿根部，支脉进入耳中；足阳明经别也沿食管浅出于口腔，上达鼻根和眼眶下部；足太阴经别上结于咽喉，贯通到舌本；手少阴经别上走喉咙，出于面部，合于目内眦；足少阳经别浅出于下颌中间，散布于面，连目系等，尤其是十二皮部，更是沿所属经脉循行、遍布周身。

（2）经络的第二个作用，就是能运行气血。精气血津液是构成和维持人体生命活动的基本物质，通过经气的推动，营养物质、水谷精微运行到面部及皮肤其他部位，保证了皮肤的新陈代谢需要。反之，如果经络功能失常则会出现毛发脱落、面黑、黄褐斑等病证。面部之所以能保持荣润、泽和、细腻，也是和经络的功能作用分不开的。因此《黄帝内经》中还蕴含着以经络与精气血津液为物质基础的形神统一美容理论基础。

《素问·八正神明论》言："血气者，人之神，不可不谨养。"经脉是气血运行的通道，其功能通过气血运行得以实现，正如《灵枢·经水》所言："经脉者，受血而营之。血足面色红润光泽，五官得养，滋润美观，血虚则面色枯槁，皱纹横生。"另外《灵枢·阴阳二十五人》言："足阳明之上，血气盛则髯美长……血气皆少则无髯，两吻多画……足太阳之上，血气盛则美眉……血气和则美色。"说明阳明经和太阳经是面部美容的重要经络。《灵枢》中述经脉之病色："足厥阴之脉病，面尘脱色；足少阳之脉病，面微尘；手厥阴之脉病，面赤；足少阴之脉病，面黑如炭色；足阳明之脉病，面黑。"可见，面部皱纹的产生与足阳明胃经气血衰少有关，眉毛的生长与足太阳膀胱经有关，面

针医百问（第2版）

部长斑或色素沉着与足厥阴肝经、足少阳胆经相关，面色晦暗发黑与足少阴肾经、足阳明胃经有关，面部发红、血管扩张则与手厥阴心包经有关。这对针灸美容的临床选经用穴有很好的指导价值。同时，《上古天真论》关于男女生长壮老已的自然过程的论述极具意义："女子七岁肾气盛，齿更发长。二七而天癸至，任脉通，太冲脉盛，月事以时下，故有子。三七肾气平均，故真牙生而长极。四七筋骨坚，发长极，身体盛壮。五七阳明脉衰，面始焦，发始堕。六七三阳脉衰于上，面皆焦，发始白。七七任脉虚，太冲脉衰少，天癸竭，地道不通，故形坏而无子也。"这对针灸美容的临床指导意义重大，即处于不同年龄阶段的患者，应当侧重于选取相应经络和穴位。

（3）《黄帝内经》中的整体观念内涵丰富，既包括了人与天地自然、社会的统一性，也包括了人体自身及人体心身的统一性。《黄帝内经》指出人体是以五脏为中心，配以六腑，通过经络系统将四肢百骸、五官九窍等全身各处的组织器官联结起来形成的一个在结构上密不可分、功能上相互协调、病理上相互影响的整体。脏腑间有特定络属，脏腑在体内各有所主，在体表各有开窍，因此提出"有诸内必形诸外""以表知里"的理论。此外，人的心身是统一的，形体、脏腑功能和精神情志相互作用、相互影响，如"心藏神""肝藏魂""肝气虚则恐，实则怒""心有余则笑不休，心不足则悲"，又如"怒伤肝""喜伤心"。不同的情志精神状态当然也会反映在面部及形体，这就是所谓"相由心生"。《黄帝内经》还提出了面部与全身各部位的对应关系，如《灵枢·五色》："庭者，首面也；阙上者，咽喉也……巨分者，股里也；巨屈者，膝膑也。"《素问·刺热论》则提出了五脏热病的面部色诊法："肝热病者，左颊先赤……肾热病，颐先赤。"这些论述奠定了面部望诊的基础，既阐述了内在脏腑病变对颜面外观色泽的影响，又指出了如何通过外在的颜面望诊判断内在脏腑之病变。

从《黄帝内经》时代开始，针灸美容的理论基础不断发展，中医经典中也记载了大量关于针灸美容术的实践。如《针灸甲乙经》记载"振寒热，颈项肿……虚则生疣，小者痂疥，支正主之""面肿目痈，刺陷谷出血立已"，以及应用下廉穴治疗颜面无华、曲池穴治疗颜面干燥等，奠定了针灸美容的实践基础。《备急千金要方》和《外台秘要》均设专篇收载了美容方法，并首次应用针刺太冲、行间穴治疗面黑的美容方法。此外，面部瘢痕、雀斑、酒糟鼻、白癜风，黑痣、狐臭、粉刺、疣目等美容相关疾病的治疗，散见于各类医书中，为现今的针灸美容实践提供指导。

89. 针灸在急症治疗中发挥的作用有哪些？

急症针灸属于急救方法中的一类，是对危急重症的紧急处理，其目的首先是为了抢救生命，而通过急救还可以改善病情、预防并发症，为进一步的治疗争取时间和机会。因此，对发生急病、危重症或遭受意外创伤的患者，必须采取适当的针灸治疗措施。

针灸急诊学的形成源于《黄帝内经》的针灸急症应用。可以说，《黄帝内经》时期已奠定了针灸急诊的基础，其通过实践可以从脉证等探求脏腑的阴阳、虚实、表里与针刺补虚泻实的关系。后来经过《伤寒杂病论》《针灸甲乙经》《肘后备急方》《备急千金要方》《外台秘要》《扁鹊心书》等一系列名家大作的发展，以及中华人民共和国成立以来数代中医人临床实践和实验研究，针灸在急症治疗中发挥的作用越发不容忽视。一般认为针灸具有抗休克、抗炎、抗过敏、提高免疫力、镇痛等作用，能够满足一般情况下急症治疗的要求，而且针灸本身方便易行，因此非常适宜于急症的抢救工作，尤其是院前急症救治。

目前普遍被认可的急症针灸治疗方法有毫针刺法、刺络放血法、火针疗法、指针疗法（用手指代替针具产生一定强度的刺激）和艾灸疗法等。而在临床当中，对于不同的急症危症，也有相应的刺法或灸法来发挥不同的治疗作用。

（1）行气止痛。适用于内脏绞痛、痉挛、痛经、神经类疼痛、突发性胃肠炎等。针灸治痛的常用选穴有阿是穴、循经穴位、某些特定穴（如病患相应的俞、募、郄穴）、经验穴（如胆囊、阑尾）等，以及头针疗法的相应刺激区。针灸操作方法一般以毫针刺，行泻法。必要时加艾灸、刺络、拔罐，或用电针法，或用磁疗法。针灸处理痛证的应用中，功能性疼痛较器质性病变的疼痛疗效好，治愈率高，疗程短。

（2）活血消瘀。适用于胸胁刺痛、局部肿物等病证。常用选穴有阿是穴、循经穴位、某些特定穴，如相应的俞、募、郄穴、五输穴，以及中脘、气海、足三里、合谷、三阴交、膈俞、血海、肝俞等，此外还有微针疗法的相应刺激区。针灸方法主要有毫针刺、三棱针刺，加拔罐或艾灸，或用温针法、电针法、磁疗法、微针疗法等。

（3）调气止血。出血可见于多种疾病，也可表现在不同部位，但其病机不外虚实两个方面，治疗当在调气。实热者，当清热泻火、降逆止血，针用泻法或点刺出血，取穴如劳宫、委中、太冲、涌泉。见于肺者加鱼际，见于胃者加内庭，见于大肠者加上巨虚；虚火者，法在滋阴清气，针刺补泻兼施，补取尺泽、曲泽、曲泉、太溪、阴谷，泻鱼际、大陵等；气虚者，法当补气摄血，针用补法，配合灸法，取百会、中脘、足三里、关元、脾俞、太白；便血者加会阳，如出血急暴量多，要及时采取综合急救措施。

（4）通腑导滞。适用于急性肠梗阻、急性胃肠功能紊乱、急性胰腺炎等。常用选穴如天枢、大横、气海、归来、上巨虚、承山、合谷、支沟、大肠俞、三阴交、照海、尺泽等，均可酌情取用。一般用毫针刺，补虚泻实。

（5）化气利水。适用于恶性胸腔积液、腹水、急性水肿、淋证、癃闭等。水液停积类病证的病机多在于膀胱或相应脏腑气化不利，故其治疗大法在于鼓舞气化，或清热利气，或温阳化气。阳盛者刺之以泻，阴盛者，灸之以艾，或隔姜，或隔药。常用穴位有五脏及三焦、膀胱的俞募穴，以及三阴交、水分、气海、合谷、列缺、丰隆、太溪等。

（6）镇惊息风。适用于癫痫、高热惊厥、神昏谵语、痉证等。常用穴有人中、合谷、内关、太冲、涌泉、百会、印堂等；高热可配曲池、大椎、十宣等；痰浊者可配丰隆、四缝等；牙关紧闭者配下关、颊车；脾肾阳虚者配气海、关元、足三里、神阙；脾肾阴虚者配曲泉、太溪等。一般用毫针刺，实证用泻法，必要时点刺放血；虚证用补法，必要时大壮艾灸，或隔盐、隔附子饼灸。

（7）开窍醒神（或并回阳固脱）。适用于中风、脑卒中并发中枢性呼吸衰竭、心绞痛、一过性晕厥、假性延髓麻痹、多发性大动脉炎等。针灸选穴有十宣或十二井、百会、风池、神门、内关、印堂、水沟、行间、太溪、三阴交、膈俞、膻中、金津、玉液、气舍、丰隆等。施以毫针刺，用泻法，必要时配用三棱针点刺出血。倘见汗出肤冷、目合口开、撒手遗尿者，此乃虚脱。所谓阴竭阳脱证，当回阳固脱：急取足三里、复溜、百会，毫针刺，施以补法；气海或关元以大艾炷施灸或隔附子饼灸；内闭外脱者，可加刺列缺、中脘、丰隆。针灸本类病证须时时严格观察呼吸、脉搏、血压，同时积极做好护理；迅速做好针对性检查，及早明确诊断，积极采取对应治疗。

（8）定喘（宣肺或纳气）。适用于哮喘病，并需根据疾病的虚实确定宣肺或纳气的治法。痰喘者，风根是痰，病位在肺，喘而哮鸣有声，因痰阻肺中也。其治法为宣肺化痰平喘，针灸选穴有肺俞、募穴、膻中、列缺、尺泽、丰隆、风门、天突、脾俞、足三里等。针用泻法，但须视寒热之异，寒者加艾灸。虚喘无哮，气短难续，动则尤甚，但以深吸为快，气怯声低，因肾不纳气也，其治在肾，重在补肾纳气，扶正培元，甚则强心固脱。针灸选穴有肺俞、膻中、气海、复溜、肾俞等，针用补法。

（9）清温泄热。适用于高热、一般发热等病证。针灸治疗高热的一般常用选穴有大椎、曲池、合谷、曲泽、委中、十宣、十二井穴等。用毫针刺，取泻法，必要时以三棱针刺血，或予刮痧法，一般根据热在何脏何腑，取本经之井穴或荥穴以毫针点刺出血，或加刺相应俞、募穴。

（10）祛邪解毒。适用于药物、蛇虫咬伤或有毒气体中毒等病证。针灸对药物过敏和药物反应有效，尤适用于疾病早期的及时处理。煤气中毒昏迷初期有效，后期危重患者要有其他措施配合。虫毒，特别是毒蛇咬伤，要及早处理好创口和进行有效的缚扎，及时针灸处理，救治有望。针灸解毒一般是对症处理，常用选穴有水沟、十宣、合谷、涌泉、中脘、足三里、内关、尺泽、曲泽、金津、玉液、委中、关元、天枢、神阙、三阴交、阿是穴、八风、八邪、中泉、百会、大椎、曲池、大肠俞（食物中毒）、筑宾（药毒）、肾俞（水毒）等。一般以毫针刺，用泻法，必要时三棱针刺血。虚脱者，按回阳固脱法处理；虫伤者，隔蒜灸。

总之，在急症的治疗当中，针灸发挥着独特且重要的作用。医者当以辨证论治为原则，根据疾病发展变化的性质决定，辨其阴阳表里、虚实寒热，确立正确的治则，发挥针灸应有的治疗作用。

90. 临床中如何应用经络辨证？

经络辨证是基于经络学说，对腧穴作用、经脉所主病、经络循行、经络脏腑相关及经络相应功能总结归纳的辨证方法。经络辨证的历史源远流长，《黄帝内经》时期，基于经络理论的完善，形成了经络辨证。其分为辨循行、辨病候、辨经脉生理功能和辨经脉、腧穴的病理反应四部分内容。

（1）辨循行

辨循行即根据疾病的部位来实现辨位归经，进而指导临床治疗。其在临床中的应用极为广泛，不仅能够直接实现临床治疗，也能很好地解释临床症状的病机。如见到"颈、颔、肩、臑、肘臂外后廉痛"，则可诊为手太阳经病。

（2）辨病候

辨病候是指对病候的理解建立在明确辨经的基础上。面对繁杂的症状，只有认清病源才能保证辨证的准确性，进而实现对各经脉治疗特点的观察与总结。所以在辨证归经的过程中，一是要以经脉的特异症状为纲以明确诊断病经；二是要总结各经脉所治疗的综合征以全面认识其功能特点，从而更好地指导临床治疗。这两点在《黄帝内经》中充分体现了出来，即"是动病"和"所生病"。其中"是动病"指的是经脉出现病变时的症状表现，"是动病"与经脉之间具有较高的对应关系，所以通过"是动病"可以实现疾病的归经诊断。纵观经典所论的各经"是动病"，鲜有重叠交叉之处，亦可看出其诊断的特异性。"所生病"是古人将身体体表病变参照经脉体表循行部位加以归纳的结果。这不仅说明对经脉病候的总结是以经脉循行的确定为前提条件的，也表明对本经所能治疗疾病进行总结以形成对各经脉完整准确的把握符合认识发展的过程。

（3）根据经络的生理功能辨证归经

经络的生理功能是运行气血，协调阴阳。《灵枢·本藏》曰："经脉者，所以行血气而营阴阳，濡筋骨，利关节者也。"《难经·二十二难》曰："气主呴之，血主濡之。"

（4）根据经络腧穴的病理反应辨证归经

根据经络腧穴的病理反应辨证归经主要分为五点，分别是审、切、循、扪、按。

审，即审视，包括审视络脉和审视皮肤，观察体表的络脉和皮肤颜色与体表其他部位有无异常。其中络脉又包括浮络和舌下络脉，浮络属于经脉的分出的最浅层分支，通常指浅表的静脉。通过络脉的颜色可以了解经络的虚实寒热，如色青一般代表寒证、痛证，红色代表热证。

切，即切脉，指切触体表经络脉动的部位，切脉主要参考三部九候脉法、独取寸口法和三部脉法。不同部位的脉动可以反映不同部位的气血供应情况及相应脏腑的气血盛衰。除此之外，还有腹部脉动的触诊，如脐部左侧触及脉动时，一般反映肝胆或女性的子宫、卵巢异常，脐部右侧触及脉动一般反映肺与大肠异常，脐部上方可能与脾胃有关，脐部下方提示肾与膀胱的问题。

循，即循推，即医者用拇指指尖沿经脉向心方向循推经络所存在的缝隙，通常是从指（趾）端至肘膝关节（主要是肘膝以下十二经络），了解肌肉缝隙中经络的异常变化，是临床上最常用的诊察方法。循推过程中可以出现结络、结节、结块、脆络、局部肌肉紧张度增高、松软下陷、滞涩等异常变化。结络表现为在经络中或纵或横向较细小的条状物；结节形态不一，质地较硬，弹性较差，一般提示病久、病重；结块是分布在肌肉缝隙中的肿块样肿大，分布范围大，伴有肿胀或胀痛；脆络多在经络较浅的缝隙中发现，如腕踝部等皮肤较浅薄的地方，比结络更细小，指下有脆碎的感觉，多见于急性病证；局部肌肉紧张度增高常出现在肌肉丰厚处，表现为某一部位肌肉僵硬、紧绷、胀痛，可能提示气血瘀滞较严重；松软下陷指手下触感皮肤组织疏松柔软，多为经气亏虚的征象；滞涩指经络皮部出现滞涩如触摸砂纸的感觉，往往提示经络气血运行不畅。

扪，也作"抚"，即医者用手掌触贴患者的皮肤，以了解该部位的寒热变化及润燥程度，常用于人体较为平坦的部位，如额部、胃脘部、腹部、背部等。运用扪法时应持续一段时间来感受所接触的皮肤是逐渐变冷还是逐渐变热，寒凉感代表提示相关脏腑、器官虚寒，如女性小腹及腰骶部扪及寒凉感一般说明胞宫虚寒，可以适当艾灸以温阳散寒。

按，也作"压"或"按压"，即医者用拇指或示、中、无名指按压相应部位，有时可以结合循推法运用，以了解其软硬松紧程度及是否出现异样变化。最常运用在经络循行肌肉较丰满的部位，如腹部及背部。有些患者在中脘或其附近腧穴部位按压到条索、结块及伴有压痛等异常变化，常提示胃部疾病。腧穴诊察法与经络诊察法有极高的吻合点，可以用同样的方法判断是否出现了阳性体征。

91. 肺与大肠经穴表里在临床中有哪些应用？

（1）宣肺润肠治疗荨麻疹、干燥综合征

在"肺主身之皮毛"和《灵枢·本脏》"岐伯曰：肺应皮。皮厚者，大肠厚；皮薄者，大肠薄"的理论指导下，荨麻疹的治疗总不离治肺、通腑，对于胃肠型荨麻疹或腹型荨麻疹多采用"去肠间菀荄"法，方用仲景的三承气汤、防风通圣丸等加宣肺利气之品。外分泌腺异常所致的自身免疫性疾病之干燥综合征，其基本病机是津液生成与输布异常，而津液代谢与肺、肠等脏腑关系密切，临床采用宣肺布津、增液润肠的麻黄、杏仁、桔梗、生地黄、火麻仁、桃仁等药物，结合辨证疗效较明显。

（2）宣肺通肠治疗慢性阻塞性肺疾病

临床上慢性阻塞性肺疾病患者年龄偏高，且肠道功能衰退，临床表现除咳喘气急、胸满如塞、痰多不利等肺气壅塞之证外，多伴发腹胀、便秘或大便不畅、厌食等胃肠道症，其病性是本虚标实，急性加重期一般以实为主，宜从肠论治，通过运用通腑法釜底抽薪，方如厚朴大黄汤、承气汤类方加减，使腑气得通，腑实得下，表脏（大肠）之邪即解，正气得复，里脏（肺）之病当除。

（3）宣肺、润肺、清肺、补肺通肠治疗便秘、肠易激综合征

便秘之治，气秘用桔梗枳壳汤加减；燥秘用清燥救肺汤加减；气虚秘用黄芪汤加减；热秘用宣白承气汤加减，皆宗"开上窍以通下窍""提壶揭盖"之法。对临床表现为腹泻、便秘或腹泻便秘交替发作的肠易激综合征，在临床根据肺气宣发、肃降与大肠传导的关系，常采用防风通圣丸、麻仁丸等方药加减治疗。

（4）基于肺经穴与大肠经穴表里关系的临床应用

《针灸聚英》中记载针刺商阳、三间、下廉、五里、天鼎、扶突治胸满咳嗽气喘有效，肺经的太渊、鱼际能治呕食、腹痛、大便失禁等胃肠系疾病。《针灸大成》中记载列缺穴治疗"心腹胁肋五脏病，痔疟便肿泻痢"等疾病，三间穴"主治……胸腹满，气喘……伤寒气热，身寒结水"。《针灸资生经》中有关于"尺泽，主呕泄上下出……"等记载。

①肺经穴位治疗大肠腑病：肺经穴位治疗大肠实证用泻法，清肺经内热，肺气得降，阴液得以润肠，便秘自愈。如治疗老年性便秘取尺泽（双）、鱼际（双），均用泻法，针3次大便正常。肺经穴位治疗消化道疾病，如点刺少商穴治疗小儿腹泻，使肠中湿热邪气泻尽，清气得升，浊阴自降。

②大肠经穴治疗肺脏及肺经疾病：大肠经穴治疗哮喘，如取肺俞与迎香，采用药物注射曲安奈德的方法治疗哮喘，总有效率为94.3%。大肠经穴治疗呼吸道感染，如采用透天凉之泻法针刺放血曲池、十宣治疗呼吸道感染引起的高热。肺与大肠相表里，泻大肠之火即泻肺火，肺火得泻，则发热诸症消失。

③大肠经穴治疗肺之门户（咽喉部疾病）：肺与大肠相表里，咽喉为肺之门户，大肠经穴针则疏风清热、通腑祛热，灸则激发经气、调节阴阳。如采用商阳穴点刺放血治疗扁桃体炎，灸阳溪穴治疗小儿慢性扁桃体炎。

④大肠经穴治疗"肺开窍于鼻"相关疾病：《素问·阴阳应象大论》曰："肺主鼻""在窍为鼻"。由于"肺开窍于鼻"与天气直接相通，邪气入口鼻，极易犯肺，又因肺与大肠经脉表里相合，并且大肠经脉循行于鼻旁，故针刺大肠经穴可治疗鼻病，具有清热解毒、祛风通络、开通肺气的作用。如采用曲池穴注射醋酸曲安奈德注射液治疗变应性鼻炎，采用一指禅推手阳明大肠经治疗变态性鼻炎，一指禅推手阳明大肠经具有升清阳以和窍、轻扬走表托邪、补益卫阳的作用。大肠经穴位治疗肺系疾病较多，常用穴位有曲池、合谷、商阳。

92. 大肠腑病的古代取穴规律有哪些？

大肠的主要生理功能是传化糟粕，即接受经过小肠泌别清浊后所剩下的食物残渣，再吸收其中多余的水液，形成粪便，经肛门而排出体外。大肠的传化失司，可因胃失通降、肺失肃降、燥热内结、肠液枯涸、阳虚不运、气虚无力推动等因素而造成，可见大便干结、便秘等病理表现。亦可因饮食所伤、食滞不化、寒湿或湿热下注等因素，而见泄泻、便溏等病理表现。若积滞和大肠之气血相搏，则可见下痢赤白、里急后重等病理表现。若中气下陷、肾虚不固，则可见久泄、滑脱、脱肛和大便失禁等病理表

针医百问（第2版）

现。在古代，临床治疗中，大肠腑病的取穴规律主要有以下四点。

（1）多取位于腹部的腧穴

因病位在肠腑，位居小腹部，根据局部取穴原则，故小腹穴次最高，包括任脉及胃脾等经的相关穴位。胃经之穴位天枢是大肠的募穴，位于脐旁肠腑之部，其下为横结肠屈曲迂折之端，刺之可调节肠腑功能，故穴次尤高，为全身诸穴之首。常用的还有气海、神阙、中脘等。

（2）多取胃经的穴位

"大肠、小肠皆属于胃"说明肠腑的生理功能与胃有密切关系。故肠腑之病多取胃经的穴位治疗，如足三里、上巨虚。因为足三里是四总穴之一，善于治疗肚腹部疾病；上巨虚是大肠的下合穴，专治大肠腑病。

（3）多取任脉穴

因为任脉循行在胸腹部正中，与肠腑有着紧密的联系，故多取任脉的腧穴。如气海、神阙、关元等在肠腑之近部。

（4）多取膀胱经之背俞穴

因背俞穴是脏腑之气输注之处，故多取其相应的背俞穴，如大肠俞、小肠俞、胃俞等。

（5）大肠病的古代取穴举隅

①痢疾：相关文献计量学分析显示，治疗痢疾共涉及文献61条，涉及穴位53个，共计115穴次。主要穴位及穴次：天枢12穴次、小肠俞9穴次、气海7穴次、神门6穴次、足三里6穴次、中脘5穴次、脾俞4穴次、三阴交4穴次、中膂俞4穴次、大肠俞3穴次。

②泄泻：相关文献计量学分析显示，治疗本证共涉及文献164条。共涉及穴位67个，共计268穴次。主要穴位及其穴次：天枢33穴次、关元16穴次、中脘10穴次、神阙17穴次、气海

10穴次、足三里5穴次、阴陵泉9穴次、上巨虚5穴次、曲泉7穴次、然谷5穴次、公孙6穴次、肾俞9穴次、脾俞8穴次、三阴交8穴次、百会8穴次、大肠俞7穴次。

③便秘：相关文献计量学分析显示，治疗本证共涉及文献33条。共涉及穴位52个，共计130穴次。主要穴位及穴次：太白7穴次、照海7穴次、足三里7穴次、支沟7穴次、太溪6穴次、大钟5穴次、承山5穴次、上巨虚1穴次、天枢2穴次。

从大肠腑病的文献中可以得知，古代治疗大肠腑病的常用穴位为天枢、关元、中脘、神阙、气海、足三里、上巨虚、大肠俞、小肠俞。其中近部取穴以天枢为最多，远部取穴包括足三里、上巨虚，且多以局部选穴、近端选穴、远部选穴、俞募配穴等为主。

93. 镇静安神针法的主要学术特点是什么？

镇静安神针法是由王富春教授创立的用于镇静安神、益气养血、调节阴阳的一种针法。取穴包括四神聪、神门、三阴交。其学术特点主要分为以下几点。

（1）特定穴取穴

四神聪前后两穴均在督脉循行路线上，现临床研究已证实督脉穴治疗失眠的优越性；其左右两穴则紧靠膀胱经，膀胱经络肾，与阴阳跷脉关系密切，司眼睑开合而主睡眠；神门为手少阴心经的原穴，具有宁心安神、宽胸理气之功；三阴交为足太阴、足少阴、足厥阴之交会穴，有养血活血、补益肝肾之功效。

（2）精气神取穴

四神聪在顶应天，主气；神门在手应人，主神；三阴交在足应地，主精，故谓精气神取穴。四神聪穴居人体最高处，位于三阳五会之百会穴周围，总领一身之阳气。神门位于人体之中，位腕关节附近，五行属输土，"实则泻其子"，泻神门以直降心火，交通心肾。三阴交居人体之下，居踝关节附近，为肝、脾、肾三条阴经的交会穴，以滋养阴血、补益肝肾。阴血既充，阳气方得涵藏之所，卫气循行复其常律。诸穴相合，上抑下引，阳趋缓，入于阴，则得寐矣。

（3）阴阳相配取穴

以头部为阳，手足为阴；四神聪四穴居头顶为阳，神门、三阴交位于四肢腹面为阴，阳部与阴部穴位总数之比为 1：1；四神聪前后二穴位于督脉循行路线上，左右二穴紧靠膀胱经，神门二穴属手少阴心经，三阴交二穴属足太阴脾经，故阳经与阴经、阳穴与阴穴之比为 1：1。八穴配伍以达阴阳相合、刚柔相济之目的。

（4）因时制宜取穴

昼为阳，夜为阴，相对而言，则上午为阳中之阳，下午为阳中之阴；前半夜为阴中之阴，后半夜为阴中之阳。本法针刺以取14～15 时为宜，使在阴旺之时更助其阴，制阳敛阳不使浮动，同时重安其神，使守其舍，阳静神安以入睡。针用平补平泻手法，以达平调阴阳、安神定志之功。

（5）"新三才"刺穴

镇静安神针法除取穴精妙之外，还要配合准确而独特的针刺手法操作，即"新三才"刺法，才能保证穴位功能的发挥。"新三才"刺法主要是在针刺深度上的要求。王富春教授参考了《金针赋》中的"刺至皮肉，乃曰天才；刺入肉内，是曰人才；刺至筋骨之间，名曰地才"，依据"三才穴"所处的"天、地、人"的不同位置采取不同针刺深度。

四神聪在头应天，浅刺至天部，前后两穴逆督脉循行方向进针，属迎而泻之以潜阳，左右两穴针刺部位距百会 1.5 寸（原定位为 1 寸），在足太阳膀胱经循行路线上，又肾与膀胱相表里，顺其经脉循行方向针刺，随而济之以滋阴，四穴均平刺

15～18 mm，针尖力求达到帽状腱膜下，针体不进不退，行针手法以小幅度、快频率捻转为主，力求获得沉、重、下压的得气感觉，以达抑阳重镇之效；神门在中应人，中刺至人部，直刺13～14 mm；三阴交在足应地，深刺至地部，直刺 15～20 mm，神门、三阴交，以平补平泻为主，采用均匀的提插捻转手法，以柔和微酸麻感觉为度，以达育阴潜阳、镇静安神之功。3 个主穴的操作，强调潜阳与育阴相结合，头部腧穴重压针感的产生意在重镇潜阳，手足腧穴平补平泻产生较柔和酸胀针感。

镇静安神针法治疗失眠症，结合现代社会失眠症发病人群的新特征，切中失眠症"阳不入阴"的病机关键，在腧穴组合、操作方法、治疗时机 3 个临床治疗的关键要素方面均开辟了新的思路，并且加入了独特的行刺手法，以天、地、人"三才"理论和子午流注的取穴原则为纲，结合具体的临床实践，灵活运用。穴取三才四神聪、神门、三阴交，术用三才浅、中、深三部刺法，选取申时顺气血盛衰之势治疗，理、法、方、穴、术形成完整连贯的有机临床理论思维体系，对于提高针灸治疗失眠症的临床疗效有着重要的指导意义，值得广泛的推广与应用。

94. 针灸治疗带下病的同功穴有哪些? 临床如何应用?

同功穴，是针对某一症状、具有相同主治作用的一类腧穴的统称。内涵：一是同功穴并非是针对疾病，而是针对症状而言。二是同功穴也并非指两个腧穴功能主治完全一致，每个腧穴都具有多向性，其功能主治与其所在部位、所属经脉等相关，互为同功穴的腧穴都是建立在针对同一症状的基础上而言的。三是病证间的同功穴可能存在交叉，如百会、神庭可互为头痛症状的同功穴，而百会、三阴交也可互为失眠的同功穴；故一个腧穴可为多个病证的同功穴，每个病证间同功穴存在重叠或交叉，这也是穴位主治作用多样的体现。

现代实验研究也表明脊髓、脑干、大脑皮质和小脑等各级中枢神经都存在着既接收来自患病部位或相关脏腑的传入信息，又接收来自体表传入信息的神经元，或两方面传入的信息投射在同一部位的汇聚现象。故针对某一病证，针刺不同穴位产生的感觉传导在上述部位均有汇聚，汇聚之处即为腧穴配伍协同作用的整合部位，而这类"不同穴位"皆能促进疾病向愈，视为同功穴。同功穴能够推动"腧穴共性"的深入研究，将进一步揭示针灸的作用机制，不断丰富和发展腧穴研究，更好地指导临床选穴、提高临床疗效。

"带下"之名首见于《素问·骨空论》的"任脉为病，男子内结七疝，女子带下瘕聚"，始以"带下"作为正式病名出现在医籍文献中。在病因上，近现代医家重视房劳不节的致病作用，致病因素有内湿、外湿之分，湿邪仍为众医家公认的带下病致病关键。内湿是由脏腑功能失调而产生，外湿又多由湿邪入侵、流注下焦、任带失约而致。带下病的病机主要责之于脾、肾、肝，以及外湿、湿毒等；或因脾气受损、脾运失常、水谷精微及津液失于输布反聚为湿，湿独下注任、带失约而成；或肾阳不足，下元亏损，带脉失约，任脉不固，精液滑脱不能固摄而成；或肝气郁滞，肝气失于条达，阻碍脾运，湿邪下注而成；或久居阴湿之地，或湿毒内侵，损伤冲任之脉而成。然病因之关键乃水湿之邪，最后必致冲任损伤，带脉失约。带下病的主要证型分为风邪带下、虚寒带下、脾虚带下、湿热带下、湿痰带下、带下滑脱，包括了盆腔炎性疾病、子宫颈炎症、阴道炎等现代疾病中涉及带下量、色、质、味异常的范畴。带下病的辨证论治，强调从白带的质、量、色、状，以及气味来分析，虚实相杂者多，治疗应着眼于湿，调治应注重以脾、肾、肝为主，必须兼顾冲、任、带脉。

相关研究显示针灸教材中带下病同功穴的规律谱分为：一级

腧穴 16 个：命门、中极、白环俞、大赫、三阴交、五枢、中髎、肾俞、照海、带脉、上髎、阴交、归来、曲骨、次髎、蠡沟（交仪）；二级腧穴 17 个：关元、维道、气穴、阴廉、会阳、石门、小肠俞、下髎、曲泉、气海、行间、四满、腰眼、然谷、腰阳关、太冲、阴陵泉；三级腧穴 20 个：漏谷、足三里、足五里、子宫、居髎、天枢、地机、足临泣、身交、痞根、气冲、大墩、风市、中都、水泉、横骨、血海、公孙、腰俞、阴陵泉。

《中华人民共和国国家标准：腧穴主治（GB/T 30233—2013）》中带下病同功穴包括以下几种。足太阳经：肾俞、小肠俞、白环俞、上髎、次髎、中髎、下髎、会阳；足少阴经：照海、气穴、大赫、四满；足厥阴经：蠡沟、行间、曲泉；足太阴经：三阴交；足少阳经：带脉。

综上，在腧穴频次上，使用率最高的腧穴是命门、中极、白环俞。命门穴可培元固本、强健腰膝，肾为先天之根，中寓命门相火，乃元气之宅。中极穴是膀胱经募穴，任脉与足三阴经之会，与白环俞皆为治疗带下病要穴。在腧穴归属经脉上，膀胱经腧穴最多，其次肝经、肾经、脾经、胆经、任脉腧穴皆为治疗带下病常用选穴。带下病皆因湿邪引起，选取膀胱经腧穴，可除湿止带。在腧穴所属部位上，治疗带下病的腧穴主要分布于下肢部，其次为胸腹部、腰背部。肝脾肾经行于下肢，选取此三阴经腧穴可有效治疗带下病。带下病同功穴是临床治疗此类疾病选穴的主要参考依据，其无论在腧穴理论上还是在针灸临床上都具有重要的指导意义。

95. 什么是会阴针法，临床应用特点有哪些？

会阴针法属于特定部位刺法之一。特定部位刺法通常运用微针刺激人体相对独立的特定部位，以治疗全身疾病，包括耳针、头针、眼针、腕踝针、腹针等 10 余种针刺疗法，又可称作微针系统诊疗法。其作用于疾病发展细微之时，通过积极的治疗措施进行应对，其治疗部位均属经络起始、结聚、终结之处，以微观调节宏观，体现中医诊疗见微知著、以常衡变的总原则，治疗效果显著且不良反应十分小。研究发现人体肥大细胞分布密度同经穴分布密切相关，微针系统作用的皮肤区域，都有肥大细胞聚集现象。针刺穴位肥大细胞可改变神经信号传导和穴位运动，产生干预效应。其中，会阴是尿生殖三角与肛门三角分界处，肌肉、神经、肥大细胞分布密集，故李永明、王富春两位教授在微针理论的基础上，结合国内外中、西医理论与临床实践研究，深入挖掘会阴针临床、科研价值，开发了全新的治疗方法——"会阴针"。其具有以下临床特点。

（1）会阴针法有深厚的理论基础做支撑

《针灸甲乙经》提出会阴穴名，并详述其定位主治。任、督、冲三脉起源于会阴部而走行各异，会阴部具有重要的生理功能，所过经脉相互交会，既有循行路线上的一源三歧，更有人体基本物质的一源三歧，冲为血海，督为阳脉之海，任为阴脉之海，阳主阳气，阴主精血，故此人体之精、气、血等精微物质实乃一源，所以临床治疗中有气血互生、阴阳互求的原则与方法。冲、任、督一源三歧，其各自经穴主治亦有相通之处，可从阴引阳、从阳引阴，协调论治。此外，诸多经络循行于此，如肝足厥阴之脉，循股阴，入毛中，环阴器，主治㿗疝、飧泄、遗溺、闭癃；足厥阴之别……循胫上睾，结于茎……其病实则挺长，虚则暴痒，取之所别也；足厥阴之筋，结于阴器，络诸筋，主治阴股痛，转筋，阴器不用。

（2）会阴针法依托现代解剖基础

尿生殖三角区的肌肉分浅、深两层：浅层有会阴浅横肌、球海绵体肌和坐骨海绵体肌，深层有会阴深横肌和尿道括约肌。其次，会阴部有密集的血管神经、淋巴组织，并有与盆腔器官联系的多组神经肌肉组织交织分布。来自阴部的神经丛、神经纤维由骶 2、骶 3、骶 4 神经前支组成，内含有许多副交感神经纤维。其与阴部内动脉伴行，自梨状肌下缘离开骨盆，再绕过坐骨棘后方经坐骨小孔重返盆腔，并于肛提肌下方沿坐骨肛门窝（坐骨直肠窝）的外侧壁穿过阴部管达会阴部。会阴部肌肉丰富，诸多神经走形于此且富集肥大细胞，可共同调控会阴部功能区，针刺可通过对肥大细胞的调节而缓解其功能丧失、异常、障碍等症状。

（3）会阴针法用于治疗神志病、泌尿生殖系统疾病

阴前区包括羊矢穴、横骨穴、龙骨穴、玉泉穴（男）、阴囊缝穴（男）、囊底穴（男）、龙门穴（女）、泉门穴（女）和玉门穴（女），可治疗癫、狂、痫等神志病；女性尿道炎、遗尿、漏下赤白等；男性睾丸炎、精索神经痛、阴囊潮湿等。阴旁区包括泉阴穴、维宫穴、提宫穴和提肛肌穴（女），可治疗尿频、尿急、小便淋漓涩痛、压力性尿失禁等疾病。女性主要为尿道炎、小便不利、遗尿、漏下赤白、痛经、月经不调等；男性主要为小便不利、睾丸炎、阴囊潮湿、阴囊瘙痒、疝气、偏坠等。后阴区包括会阴穴、痔根，主治生殖系统疾病。女性主要为阴痒、阴痛、阴挺、阴道炎、不孕、赤白带下、月经不调等；男性主要为遗精、阳痿、早泄、勃起功能障碍、不育症、前列腺炎等。

（4）会阴针疗法有严格的注意事项及伦理要求

会阴针疗法的适应证比较广泛，可应用于治疗多种急慢性病证，对一些危急病证如癫狂、痫证等作为首选疗法。本针法的针感较强，故对儿童不适用，对妊娠女性可能导致流产。在针刺过程中，要严格消毒，防止感染；针刺深度一般在 0.3 ~ 0.5 寸（10.0 ~ 16.7 mm），过深则易伤及腹部器官组织。在临床治疗中为确保患者隐私及伦理问题，应区分男、女医师与男、女患者，尽量避免异性医患接触的问题。

综上，各分区主治阴部主要为任脉、冲脉及肾经所过。任脉为"阴脉之海"，联络诸阴脉，并"主胞胎"，故治疗泌尿系统疾病和下腹部疾病。任、督二脉下结于阴部，二脉密切联系脑络，故阴部腧穴有开窍醒神之功，治疗癫、狂、痫等神志病。冲脉与任、督二脉同起于胞中，"一源三歧"，为"十二经脉之海"，为十二经脉气血通行之要冲，又与肾经联系密切，肾经结于阴器，主肾所生病。

96. 如何理解针灸"理、法、方、学、术"之间的联系?

针灸以经络学说为理论基础，以中医基础理论为指导原则选穴配方，通过针刺腧穴产生酸、麻、沉、胀的刺激沿着经络循行感应传导，达到疏通经络、调和阴阳、扶正祛邪、防治疾病的治疗目的。其在"理、法、方、学、术"之间联系密切，其主要体现在以下几个方面。

（1）依理定法

①理——辨证明理：针灸处方行之有效，深厚的中医理论基础是重要因素之一。患者就诊时，医者需明白此种疗法的作用机制、经络的循行分布规律、腧穴的定位及功能，结合望闻问切所得疾病的病因病机，才能有清晰的处方结构框架与选穴思路。辨证论治是中医认识疾病和治疗疾病的基本特征，辨证、辨病、辨经是对疾病症状和体征的分析综合，也是辨析疾病病因、性质和部位的关键。辨证论治是中医治疗疾病的特色与灵魂，针灸临床中，尤当重视经络辨证。经络辨证是在经络学说基础上，结合经络循行所络属的脏腑进行分析、归纳、总结的一种辨证方法，指导针灸临床治疗。根据证候的所属经络，辨证施治的基础上，需明析"经络所过，主治所及"的理论，遵从"宁失其穴，勿失其经"的治疗原则。

②法——治法原则：辨证的基础上，以三因制宜、调整阴

阳、治病求本、未病先防、既病防变、七情调和的整体观念为治疗原则，确立"扶正祛邪""急则治标，缓则治本，既病防变""实则泻之，虚则补之，寒则留之，热则疾之，下则举之，高则抑之"等治疗方法。如久泄脱肛患者，证属气虚下陷，当选补气升阳举陷之法调节机体阴阳平衡，常用百会、气海、关元、足三里等具有补气功用的腧穴以疗之。

（2）依"理法"定"方"

针灸处方遵循一定治法原则的基础上，有多种的配穴方法（上下、左右、前后、远近等），配穴要做到局部整体兼顾，有主有辅。在宋以前，针灸方主要是单穴或少量穴位成方，选穴首要选阿是穴，其次多选相应的经脉穴或五腧穴，也就是以局部穴位为主，配伍相应的远端穴位；宋以后，针灸方以多穴方为主，多用循经选穴和辨证选穴方法进行推导组方。单穴方适应证过于单一局限；多穴配方不仅作用广泛，而且能增强针灸疗效，其中远近结合配穴是目前临床常用的配穴方法。针灸处方的配伍如方药处方一般遵循"君臣佐使"的严谨性，如湿浊困脾时：①君穴，常选脾俞、阴陵泉，健脾利水化湿，针对治疗主症；②臣穴，头重昏沉时加头维、内关，针对治疗兼症；③佐穴，选用外关，助脾胃运化以升清降浊，辅佐君臣治疗主症及（或）兼症；④使穴，选用中脘、足三里，理脾胃、助运化，调和诸穴功效。

（3）依"理法方"定"穴"

选穴是针灸处方的精华所在，是医者医术水平的集中体现，也是处方疗效的决定性因素。腧穴乃"脉之所起"，是气血输注的特殊部位，是疾病的反应点。不同腧穴有各自独特的功效属性，同一腧穴有近治、远治及特殊治疗作用。腧穴繁多，准确掌握腧穴属性是灵活配穴的基本功。选穴从整体考虑，需遵从处方的治法总则：①三因制宜（因时、因地、因人选穴），是中医整

针医百问（第2版）

308

体观念的集中体现。②调整阴阳，即调整维持机体的平衡，如"虚则补其母，实则泻其子"。③治病求本，分清标本、缓急是关键，急则君穴，针对治标，缓则君穴，针对治本。④未病先防，既病防变。治未病选穴理念对针灸临床治疗疾病疗效的提高有着很好的指导作用，可以提高针灸选穴的临床疗效。⑤七情调和，如女性更年期阶段多属肝郁气滞，治以疏肝解郁配穴为主，选太冲、内关、期门、神门、三阴交等。选穴从局部考虑，需遵从基本的选穴方法。针灸处方选穴的基本原则是循经选穴（本经、表里经、同名经、子母经），循经选穴首先要根据辨病位定归经，辨病位是针灸处方选穴的基本前提。选穴方法：①近部选穴，是"腧穴所在，主治所在"的体现，如口角歪斜选地仓、颊车；局部病证也常"以痛为腧"。②远部选穴，是"经络所过，主治所及"的体现，如"面口合谷收，腰背委中求"。③随证选穴，是"经验用穴"的体现，如定喘治咳喘等。④与时俱进选穴，如有关脊神经的疼痛病证，常结合排刺夹脊穴的治疗方法。

（4）依"理法方穴"定"术"

术有不同，功效各异。施术方法也是针灸处方的组成要素之一，影响着处方的疗效。狭义的术指以毫针刺法为主，以灸法、拔罐法、三棱针、耳针等为辅的诊疗方法；广义的术包含治疗方法、治疗用具、操作方式、治疗时机及操作者技能。①针刺讲究"得气"，其中"补泻手法"是提高针刺疗效的重要方法，且针具尺寸、患者体位、针刺深浅等都是影响针刺疗效的关键因素；②灸法具有防病保健、温经散寒、扶正固脱、消瘀散结、引热外行的作用，如秋冬宜灸，虚证、寒证宜灸，北方阴寒地区宜灸等；③拔罐法具有温经通络、行气活血、消肿止痛、祛风散寒、吸毒拔脓等作用，感冒、发热、痤疮、荨麻疹等宜采用拔罐法。

针灸处方是针灸的作用形式和实施途径，直接影响着针灸疗法的疗效，因而，组建合理、有效的针灸处方是针灸治疗的关键环节。针灸处方最早起源于《黄帝内经》，遵循中医基础理论的指导原则，体现"理、法、方、穴、术"的针灸处方思路，效仿中医药"理法方药""君臣佐使"的传统方法，具有针灸处方特色。

实验针灸篇

97. 足阳明胃经与胃腑病相关性主要体现在哪些方面？

针刺足阳明胃经对胃腑病具有显著临床疗效，且可从基础理论、基础研究和临床研究等方面体现。

（1）足阳明胃经与胃腑病之间有密切相关的理论基础

足阳明胃经在内属胃络脾。脾胃为后天之本，运化水谷，为气血生化之源，滋养脏腑。《灵枢·五味》载："胃者，五脏六腑之海也，水谷皆入于胃，五脏六腑，皆禀气于胃。"《灵枢·玉版》："人之所受气者，谷也。谷之所注者，胃也。胃者，水谷气血之海也。"《素问·脉要精微论》曰："人无胃气曰逆，逆者死。"这些古文中都强调了脾胃病治疗过程中顾护胃气的作用。胃脘痛病位虽在胃，但与肝失疏泄、气机郁滞有关。胃为六腑之一，六腑以通为用。《医学正传·心腹痛》曰："调气以和血，调血以和气，通也；上逆者使之下行，中结者使之旁达，亦通也。虚者助之使通，寒者温之使通。"

（2）经脉所过，主治所及，胃腑病临床上常取足阳明经脉

足阳明胃经与胃腑病的关系十分密切。其中，足阳明胃经的足三里、梁丘、内庭及位于上腹部的梁门等穴在胃腑病中应用最为广泛。从临床观察来看，针刺足阳明胃经对治疗慢性胃炎、消化性溃疡、腹胀等病有明显调理作用。

（3）足阳明胃经与胃腑病之间有大量相关的基础研究所证实

①胃经循行路线的客观检测证实了胃经与胃相联系：经络循行路线的观测是证实经脉脏腑相关理论的重要部分，在临床与实验上都可以直接或间接观察到这种现象，这初步证实了经脉脏腑相关理论的正确性。胃经经穴处皮肤导电量较经穴旁对照点大，声波波幅较经穴旁对照点高；与非经穴相比，经穴能够对胃腑产生效应。

②胃运动的变化可证实胃经与胃相联系：胃电图是可以观察胃运动的一种方法。针刺足三里可降低溃疡病患者较高水平的胃电参数，使胃炎、胃癌患者低水平胃电参数升高，对病理状态下异常胃电呈调整作用。针刺前如果胃肠道运动功能处在较低水平，针刺则使之增强，相反如果处于功能亢进的状态，针刺可使之降低。故针灸足阳明胃经穴对胃肠道的运动功能有良性的调整作用。

③胃肠激素分泌变化可证实胃经与胃相联系：与胃肠关系密切的胃肠激素主要有胃泌素、胃动素、血管活性肠肽、生长抑素等。胃泌素主要生理作用为刺激胃酸分泌，增加胃泌酸区黏膜血流；促进胃肠黏膜生长，刺激胃窦部运动，刺激胃肠胰蛋白质、DNA、RNA合成增加等；胃动素与胃电产生和胃运动关系密切；血管活性肠肽有松弛胃肠平滑肌、增加胃肠液体分泌等作用；生长抑素能抑制胃肠激素释放。胃炎患者电针中脘、内关、三阴交后，血清胃泌素水平降低，而胃动素水平无变化，针刺健康人四白、足三里穴后，血浆胃动素的含量明显升高，针刺四白旁对照点后血中胃泌素明显升高。电针足三里穴在对胃黏膜损伤发挥保护作用的同时，可引起血管活性肠肽含量变化，提示血管活性肠肽作为信号分子参与了电针对胃黏膜损伤的保护作用。

④胃黏膜研究证实胃经与胃相联系：胃壁屏障包括胃黏液屏障和胃黏膜屏障两部分。黏液屏障可紧固地粘贴于胃壁上，把胃壁和消化液分开，使表面保持碱性分泌，润滑胃壁，免受食物或

胃运动的机械性摩擦。黏膜屏障的基本生理功能是维持胃腔内极高的 H^+ 浓度，阻止黏膜泌酸细胞分泌到胃液中的 H^+ 反向扩散入黏膜组织中，同时还能防止黏膜组织间隙中 K^+、Na^+ 大量泄漏入胃腔中，保护胃黏膜本身不受胃腔中高浓度 H^+ 的消化侵蚀。电针可调节胃黏膜 Na^+、K^+、Mg^{2+} 浓度，调节胃酸分泌。其次，胃黏膜具有丰富的毛细血管，胃黏膜血管张力的最适调整、胃黏膜微循环的良好血流对于保护胃黏膜屏障、维持胃黏膜完整性具有重要作用，充足的胃黏膜血流量可保证细胞正常需氧，维持能量代谢，针刺可增加胃黏膜的血流量已被多次实验证实。

⑤神经通路及物质基础研究可证实胃经与胃相联系：研究表明针刺四白穴时刺激穴位局部感受器所产生的神经冲动，通过眶下神经、三叉神经等外周神经通路，可能直接或间接到达迷走神经复合体，通过影响迷走传出神经纤维活动，对胃的功能产生一系列的调节作用。其次，针刺足三里等胃经腧穴时，中枢内 5-HT 的含量升高，说明中缝核群的活动加强，并有可能通过中缝核群的下行纤维直接兴奋交感神经节前神经元，进而影响胃运动和胃电的活动，这可能是针刺引起胃运动和胃电抑制的下行传出途径之一。

综上，足阳明胃经与胃腑病之间有密切相关的理论基础，从临床观察来看，针刺足阳明胃经对治疗慢性胃炎、消化性溃疡、腹胀等病有调理作用。从机制研究来看，针刺对胃经循行路线的客观检测、胃运动的变化、调节胃肠激素分泌、胃酸分泌量观察、保护胃黏膜研究、神经通路及物质基础等方面研究可证实胃经与胃腑病相联系。

98. 如何理解针灸的有效刺激量、感应量与效应量？

针刺手法是针刺治病的一个重要环节，也是毫针刺法的核心内容。各种针刺手法均属于机械性刺激，针刺补泻手法起效与有效刺激量、效应量的大小密切相关。

（1）针刺手法作用规律和量效规律是针灸效应的关键

针刺治病的过程就是在明辨虚实、确定穴位的基础上运用各种手法予以补泻的过程。针刺手法是针刺治病的一个重要环节，也是毫针刺法的核心内容，在临床实践中，以单式手法的提插、捻转或二者结合使用为主，复式手法使用较少。在辨证准确、选穴精当、配伍合理的情况下，针刺手法就成为取效的决定因素。由于各种针刺手法从性质上来讲，均属于机械性刺激，所以无论是补法还是泻法都涉及一个刺激量，而刺激量的大小是针刺效应产生的重要因素。古代对针灸补泻论述较多，对针灸刺激量则少有提及，直到明代杨继洲首次提出了针刺手法"刺有大小"和"针有浅深"的针刺量化观，对针灸临床具有重要的指导意义。

（2）针灸的有效刺激量是针刺量学的重要参数

首先，把个体的针感强弱作为刺激量大小的评判标准，故提出了针刺有效刺激量的概念。针刺作用于机体产生的刺激可分为有效刺激和无效刺激两种，施行不同针刺手法的意义在于强化有效刺激、减轻无效刺激。针灸有效刺激量的大小主要取决于患者对针刺的敏感度、针刺手法及有效刺激时间等方面的恰当把握和协调统一。

其次，针刺深度也是针刺量学的重要参数，是临床治疗取得针刺疗效的保障和针刺安全的关键因素。不同的针刺深度可引起不同的刺激效应，对针刺深度的有效把握是针灸的重要刺激参数之一。同一疾病针刺同一穴位的不同深度、不同疾病针刺同一穴位的不同深度具有不同的治疗效果，这可能与针刺不同深度刺激导致不同组织反应具有相对特异性相关。

（3）针灸的感应量、效应量体现刺激量与临床效应密切相关

针刺量效是指针刺刺激量与其所引起效应的过程，量效关系

反映了针灸刺激量和效应之间的相关性。针刺手法产生作用的核心在于通过特定的手法刺激发挥最佳临床效应。掌握量效规律对针刺手法规范和量化操作、提高临床疗效具有重要意义。《黄帝内经》对"量"的描述尽管很模糊，但反映了针刺手法定量的原始思想，体现了萌芽状态的量学观。后世针刺技术尽管流派纷呈，术式繁多，但它们都有一个共同点，就是针灸的刺激量也如同药物剂量一样，对疗效的产生有一定的作用。

不论何种刺激，要引起脏腑器官的反应，必须在 3 个方面达到某个最小值，即刺激强度、刺激持续时间和刺激强度对时间的变化率。刺激的各个参数并不是一个固定值，它们可以相互影响，即其中一个（或数个）刺激参数数值发生变化，其余数个（或一个）参数数值也会发生相应变化。从刺激量来看，刺激强度、针刺的深度、运针的频率、留针时间、针刺的次数、间隔时间等都是构成针刺治疗量的因素，均能影响刺激量的大小，从而产生不同的刺激效应。

当前对针灸刺激量的研究较多集中于施术者通过针刺所施加的物理刺激量，对其定量和规范都达到较高水准，但刺激量本身并不等同于机体的接收量，也就是患者的得气感应量，因此外加的针刺刺激量本身可能与效应量之间并不存在直接的对应关系。而得气是针灸取得疗效的重要标志，量效关系不仅是刺激量与临床效应的关系，更是刺激量、机体接受量的综合关系。

综上，建立一种能够对针灸"得气"进行客观化、定量化研究的方法，对刺激量、得气感应量与效应量的相关性进行研究，获取针刺的最佳有效刺激量，进而探讨得气与针刺效应的关系。在得气的基础上（有效刺激量为准），对影响刺激量的各因素如针刺深度、刺激强度（捻转角度或提插幅度）、运针的频率、留针时间、针刺的次数、间隔时间研究进行筛选，分别探讨其与疗效的关系。从系统的高度（该系统应由针刺得气、刺激量、手法组成），对针刺手法在针刺效应系统中的作用地位问题、针刺手法与其他因素的交互影响问题、刺激量强弱与针刺效应大小的关系问题等进行综合研究。这将对针刺手法的定量化、规范化和标准化研究产生极大的促进作用。

99. 如何理解腧穴刺激作用的蝴蝶效应？

（1）"蝴蝶效应"的定义及内涵

蝴蝶效应是指在一个动力系统中，初始条件下微小的变化能带动整个系统的长期的巨大的连锁反应。蝴蝶效应是气象学家洛伦兹1963年提出来的。其大意为一只南美洲亚马孙河流域热带雨林中的蝴蝶，偶尔扇动几下翅膀，可能在两周后的美国德克萨斯引起一场龙卷风。其原因在于蝴蝶翅膀的运动，导致其身边的空气系统发生变化，并引起微弱气流的产生，而微弱气流的产生又会引起它四周空气或其他系统产生相应的变化，由此引起连锁反应，最终导致其他系统的极大变化。此效应说明，事物发展的结果，对初始条件具有极为敏感的依赖性，输入端微小的差别会迅速放大到输出端。

中医阴阳整体观是"蝴蝶效应"的体现，《灵枢·根结》曰："用针之要，在于知调阴与阳。"阴阳失调是疾病发生发展的根本原因。其治疗机制是对穴位加以刺激，调节经络气血，调节脏腑阴阳，使机体"阴阳自和"，从而达到扶正祛邪的目的。实际就是调动机体的自稳与自组织机制，从而提高机体物质、能量、信息的有序化程度。例如，针刺治疗胆结石，针刺不能直接针对患者体内的胆结石起效，其起效机制很可能是通过"蝴蝶效应"，刺激体表腧穴，对机体的消化系统起到调节作用。同样，在治疗一些感染性疾病时，如肺炎、肠炎、牙龈炎，也不是直接针对细菌、病毒等病原微生物，而是通过触发机体的免疫系统、神经内分泌系统等起到杀菌、抑病毒机制而取效的。

（2）腧穴刺激具有"蝴蝶效应"特点

针刺一个腧穴会影响到整个机体，产生巨大的连锁反应。腧穴刺激作用对机体产生的影响不仅仅是该穴对本经脏腑的治疗，通过表里经关系或脏腑相关等连锁反应，往往对其他脏腑也具有调节作用，腧穴的刺激作用所产生的效应不是单一的，而是多系统的，具有蝴蝶效应的特性。蝴蝶效应在中医学中的体现也比比皆是。

（3）"蝴蝶效应"对于针灸临床具有重要指导意义

针灸治病通常应用的便是"蝴蝶效应"，即并不是针对某一病证，刺激单一腧穴产生单一的治疗作用，而是刺激某一腧穴，产生连锁反应，从而对人体整体起到调节作用。掌握腧穴刺激作用的蝴蝶效应，才能进一步了解中医，了解针灸，了解腧穴刺激作用所产生的连锁反应和后续的效果。如足三里穴中的"蝴蝶效应"。现代医学研究证实，针灸刺激足三里穴对人体多个系统有明显的调整作用：针刺足三里可使胃肠蠕动有力而规律，引起鼠内啡肽含量增加，从而使胃酸排出量增加，并能提高多种消化酶的活力，增进食欲，帮助消化；在神经系统方面，针刺大鼠足三里，下丘脑室旁核、中脑导水管周围灰质 β - 内啡肽含量下降，可促进脑细胞功能的恢复，提高大脑皮层细胞的工作能力；在循环系统、血液系统方面，可以改善心功能，调节心律，增加红细胞、白细胞、血色素和血糖量；在内分泌系统方面，对垂体 - 肾上腺皮质系统功能有双向良性调节作用，提高机体防御疾病的能力。针刺足三里可促进乙肝表面抗原阴转率提高，对免疫球蛋白 C（IgC）、免疫球蛋白 A（IgA）有一定的影响，能提高补体 C3 和 DNA 值，从而控制发病。针刺人及兔的足三里穴能使血中调理素及白细胞吞噬指数显著增加，从而增强机体免疫力。当切除迷走神经支配时，并不影响针刺对胃酸分泌的调整作用，可能是通过蝴蝶效应对人体整体进调节，从而促使胃酸分泌。我们可以得出，针刺一个足三里穴可以调节多个系统的功能，起到无病调理、有病治疗的双向良性调节作用。针刺通过"腧穴刺激——蝴蝶效应——调节机体"，通过针刺一个腧穴，影响多个系统，从而调节人体整体功能，这就是"驾驭混沌"并能以小的代价换来巨大的"福果"。

100. 什么是生物超微弱发光技术？它在针灸研究中的应用有哪些？

（1）"生物超微弱发光"的定义及机制

一切动物、植物，小到组织、细胞等均可以自发地向外发射一种微弱光子流，这种现象称为生物超微弱发光（ultra-weak bioluminescence，UWB），又被称作"冷光"、超弱光子辐射（ultra-weak photon emission，UPE），此外，它也可以称为低水平化学发光，该叫法强调光子辐射强度非常低，其发光强度仅为 $102 \sim 103$ hv/$(s \cdot cm^2)$，比正常人眼敏感度阈值低几个数量级，因此肉眼无法直接观察到这种微弱光子。其又称为自发光，强调光子发射不需要任何外部刺激。生物超微弱发光与一般的生物发光不同，一般生物发光的强度比生物超微弱发光强，发出来的光肉眼直接可见，且与特定的生化反应有关，如众所周知的萤火虫、水母、南极磷虾等。无须任何特殊专用高强度发光酶系统（如荧光素、荧光素酶等）的自发光子发射是生物超微弱发光与普通生物发光的区别。

UPE 现象最早是 1923 年苏联科学家 Gurwitsch 在洋葱实验中发现的。随后 1954 年以 Colli 为首的意大利科学家、20 世纪 70 年代以 Popp 为首的西德科学家也对 UPE 进行了研究，证实了生物体确实具有光子辐射现象的存在。20 世纪 80 年代后，科学家从细胞、亚细胞深入到分子水平的研究，进一步证实了生物体可以发射强度极其微弱、波长范围广、高度相干性的光。由于

UPE 有着强度小、波长范围广的特性，同时其变化可以直接反映生物体内的变化，因此 UPE 可以作为一种极其灵敏的指示器，用于深入细致地了解某些生命过程。目前 UPE 已应用于农业、环境科学、食品学及医学等方面。

（2）生物超微弱发光在医学中广泛应用

血清或血浆中存在着与脂质新陈代谢相关的 UPE 现象。机体病变时，血清的超微弱发光会发生相应的变化。高血压患者血液的 UPE 强度明显低于正常人，高血糖、高血脂患者血液的 UPE 强度高于正常人；同时 UPE 技术也是检测早期 2 型糖尿病亚型的有效工具。由此可见 UPE 探测技术可以作为一种检验细胞或组织正常生理状态或病理状态的方法，并用于中医科研。

①生物超微弱发光辅助中医辨"证"："证"是中医辨证施治的核心。研究结果可见，多种虚证均能引起动物体表发光强度的显著降低，病情越重，发光强度下降幅度越大。随着疾病的恢复，发光强度也发生同步上升，但往往恢复不到健康机体的发光水平。动物体表高发光区发光的改变及器官发光的变化也与机体病理状态相关。而且，随着"证"的不同，病情、病程的不同，其发光变化也都各有其变化特点，如发光水平、变化发生时间、变化幅度、持续时间、恢复速度和幅度等，呈各种"证"所特有的、与他"证"不同的有规律的改变。有的体表发光变化的出现还早于动物体征变化的出现。机体发光规律在研究疾病过程、机制及动物造模技术中，特别在中医"证"的研究及提供辨证客观指标中，是有应用价值的。

②经络腧穴普遍存在生物超微弱发光：人体体表本身发光强度是远远大于本底值的，对经络进行测试，发现经络上的点的 UPE 几乎都比非经络上的点高 1.5 倍。艾灸后手厥阴心包经与其周边非经络组织上的光传输效率都明显降低，但手厥阴心包经上的光传输效率衰减更显著。用 808 nm 的光波沿小肠经脉方向和

非经脉方向传输时，在 12∶00 时的小肠经上光衰减明显快于其他时刻，这正与小肠经上气血运行时间相符。观察者发现人体十四正经的体表经穴、经脉循行路线具有高发光的生物物理特性。子、母穴发光的差异与阴经、阳经及性别均分别相关，六阴经母穴发光高于子穴，六阳经子、母穴发光虽尚未见显著差异，但可见有子穴发光高于母穴的趋势。男性经穴发光高于女性，成人高于儿童。

③生物超微弱发光可反映经穴特异性：生理状态下，人体面部和手部是 UPE 高发光区，躯干和背部是低发光区。面部的高发光区是口腔和脸颊周围；手部一般发光最强的是指尖（井穴），手心次之，再则虎口，手背最弱。穴位具有高发光的特性，病理状态下，原发性高血压患者在发作期肝俞、期门、太冲、太溪等穴位光谱峰区值较正常明显升高，缓解期患者太冲、太溪的光谱峰区值升高状况有所缓解。

④生物超微弱发光强度可衡量针刺效应：已有研究表明针刺可以改变人体经络、腧穴的 UPE 强度。针刺正常人曲池时，针感会向合谷、商阳穴部位感传，同侧的合谷、商阳穴处发光强度会降低到最低值；针刺经络敏感的人曲池时，对侧的合谷、商阳穴处发光强度也会降低；拔针后，商阳穴发光强度可在不同时间上升至针前水平，而有的人不上升。针刺左右手背侧和掌部，发现手背比手掌部分发光的强度弱一些。人体内 UPE 的形态及针刺后特定部位 UPE 强度的变化与中医经络理论有一定的一致性。中医认为，人体经脉为气血运行的通路，必定有某种特征与其相对。人体穴位及经络 UPE 的差异只是其外在表现，其内在的实质差异如下：人体穴位辐射光谱与腺嘌呤核苷三磷酸（adenosine-triphosphate，ATP）水解过程发射的红外光谱存在同样峰值，这表明人体体表的红外辐射中含有 ATP 能量代谢的生物医学信息。在人体经络穴位真皮层观测到呈队列聚集分布的肥大细

胞，这些肥大细胞多集中在神经末梢。对比非穴区来看，穴区存在的肥大细胞数量明显更多，且出现了显著的聚集现象，在正常的穴位处存在降钙素基因相关肽标记的神经纤维和形态完整的肥大细胞，这些肥大细胞同时也呈现出组胺和5-羟色胺的阳性标记。不同部位的穴位组织细胞化学成分相同但含量不同，这可能是它们发挥不同效应的物质基础，也是穴位部位特异性的基础。也有研究发现，当针刺穴位时，可触发穴位与结缔组织之间的动态相互作用，针刺前后穴位的UPE强度会有变化，而针刺前后机体活性氧相关酶和内源性代谢物浓度也会发生变化，体现了UPE的产生机制"与生物的氧化代谢有关"理论密切相关。还有研究发现，皮肤低电阻点或高电位点处多与传统穴位相符，但并不是所有的穴位均具有低电阻、高电位特性。

⑤生物超微弱发光可作为针刺得气的客观量化指标：针刺得气的主诉感觉是针刺操作、疗效判别及预后观察的重要依据，循经感传现象又是古代创立的经络学说的一个重要依据。但至今对针刺得气的研究，尚缺乏可靠的客观指标。对循经感传客观化研究也尚少。研究结果表明，不论刺激耳穴或针刺体穴得气后，在远端与其相关的井穴上会产生发光强度的显著改变，发光强度变化发生的时间及幅度，与针刺得气出现的时间及受试者得气的感觉程度，与产生的循经感觉传导的速度、距离和性质，均呈相应的定量关系。从而不仅为中医学中有关经穴的特殊治疗作用等论述提供了客观佐证，也为探索针刺得气和循经感传的客观化、定量化指标提供了有益的手段。

综上，UPE技术应用于经络腧穴研究将有望从生物物理学角度揭示经络腧穴的本质，并以此为基础研究腧穴配伍及针刺处方效应，从而进一步揭示针刺治疗疾病的生物物理学机制。

101. 足少阳经脉与胆腑病相关性主要体现在哪些方面？

《黄帝内经》将十二经脉与五脏六腑分别相连，但经脉与五脏六腑的联系却各有特点。经脉与脏腑相关，又称体表脏腑相关，即脏腑病理或生理改变可反映于体表相应经脉或穴位，表现出特定的症状和体征；刺激体表一定的经脉或穴位，又可对相应脏腑的生理功能和病理改变起到调节作用，此为脏腑经络学说的核心内容之一，是指导针灸诊断和治疗的重要理论基础。

（1）足少阳经脉与胆生理相系

《灵枢·经脉第十》曰："足少阳之正，绕髀，入毛际，合于厥阴，别者入季胁之间，循胸里属胆，散之上肝，贯心以上挟咽，出颐颔中，散于面，系目系，合少阳于外眦也。"说明足少阳胆经通过经别与胆腑建立联系，因阳脉布于体表外侧，不入体腔。

（2）足少阳经脉与胆病理相因

《灵枢·经脉》："是动则病口苦，善太息，心胁痛，不能转侧，甚则面微有尘，体无膏泽，足外反热，是为阳厥。是主骨所生病者，头痛，颔痛，目锐眦痛，缺盆中肿痛，腋下肿，马刀侠瘿，汗出振寒，疟，胸、胁、肋、髀、膝外至胫、绝骨、外踝前及诸节皆痛，小趾次趾不用。"《素问·热论》曰："伤寒三日少阳受之，少阳主胆，其脉循胁络于耳，故胸胁痛而耳聋。"《灵枢·邪气脏腑病形》曰："胆病者，善太息，口苦，呕宿汁，心下淡淡，恐人将捕之，嗌中吤吤然，数唾……"《灵枢·四时气》曰："……善呕，呕有苦，长太息，心中憺憺，恐人将捕之，邪在胆……"《灵枢·胀论》曰："……胆胀者，胁下痛胀，口中苦，善太息。"《灵枢·本脏》曰："胆应爪，爪厚色黄者胆厚，爪薄色红者胆薄。爪坚色青者胆急，爪濡色赤者胆缓。爪直色白无约者胆直，爪恶色黑多纹者胆结也。"其中，"是动"是指足少阳经脉变动会产生各种胆腑病证，如口苦、心胁痛、善太息。相关以上论述可见足少阳胆经与胆在病理上相互关联，互为因果。

（3）足少阳胆经的病位病因病机与胆相联

胆为"中精之腑"，胆腑清利则肝气条达，脾胃自无贼邪之患。少阳居三阳之中而为枢，主半表半里。少阳病之病位既不在太阳之表，又不在阳明之里，居半表半里，亦即膜原也。吴又可《瘟疫论·原病》中有言："邪从口鼻而入，则其所客，内不在脏腑，外不在经络，舍于夹脊之内，去表不远，附近于胃，乃表里之分界，是为半表半里即内经所谓横连膜原是也。"

少阳受病之因，多由正气较弱，病邪易入少阳，所谓"血弱气尽，腠理开，邪气因入""邪之所凑，其气必虚"之故也。至于其所受病邪，或中风，或伤寒，或伏寒化温，或感湿热，或冒暑挟湿，总由外邪侵入少阳，正邪分争，枢机不运，经气不利，胆火内郁，进而影响脾胃导致。

（4）部分胆病与胆腑本身病变有关，部分与胆经循行相关

其特点来讲，可大致分为以下几组：第一组是口苦、呕等，所述基本限于咳呕胆汁、口苦等症状表现，且在谈及胆腑本身病变时出现概率较高。第二组是太息等，有太息、长太息的表述。第三组是胁痛不舒。经文中提及的胁痛、胸胁痛、胁下痛胀等系列症状，在谈及与胆经循行有关的证候时出现3次，而在谈及胆腑本身病变时仅1次。第四组是腰痛、少腹痛，在胆腑本身病变中和与胆经循行有关的证候里各出现1次。第五组是关节不利，包括不可以俯仰、项不可以顾、骨行不可以运、百节尽纵、胸胁肋髀膝外至胫绝骨外髁前及诸节皆痛、小趾次趾不用等描述。在胆腑本身病变中此组症状未提及，在与胆经循行有关的证候中提及频率较高，达6次之多。第六组耳聋、耳痛，经文表述有耳聋、暴聋、耳痛等。第七组二便异常，主要表述有下白、溺白、

溺赤等，此组症状仅在胆腑本身病变时谈及 3 次，而在与胆经循行有关的证候中未提。第八组是精神异常，包括惊、恐等表述。第九组为色、目异常及爪甲的变化，有目赤、目锐眦痛、面尘等描述，在谈及与胆经循行有关的证候时提及频率较高。此外，颊肿、头痛、嗌肿、嗌中干、足外反热、颔痛、缺盆中肿痛、腋下肿、耳前后脉涌有热等症状的描述，主要体现在胆的经络病候中。

102. 手阳明经脉与大肠腑病相关性主要体现在哪些方面？

经脉脏腑相关理论是中医经络学说中的核心内容之一，是指导针灸临床实践活动的重要基础理论。其主要内涵有两点：一是脏腑生理或病理改变，可通过多种形式在体表经脉有所反应；二是刺激体表的经脉穴位，又可对相应脏腑的生理功能和病理改变起到一定的调节作用。

（1）手阳明经脉与大肠生理相系

《灵枢·经脉第十》曰："手阳明之正，从手循膺乳，别于肩髃，入柱骨下走大肠，属于肺，上循喉咙，出缺盆，合于阳明也。"说明手阳明大肠经通过经别与大肠建立联系，因阳脉布于体表外侧，不入体腔。

（2）手阳明经脉与大肠病理相因

《灵枢·经脉》曰："是动则病，齿痛，颈肿。是主津所生病者，目黄，口干，鼽衄，喉痹，肩前臑痛，大指次指痛不用。气有余，则当脉所过者热肿；虚，则寒栗不复。"《医贯·噎膈论》说："大肠主津……大肠热结则津涸。"大肠主津，指大肠接受食物残渣、吸收水分的功能。由于大肠参与体内的津液代谢，故称"大肠主津"，这与手阳明经的所生病相吻合。《伤寒杂病论》第 180 条云："阳明之为病，胃家实是也。"仲景将阳明病的提纲概括为"胃家实"。胃家，包括胃与肠，《灵枢·本输》谓："大肠、小肠皆属于胃。"大肠经功能失调会引起与大肠功能有关的病证，如腹痛、便秘、痢疾、肠鸣、泄泻等。以上论述可见足少阳胆经与胆在病理上相互关联，互为因果。

（3）大肠腑病治疗与大肠经循行主治密切相关

手阳明大肠经起于示指桡侧端（商阳穴），沿示指桡侧缘上行，经过合谷穴，行于腕后两筋之间，沿上肢外侧前缘上行，上肩至肩关节前缘，过肩后，到第七颈椎棘突下（大椎穴），再向前下行入缺盆（锁骨上窝），进入胸腔，络肺，向下通过膈肌，下行入属大肠。分支：从缺盆上行，经颈部至面颊，入下齿中，还出挟口两旁，左右交叉于人中，至对侧鼻翼旁（迎香穴），交于足阳明胃经。

①古籍文献与后世临床关于大肠经主治的对比：《灵枢·经脉》中的"是动、所生病"是经络及其腧穴主治的早期经典记载，其中记载大肠经穴的主治共10证。该10证中的8证与后世文献记载相吻合，即"齿痛""颈肿""䶆䶕""喉痹""肩前臑痛""大指次指痛不用""当脉所过者热肿""寒栗不复"。后世文献记载中大肠经穴的主治涉及口齿病证共196次，颈项部病证84次，鼻部病证122次，咽喉部病证共94次，肩部病证95次，上肢部病证251次，热证175次，肿证161次，寒证109次。可见上述8证与后世医家的临床应用及文献记载是相吻合的。

另外，"所生病"中有"目黄""口干"两证，后世用大肠经穴治疗目黄者共计4条文献，治疗口干者共计22条文献，可见此两者在后世的应用不如上述8证多。但如果将"目黄"看作目病，"口干"看作口病，而后世治疗目病文献为175条，治疗口腔病证文献为196条，则两者亦是吻合的。此外，上述历代文献统计结果中大肠经腧穴还有9项常用功效，它们在"是动、所生病"中没有得到体现，至少在字面上没有得到明确的体现。这9项常用功效是安神、镇痉苏厥、清头健脑、疏面理颊、明目、健脾和胃、宣肺、祛风、除痹。这些当可看作是后人对"是动、所生病"的完善和发展。

②大肠经主治汇总：大肠经功效可归纳为3类，其一为治疗大肠经在体表循行部位的疾病，包括肢、肩、颈、咽、头面、口腔、鼻、眼之病证，还包括心神病证，因为心神与头脑相关，而大肠经上达头面，故将心神病证归入此类，即大肠经还有安神、镇痉、苏厥之功效；其二为治疗脾胃与肺部病证，因为大肠经在体内的循行路线"络肺，下膈，属大肠"，故与呼吸、消化系统相关；其三为清热、散寒、祛风、除痹、消肿，因为外来风、寒、热邪常侵入肌表，可形成痹证肿证，而"肺主皮毛"，大肠与肺相表里，故大肠经腧穴可以治疗寒、热、风、痹、肿之证。其中风证还包括中风，因为商阳、合谷、曲池、肩髃等可治疗中风昏迷及其后遗症；痹证还包括喉痹，因为大肠经"上颈贯颊"；热证还包括阳明之热；肿证还包括阳明之热伴随的"肿"。

103. 如何理解经穴-脏腑相关的神经节段机制？

神经节段性支配，在具有链状神经系统的低级动物中就已显示出分解的形态结构。高等动物（脊椎动物）及人类由于进化发展，虽然出现了四肢、形成异形体节，但在胚胎期其分解结构仍较明显，人类脊神经和脑神经的分布还都保存着不同程度节段性支配的特征。

（1）神经节段支配是经穴-脏腑相关的形态学基础

神经节段支配观点认为，体表（穴位）和内脏器官以神经节段支配为中心，并经过躯体神经和内脏神经联系成一个表里相关、内外统一的整体，使体表的经穴和内在的脏腑联系起来。古人对于经络、腧穴、脏腑三者的联系早有论述。《黄帝内经》云："夫十二经脉者，内属于脏腑、外络肢节。"现代研究认为神经节段支配关系是经络内属脏腑、外络肢节的形态学基础。

针医百问（第2版）

（2）内脏性牵涉痛沿神经节段出现在体表或经穴

内脏性牵涉痛是指来源于内脏但感觉反应在躯体，患者感觉体表某局部区域疼痛，这种定位错误的躯体痛被 Head（1893年）命名为内脏性牵涉痛。内脏牵涉痛区可以看作是体表－脏腑相关性的一种病理表现。一般认为，内脏病变牵涉痛主要出现于躯干部位的腹背侧，但当内脏受到刺激过强时，传入冲动可在脊髓节段上下扩散，因而内脏的"疼痛"就可以从上肢神经节段交界处传到四肢。

研究发现，其牵涉痛区的皮神经所属脊髓节段与病变内脏的自主神经所属脊髓节段是一致的，即符合神经节段支配的规律。心脏接受来自颈交感神经的节后纤维支配，但颈交感的节前纤维是来自脊髓的胸段，因而心脏的牵涉痛不是发生在颈髓，而是发生在胸段（T1 左侧前胸及上肢尺侧）。所以，心绞痛时表现在胸部（T1～T5），或沿左臂内侧向下一狭长带（C3～C5），且与心俞定位在 T1 有重叠；胃有疾病时，疼痛在肩胛之间（T7～T9），且与胃俞定位在 T8 有重叠；肾结石疼痛，牵涉到腹股沟部（T12）或睾丸（T10），与肾俞定位在 T10 相重叠；肠的牵涉痛在 T9～T12，大肠俞、小肠俞分别在 T11 和 L2。

（3）神经节段支配与经穴关系密切

①体表刺激信号通过神经系统传递到内脏：针灸经穴通过穴区的各种神经系统及传导途径传达到神经节和脊髓背角。首先，在节段水平对内脏信息进行整合，达到初步调节目的，控制内脏病理信息向中枢的传递。其次，躯体的这种传入通过侧支和脊髓自主神经的传出形成突触联系，通过神经递质、细胞电活动等形式在节段间进行对内脏功能活动的调控。最后，来自穴区的刺激信息在脊髓背角换元后，经腹外侧束上行至高位中枢，特别是边缘系统和下丘脑起到了非常重要的作用：一方面通过背外侧束下行发挥控制对内脏的伤害性的作用；另一方面针刺信息和内脏各

种信息在中枢部位进行整合，发挥整体性的调节作用。这里既包含了针灸经穴的相对特异性作用的机制，又体现了针灸作用的整体性调节的特点。

②神经节段支配和经穴－脏腑分布相吻合：躯干腹、背侧经穴排列呈趋神经现象：将人体外周神经分布的特征与经穴排列的特征加以比较时，发现人体各部位经穴的排列与神经分布存在着密切关系，尤其在躯干部位各经穴位的排列与神经的分布形势极其吻合，神经分布均匀距离均等，穴位也排列匀称距离均等，神经向外延伸，穴位排列也跟着转移，神经分布密集，穴位分布也密集，有着非常明显的趋神经现象。如足少阴肾经、足阳明胃经、足太阴脾经在腹部的穴位平行排列于腹正中线两旁的皮神经前皮支附近。腹部皮神经前皮支的外侧支较短，而在腹部此三经的穴位排列也距正中线较近，待此三经到达胸部时，随胸廓扩大，胸神经的外侧支变长，而此三经的穴位排列，也随之向外侧转移，与腹部比较，远离正中线。

四肢部经脉的某些行程也常与神经干及其主要分支走行一致：如在上肢，手太阴肺经沿臂外侧皮神经、前臂外侧皮神经、肌皮神经及桡神经分布，手厥阴心包经则沿正中神经分布；在下肢，足太阳膀胱经沿腓肠神经、股后皮神经分布，足厥阴肝经沿腓深神经、腓浅神经和隐神经分布。

③经穴功能主治脏腑病呈现神经节段性：躯干部经穴的主治病证有明显的神经节段性：在躯干部位穴位功能主治的神经节段性表现为"分段"性特点，即同一条经脉的穴位，由于所处神经节段不同，可有不同的主治，不表现循经性的特征而表现为分段性，即"同经异治"；不同经脉的穴位位于同一神经节段上，则其主治病证大体相同，从而表现出"异经同治"的调整效应。

四肢部经穴主治与神经节段相关：四肢经穴主治服从"宁失其穴，勿失其经"的治则。四肢的神经节段是原始的体节沿肢体长轴纵向延长，每一条经脉分布于 1～2 个神经节段，如上肢桡侧是肺经（C5～C6），尺侧是心经（T1～T2），中间为心包经（C7～C8），每条经各穴位的主治病证基本相同。以手少阴心经为例，本经走行于前臂内侧，上达腋窝前缘，从神经节段支配角度看，该部位正是胸髓上部节段支配区（T1～T5）。又由于每条经脉分布于 1～2 个神经节段，其主治病证也较集中。而经与经之间的主治则有所差别，如心经主要治疗有关心脏的病证，肺经则主要对肺及气管的病证有效。

104. 如何理解经穴－脏腑相关的中枢神经机制？

脊髓、脑干网状结构、丘脑和大脑皮质等各级中枢，既受来自内脏传入信息的影响，又受来自体表（皮肤和肌肉）传入信息的影响，两方面传入的信息投射在同一部位的汇聚现象。

（1）经穴和脏腑传入信息在脊髓中枢汇聚

①穴区和相关内脏传入纤维在脊髓交汇和重叠：应用各种神经追踪法对胃与"足三里"穴、心脏与"内关"穴、肝脏与"期门"穴、胆囊与"日月"穴及子宫与"次髎"穴等器官和穴位进行了神经逆向追踪标记，结果发现各穴区与相应的内脏初级传入神经在脊髓有若干神经节段发生交汇与重叠，在交汇脊髓节段的后根节内出现来自穴区与相关内脏注入的标记物质所标记的神经细胞。如胃和"足三里"在 T10～L4，心脏和"内关"在 C8～T1，肝脏和"肝俞"在 T6～L1，胆总管和"日月"在 T4～T1，子宫和"次髎"在 L2～S4 节段重叠标记。

②穴区和相关内脏传入纤维在脊髓同一神经元汇聚：为进一步证明所标记是否属于同一神经元，有研究采用真蓝和双苯甲亚胺荧光双标技术分别对心脏神经、内脏神经、膀胱和外周躯体神经进行双标记追踪，用双苯甲亚胺分别标记心脏神经和第 2 肋间神经，在 T2～T5 出现了双标细胞。用快蓝和核黄分别标记膀胱

壁和胫神经，在 L6 后根节出现了快蓝和核黄双标细胞。由于在后根节、脊髓后角内存在双标细胞的事实，不仅使牵涉痛的机制得到进一步的解释，而且提示针刺对内脏功能的调节，可能在低级中枢（脊髓）就能进行调节，针刺穴位（或外周神经）的感觉冲动通过分支的传入轴突影响内脏功能和感觉。

（2）经穴和内脏传入信息在脑干汇聚，三叉神经和迷走神经传入纤维在低位脑干共同投射

三叉神经来自体表，迷走神经属副交感神经，用溃变方法研究发现，在分别切断猫和家兔单侧结状神经节和损毁一侧三叉神经半月节中，观察到三叉神经（头面部感觉）和迷走神经部分溃变纤维共同投射到三叉神经脊束核、孤束核、迷走神经运动背核。同样用溃变方法，在分别切断猫和家兔单侧结状神经节和左侧高位脊髓水平前外侧索（躯体感觉投射），以观察内脏和躯体两种神经纤维溃变踪迹，发现两种动物均有纤维共同投射到孤束核、连合核、延髓中央背侧和三叉神经脊束核等核团。从以上研究结果可以看出，头部、躯干、四肢的体表感觉传入和支配内脏感觉有关的迷走神经孤束核与运动有关的迷走神经背核有关，在脑干汇聚现象，因此针刺面部、躯干、四肢穴位可以调整迷走神经内脏功能可能与这些核团有关。如针刺人中对抑制针麻手术中内脏牵拉反应有良好的效果，针刺四白或颊车有很好的镇痛作用等。

（3）经穴和内脏传入信息在下丘脑汇聚

①下丘脑在针刺"内关"穴调整心功能效应中的作用

在急性心肌缺血（acute myocardial ischemia，AMI）的动物模型上，以微电极记录细胞外单位放电方法，系统观察到了 AMI 和针刺"内关"穴对下丘脑不同脑区电活动的影响。发现视前区 - 下丘脑前部（PO-AH）和下丘脑后区（PHA）神经元的电活动都能被来自内脏性的 AMI 刺激和电针"内关"穴及各种体

刺激所激活或抑制。也就是说 AMI 的信息和电针"内关"穴的信息在下丘脑有关部位发生汇聚，AMI 对下丘脑电活动的影响可被电针"内关"穴信息所逆转。当用实验的方法毁损 PO-AH 后，电针"内关"效应则大为减弱，提示电针"内关"使心脏功能正常化效应有赖于下丘脑的完整性。研究表明，下丘脑在电针"内关"穴促进心肌缺血性损伤恢复中起着重要作用。

②下丘脑影响体表（耳郭）低电阻点形成

以实验性胃溃疡家兔为观察对象，观察延髓孤束核、下丘脑外侧区、中脑中央灰质、大脑皮质等核团或脑区对家兔耳郭皮肤低电阻形成的影响。观察到化学性溃疡形成后，家兔耳郭皮肤电阻点升高，3 日达高峰，持续 7 日，以后开始下降，说明内脏病变能引起体表（耳郭）低电阻点的形成。而当毁损上述核团或脑区后，在形成溃疡时，家兔耳郭低电阻点升高延迟，持续时间缩短，最高峰值降低。研究证实，这几个核团或脑区中有神经纤维直接或间接与下丘脑有突触联系，下丘脑前区主要与副交感神经活动有关，下丘脑后外侧区则与交感神经活动有关。因此，下丘脑外侧区对耳郭低电阻点形成有着重要作用，传入纤维（迷走）与传出纤维（交感）可能在此"交接转换"。

（4）经穴和内脏传入信息在大脑皮质汇聚

以矩形电脉冲刺激内脏大神经中端时，在对侧皮质体感Ⅰ区的躯干部（在后乙状回中部靠近十字沟旁），可引导出诱发电位，故将此区称为内脏大神经投射区。当强电脉冲刺激内脏大神经向中端时，在内脏大神经投射区深部通过微电极可以记录到对自发放电的影响，有的呈增频反应，称皮质内脏痛的兴奋单位；有的呈减频反应，称皮质内脏痛的抑制单位。无论是诱发电位的晚成分还是皮质单位放电，均可被哌替啶所抑制，说明此两种电活动均与内脏痛有关。

①大脑皮质存在穴位信号投射区：电针刺激"内关"穴时，

可在对侧皮质后乙状回诱发电位和单位放电，最大诱发电位集中在沟前外侧方，相当于内脏大神经投射区后面一些小范围，将此区称为"内关"投射区。

②针刺"内关"穴对皮质痛放电具有两种效应：刺激内脏大神经在皮质内脏大神经投射区引起的痛放电，可被电针刺激"内关"穴的传入信号影响而加强，使其放电频率增加呈增频反应；反之，"内关"穴刺激传入信号也使一些减弱的单位痛放电呈减频反应。表明内脏痛传入信号与"内关"穴刺激的传入信号，可以在皮质一些单位发生汇聚，增频者呈兴奋性汇聚，而减频区者呈抑制性汇聚。抑制性汇聚电位活动可能是电针抑制内脏痛的生理基础。

105. 如何理解经穴－脏腑相关的自主神经机制？

人体每个体节以神经节段为中心，通过躯体神经联系体表，通过自主神经联系内脏。因此，自主神经系统是体表－内脏相关的一个重要环节。

自主神经系统是调节内脏活动的神经组织，又称自主神经系统、内脏神经系统，是神经系统的重要组成部分，包括交感神经系统和副交感神经系统两部分。它们在大脑皮层和皮层下自主神经中枢的控制下，管理各种器官的平滑肌、心脏的心肌，还有腺体及其他内脏器官的活动。

（1）自主神经系统在刺激经穴对内脏调节中具有关键作用

①自主神经影响经穴－脏腑相关中的针感传入：针刺穴位产生的神经冲动，一般认为是由躯体神经传导的。近年来研究发现，交感神经及血管壁神经丛也有参与针刺效应传导。如切除家兔一侧腰交感链，或切除一侧灰、白交通支都能减弱同侧针刺"足三里"穴的镇痛效应，而针刺健侧"足三里"穴则镇痛效应不受影响。针刺只保留股动、静脉与肢体相连的"足三里"穴，

也能看到引起肠管运动，或牵拉股动脉也有类似效应。如果两种措施合并进行，则多数动物这种抑制作用消失，少数动物还存在轻微抑制作用。如再切断大腿全部躯体神经，并高位阻断股动脉、股静脉和闭孔动脉血管壁的神经传导，则电针对皮质痛觉诱发电位的即时抑制作用完全消失。以上结果说明，针刺"足三里"穴，针刺效应的传入，除穴位的躯体神经外，交感神经、血管壁神经丛及其周围的神经结构均有可能参与针刺冲动的传入。

②自主神经影响经穴-脏腑相关中的针刺调整信息传出：针灸临床证明，针灸对一些自主神经功能障碍性疾病有很好疗效。在针刺镇痛原理研究中发现，交感神经系统和副交感神经系统的功能状态与针刺镇痛关系十分密切。在针刺麻醉手术中观察到，凡针刺麻醉手术效果优良的病例，其交感神经活动各项指标，如指容积脉搏波、皮肤电活动、心率、血压、汗腺活动、交感神经递质（去甲肾上腺素）合成酶活性，均处于平稳或低下状态。反之，针麻效果则差。诸多研究报道证实，针刺调整心血管系统功能可能以交感神经传出为主，针刺调整支气管、消化道的运动和分泌可能以迷走神经为主，针刺还有能激活下丘脑-垂体-靶腺系统而调整内分泌系统的功能。

（2）自主神经系统可将脏腑信息反映于体表经穴电阻变化

经穴的电学特征是指在生理或病理的不同功能状态下，人体相关经穴组或耳穴群在电阻、电容、电位甚至电感等方面表现出的特异性。既往研究发现经穴具有低电阻、高电位的特性，随着探索的深入，人们认识到该现象并非绝对。无论是生理或是病理状态，经穴的电学特性都是在一定条件下显现出来的，不同条件和不同机体状态下发生特定变化的经穴是不一样的，且经穴的变化与相应脏腑相关，其变化程度也与脏腑的变化程度相关。大量研究表明，疾病状态下相应经穴电阻的特异性变化可在一定程度上反应病变脏腑的功能状态。

①交感神经肾上腺能纤维参与（体表）耳郭低电阻点的形成：在实验性胃溃疡耳郭皮肤电阻研究中观察显示，单侧切除颈交感神经节者同侧的耳郭低电阻点数量比对照侧少，出现时间也较对照侧延迟，消退时间也延缓，双侧切除组与对照组比较也获同样结果。提示交感神经活动参与了耳郭低电阻点的形成过程，它可能在内脏、体表联系途径中起着传出的作用。

②迷走神经亦参与（体表）耳郭低电阻点形成：在利用慢性埋藏电极方法持续地刺激迷走神经腹支的实验中观察到，随着刺激迷走神经时间增长，家兔耳郭低电阻点也随之增多，并呈现一定的线性关系。当停止刺激 72～96 小时后，耳郭低电阻点也随之下降，并逐渐恢复到原有水平。这一实验的事实说明，迷走神经的持续刺激所造成的传入冲动对于耳郭低电阻点的生成和存在也是必需的。

（3）自主神经系统参与内脏性牵涉痛的信息传递

一些内脏传入纤维伴行于交感神经（如内脏神经），而同一器官也有与副交感神经（如迷走神经和盆神经）伴行的传入纤维。交感和副交感内脏传入纤维，在功能上各自传递不同的内脏感觉信息，一般认为许多内脏双重传入活动均可被内脏刺激（如非意识性反射活动和意识的感觉体验）所诱发。不过公认的是，内脏感觉（特别是痛觉）是由交感神经中的传入纤维传递的。

内脏性牵涉痛放射方向与经脉线一致。通过对某些内脏病变牵涉痛或过敏带在体表出现的部位与经脉线比较发现，有些牵涉痛的放射方向与有关经脉部位十分一致，如肺和气管的内脏传入迷走神经占优势，而迷走神经传入纤维从 C2 节段经脊髓上传至孤束核，当其病变时病理性冲动便可从 C2 节段沿 C3、C4、C5、C6 方向扩散（从肩部沿上肢拇指方向放射）。如哮喘、肺结核等患者，当气候变化时，患者主诉后头部有沉重感、上肢拇指侧酸胀感，这与肺经上肢的循行部位相似。

106. 如何理解经穴－脏腑相关的体液机制？

体液机制包含激素调节和局部化学调节机制，它是指机体的一些细胞合成和分泌某些特殊的化学物质，通过血液循环或局部扩散等方式，对组织细胞的功能进行调节。穴位刺激后的信息经机体各级网络的传递、整合和汇聚，可对机体神经－体液－内分泌系统产生影响。体液一般是指血液、淋巴液、脑脊液中的内分泌激素代谢过程中产生的蛋白质、氨基酸、多肽和一些无机盐离子及其他活性化学物质（如组胺等）。而神经递质则是神经突触传递的重要化学物质，应属于神经系统的作用，但许多递质除在突触传递中起作用外，也进入血液循环直接影响各种效应器的功能活动，许多神经递质参与痛觉的调制，因此将神经递质包括在体液因素内。

（1）针刺可以改变体液的活性

针刺作为外界刺激，能引起穴位下小血管、毛细血管的内皮细胞及周围的结缔组织损伤，产生大量的损伤产物，如胶原、微丝等，并且可引起小动脉扩张、毛细血管的通透性增加、微静脉和静脉收缩、淋巴管扩张，因而血液中免疫细胞增加，损伤和修复物质流入针刺部位周围的组织。许多化学物质存活时间很短，并且仅作用于局部范围，有些物质起针后很长一段时间内仍具有活性。所有这些因素均改变了机体体液环境，与针刺的机械刺激作用共同构成刺激源，作用于局部神经感受装置，产生传入冲动。

（2）针刺干预体液调节发挥镇痛效应

对于针刺镇痛机制的研究，许多学者从体液调节入手深入探讨，并取得了丰硕的研究成果。目前研究认为针刺干预体液调节镇痛的途径主要是通过刺激或抑制神经递质的释放而起到镇痛作用。

现代研究发现，针刺传入信息不仅促进多巴胺、5-HT 等单胺类递质的合成与释放，而且可激活内源性阿片肽（如脑啡肽、强啡肽等）抑制伤害性信息的传导。目前与针刺镇痛机制有关的神经递质有 5-HT、八肽胆囊收缩素（CCK-8）及一种多肽 P 物质（SP）等。针刺抑制 5-TH 释放，提高痛阈。有学者发现，尺胫针、腕踝针均可降低甲醛致痛模型小鼠血清中 5-HT 的含量，提高小鼠痛阈。局部阿是穴刺血治疗急性痛风性关节炎模型大鼠，能有效抑制外周疼痛介质 5-HT 的释放，从而发挥镇痛作用。上述研究共同揭示在外周系统中针刺疗法通过降低 5-HT 含量而实现镇痛。针刺抑制 CCK-8 的释放而增加 β-EP 含量，提高痛阈；此外也有研究发现针刺可通过抑制 CCK-8 的释放而增加 β-EP 含量，提高患者痛阈。CCK-8 和 β-EP 之间存在着拮抗关系，不仅可以更好镇痛，而且也可致痛，为以后提高临床疗效、解决针刺耐受提供了新的研究方向。针刺调节 SP 含量而起到镇痛作用：SP 是最早发现的神经肽，本身作为一种神经递质在痛觉调节方面发挥重要作用。近年来研究发现针刺可通过降低血清 SP 含量以实现对围绝经期偏头痛的干预作用。此外也有学者通过临床透穴刺法治疗带状疱疹后神经痛发现，针刺可以提高机体 SP 含量从而缓解带状疱疹后神经痛。

（3）针刺通过调节体液因素改善内脏功能活动

体液因素在针灸经穴调节内脏功能过程中发挥着重要作用，广泛涉及心血管系统、消化系统、呼吸系统、免疫系统等。

①针刺通过调节体液因素改善心脏情况：针刺"内关""间使"等穴位治疗冠心病的作用中，可以通过促进氢化可的松等肾上腺皮质激素的释放，减轻实验性冠状动脉缺血性心肌细胞坏死程度和坏死面积，降低死亡率。此外，也有学者发现电针"足三里""间使"能对抗异丙肾上腺素所造成的心率增快的作

用，可促进心率恢复正常。

②针刺通过调节体液因素改善哮喘情况及免疫功能：现代医学认为，呼吸道感染时人体免疫功能低下，而哮喘的发作，部分与变态反应有关。针刺哮喘患者后血清免疫球蛋白 IgA 明显升高，IgG 和 IgM、IgE 均有不同程度的降低，其中 IgE 较治疗前可降低 50% 以上，说明针刺治疗支气管哮喘在一定程度上是通过改善患者体液免疫功能实现的。

③针刺通过调节体液因素改善胃肠运动情况：研究表明针刺对胃肠活动影响与调节消化系统体液通路有一定关系。如针刺通过调节胃泌素，降低其在血清中的含量，从而抑制胃酸分泌和胃肠运动，针刺对胃动素具有双向调节作用，使过高的胃动素含量降低，而过低的胃动素恢复至正常水平。此外，针刺可降低健康动物生长抑素含量，使其抑制作用下降，如针刺可促进胃肠道黏膜内 3 - 内啡肽细胞的合成和释放，从而作用于阿片受体，调整胃肠道功能。

神经和体液两种调节机制相互配合协调，共同完成机体整体联系及各部功能调节以适应外部与内部的环境改变。大量临床实践表明，针灸对全身有广泛调整作用，针灸效应出现的时间较缓慢，针刺麻醉需要诱导一段时间；各类实验表明，在切除或阻断支配穴位神经后，针刺效应减弱，而不是完全消失，这说明针灸效应不仅通过神经途径，还可能通过体液途径。经脉作用依赖于神经调节和体液调节，机体内体液的运输有赖于血管、淋巴管等组织的协同作用。因此，经脉作用途径与神经、血管、淋巴管等组织有关，或者说体液因素也是体表 - 内脏联系反射弧中的一个环节。

107. 如何理解肝经、胆经与脏腑的联系？

（1）肝经与本脏——肝为肝经循行所主

肝经通过经脉"属肝""贯膈，布胁肋"等联系，将经脉与肝脏联系在一起。在生理上，足厥阴肝经助肝疏泄，肝经五行属木，其气生发、舒展、条达、流畅，既不可抑郁，又不宜亢逆，肝气保持柔和舒畅、疏通条达的特性，是肝完成其各种正常生理功能的前提。

在病理上，肝经的气机不畅可分为肝气太过与不及，《诸病源候论》说："肝象木……气逆则头眩，耳聋不聪，颊肿，是肝气之实也""肝属风木，其性主疏泄，凡愤闷或受六淫之邪，则气不宜流"。

（2）肝经与其他相关脏腑的联系

①肝经与胆——互为表里：《脉经·肝胆部》曰："肝象木，与胆合为腑。其经足厥阴，与足少阳为表里。"肝经与胆经互为表里经，在生理病理上相互联系和影响。在生理情况下，《素问·奇病论》谓："夫肝者胆之将，取决于胆，咽之为使。"胆为肝之腑，肝胆相依，有勇有谋，有藏有泄，有升有降，阳木降而阴木升。肝胆相互协调，主乎疏泄，为升降之枢。

病理情况下，肝胆常常相兼为病，肝气上逆，以致胆气上逆。如《知医必辨》所云："胆在肝叶之下，肝气上逆，必挟胆火而来。其犯胃也，呕吐挟酸挟苦，酸者肝火，苦则胆火。"

②肝经与心——母子相生：心与肝经络相连，经气相通，在经络循行上，足厥阴肝经与手少阴心经及手厥阴心包经共同交于胸中。在生理上，足厥阴肝属木，手少阴心属火。二者存在"母子相生"关系，相互滋生、相互协同，以维护血脉功能的正常。《普济方》云："足厥阴为生化之源。"此外，心与肝在情志方面也有关联，心藏神，肝藏魂，神和魂的物质基础都来源于血液。

在病理方面，从肝经的主病和腧穴的功能上可以看出肝经对心经的调节作用，《灵枢·厥病论》曰："厥头痛，头脉痛，心悲，善泣。"《针灸甲乙经·寒气客于五脏六腑发卒心痛胸痹心疝三虫第二》曰"卒心痛汗出，大敦主之。出血立已""心疝暴痛，取足太阴、厥阴，尽刺之血络"等，均是对肝经穴位调节心脏的记载。

③肝经与脾胃——共主气机：足厥阴肝经挟胃，交足太阴脾经于三阴交、冲门、府舍。故肝经与脾胃关系密切。在生理上，肝经的疏泄升发对协调脾胃气机的升降尤为重要。肝气条达，不郁不亢，则可鼓舞脾胃之气，使升降有序，水谷、水液均得以运化，气血生成有源，从而滋养肝及全身。《血证论》云："设肝之清阳不升，则不能疏泄水谷，渗泄中满之症，在所不免。"另外，脾胃位于中央，通上彻下，斡旋阴阳，升清降浊，故脾胃的升降对肝经气机升发也有调节作用。此外，脾胃为后天之本，化源水谷精微，濡养肝经，肝木得养，疏泄功能方能正常。

在病理方面，肝郁气滞，失于疏调，即可致脾胃功能紊乱，出现肝脾不调或肝胃不和等证。故《素问·六元正纪大论》说："木郁之发……故民病胃脘当心而痛。"

④肝经和肺——肝升肺降：肝经支脉"贯膈，上注肺"，交于太阴经，肝经与肺关系密切。足厥阴肝经与手太阴肺经一升一降，肺气自上由右而降，肝气自下由左而升，共成斡旋之机，使气机升降有序。肝主升发，肺司肃降，如肝肺气机失调，必致气血逆乱而影响全身气机升降混乱。《临证指南医案·虚劳》指出："人身左升属肝，右降属肺，当两和气血使升降得宜。"

病理上，肺之气机不畅，可用肝之穴调之，《针灸甲乙经》有"咳逆上气，唾沫，天容及行间主之""暴胀，胸胁支满，足寒，大便难，面唇白，时呕血，太冲主之"的记载。

（3）胆经与本腑——胆为胆经循行所主

足少阳经属胆络肝，胆腑的生理功能与胆经密切相关。"胆者，中精之腑，主藏精汁。"胆汁的疏泄，全赖经脉之气的正常发挥。少阳经气正常，则胆汁疏泄有序，反之，经气失和，则会导致胆汁的贮藏、排泄障碍。《灵枢·邪气脏腑病形》说："胆病者口苦呕宿汁。"此外，胆能逐日逐时逐方位输注阳气给各脏腑经脉，使阳气能推动维持全身脏腑经脉的气血正常运行，以维持正常的生命活动，故胆与阳气的升发有密切的关系。而胆经主升发一身之阳气，阳气的升发离不开其经脉。少阳为一阳，乃阳气之初生，具有升发之性，如果少阳经气为病，则气机升发不利。

在病理方面，胆经对胆腑的调理作用一般通过胆经的腧穴主治体现出来，治疗胆腑的一切疾病。

（4）胆经与其他脏腑的联系

①胆经与心——调神畅气：足少阳经别上贯于心，加强了胆与心的联系。在生理情况下，心脉畅调，胆气疏泄，则经气运行畅通，机体平衡得以调控。病理状态时，心与胆两者常通过经络相互为病。《灵枢·经脉》记载："胆足少阳之脉……是动则病，口苦，善太息，心胁痛不能转侧……"《素问·阴阳别论》说："一阳发病少气，善咳善泄，其传为心掣，其传为隔。"这种"心胁痛""心掣"之证，究其机制，与心胆之间的经别相连有关。

此外，心胆在神志方面亦有所关联。心主血脉，其藏神功能以精血为基础。《素问·六节藏象论》说："凡十一脏，皆取决于胆也。"五脏六腑皆有气血，气血皆有赖于胆经的枢转。对于思维意识活动的调节，心胆也相互为用。一方面，胆主决断功能的正常发挥是在心主神的统率下进行的；另一方面，胆属木，心属火，木火相生，故心的"任物"功能有赖于胆的决断。如《医学入门》曰："心与胆相通，心病怔忡，宜温胆汤；胆病战栗癫狂，宜补心。"

②胆经与胃——胆随胃降：足少阳胆经，下颈，合缺盆，下胸中，贯膈，络肝属胆，分支出于少腹两侧及腹股沟部，足阳明

胃经通过横膈络脾属胃，分支通过脐旁亦进入少腹，所以两经多次交会，气血贯通，互相影响。《四圣心源》曰："木生于水，长于土，土气重合，则肝随脾升，胆随胃降。"胃的受纳、腐熟均需胆经的枢转和疏泄。只有少阳经气和畅，胆气得升，胃气才能和降。反之，少阳经气不利，就会导致胃失和降。如《灵枢·邪气藏府病形第四》曰："胆病者，善太息，口苦，呕宿汁。"

参 考 文 献

[1] 丁宁，李瑞. 经络辨证的溯源及其临床应用［J］. 中国针灸，2014，34（3）：297－299.

[2] 刘雅萍，周炜，薛茸丹，等. 浅析"王居易经络诊察法"的临床应用［J］. 世界中西医结合杂志，2022，17（3）：482－485，490.

[3] 赵艳鸿. 合募配穴治疗腑病的研究——天枢配上巨虚治疗大肠腑病［D］. 长春：长春中医药大学，2003.

[4] 李丽，张燕，严兴科. 肺与大肠经穴表里临床应用探讨［J］. 长春中医药大学学报，2009，25（5）：805－806.

[5] 王晓玲，王富春，林雪. 镇静安神针法释义［J］. 长春中医学院学报，2004（3）：4－5.

[6] 徐小茹，王富春，于波，等. 三维时空同功穴配伍理论体系研究［J］. 中华中医药杂志，2019，34（5）：2064－2067.

[7] 蒋海琳，王富春. 人体存在着功能作用相同的腧穴——同功穴［J］. 中国针灸，2017，37（2）：153－156.

[8] 赵晋莹，王富春. 带下病的"同功穴"分析［J］. 吉林中医药，2017，37（2）：116－118.

[9] 哈丽娟，李铁，王富春. "同功穴"探析［J］. 中国针灸，2015，35（12）：1263－1265.

[10] 刘晓娜，王富春. "同功穴"研究方法刍议［J］. 中华中医药杂志，2015，30（11）：3850－3852.

[11] 刘雁泽，赵晋莹，曹家桢，等. 一种新的特定部位刺法——会阴针法与应用［J］. 辽宁中医杂志，2021，48（6）：191－194.

[12] 王颖，孟向文，牟明园，等．从"理、法、方、穴、术"的角度试述针灸处方思路［J］.辽宁中医杂志，2015，42（12）：2397－2398.

[13] 冯鑫鑫，徐永亦，陈雷．基于"理、法、方、穴、术"体系简析陈雷分期论治周围性面瘫经验［J］.浙江中西医结合杂志，2021，31（6）：495－496，503.

[14] 关凤仪，唐纯志，王坤．从"理、法、方、穴、术"试述针灸辨证论治急性胃痛［J］.中国中医急症，2017，26（12）：2139－2141.

[15] 刘晓娜，郭晓乐，王富春．足阳明经脉与胃腑病相关性研究概况［J］.上海针灸杂志，2011，30（4）：275－278.

[16] 足阳明经脉与胃腑病相关性研究概况［C］//中国针灸学会针推结合专业委员会成立大会暨针灸教育与腧穴应用学术研讨会论文汇编，2010：232－236.

[17] 针灸有效刺激量、感应量与效应量研究［C］//针灸经络研究回顾与展望国际学术研讨会论文集，2010：155－158.

[18] 于景琮，丁环玉．蝴蝶效应与中医针灸治疗—混沌理论与中医理论研究之一［J］.医学与哲学，1993（5）：22－24.

[19] 邬焜．蝴蝶效应与疫病全球化［J］.系统科学学报，2021，29（2）：17－21.

[20] 王学东，周丹，徐然，等．生物超微弱发光在医疗领域的应用研究［J］.激光生物学报，2022，31（4）：289－294.

[21] 郭乐，张国侠，赵浩智，等．生物超微弱发光与针刺研究进展［C］//2017世界针灸学术大会暨2017中国针灸学会年会论文集，2017：696.

[22] 张倩，周美启．经脉脏腑相关特点比较［J］.中国针灸，2020，40（10）：1093－1096.

[23] 余曙光，徐斌．实验针灸学［M］.北京：人民卫生出版社，2016.

[24] 余曙光，郭义．实验针灸学［M］.上海：上海科学技术出版社，2009.

[25] 殷振瑾．足少阳胆经和足厥阴肝经生理功能的《内经》文献研究［D］.北京：北京中医药大学，2008.